（第 2 版）

邱雅昌 著

邹本领 段争鸣 李金法 协助整理

董氏（正经）奇穴实用手册

人民卫生出版社

图书在版编目（CIP）数据

董氏（正经）奇穴实用手册/邱雅昌著.—2版
.—北京：人民卫生出版社，2019
　ISBN 978-7-117-27978-9

Ⅰ.①董…　Ⅱ.①邱…　Ⅲ.①穴位疗法–手册　Ⅳ.
①R245.9-62

中国版本图书馆 CIP 数据核字（2019）第 026539 号

| 人卫智网 | www.ipmph.com | 医学教育、学术、考试、健康，购书智慧智能综合服务平台 |
| 人卫官网 | www.pmph.com | 人卫官方资讯发布平台 |

董氏（正经）奇穴实用手册
第 2 版

著　　者：邱雅昌
出版发行：人民卫生出版社（中继线 010-59780011）
地　　址：北京市朝阳区潘家园南里 19 号
邮　　编：100021
E - mail：pmph @ pmph.com
购书热线：010-59787592　010-59787584　010-65264830
印　　刷：三河市潮河印业有限公司
经　　销：新华书店
开　　本：710×1000　1/16　　印张：23
字　　数：342 千字
版　　次：2012 年 10 月第 1 版　　2019 年 3 月第 2 版
　　　　　2024 年 6 月第 2 版第 9 次印刷（总第 34 次印刷）
标准书号：ISBN 978-7-117-27978-9
定　　价：128.00 元

打击盗版举报电话：010-59787491　E-mail：WQ @ pmph.com
（凡属印装质量问题请与本社市场营销中心联系退换）

医学图资授权声明与制图方法学

授权厂商

美商 *Augmented Intelligence*, *Inc.*

盗版检举邮件信箱: *hello@mai.ai*

本书中所有的人体解剖医学图资皆由美商 *Augmented Intelligence*, *Inc.* 授权。除非经由授权厂商许可,不得私自盗用,违者将遭受国际诉讼。

本书所采用之人体解剖医学模型,由放射线成像、磁共振成像与经由大体之激光扫描综合完成,符合医学上之精准度要求。其中骨骼系统首先由放射线成像之数据重建而成,再借由激光扫描大体之数据,调整关节角度和骨骼表面细节,同时保存环绕四周之结缔组织、肌肉等解剖构造之相对应空间排列。而骨骼表面材质颜色参考来自实际干燥的人体骨骼影像而完成。相同地,医学图资中的肌肉、神经、动脉与静脉亦依据以上严谨之数位重建方式,并同时参考国际知名权威解剖教科书完成。

Medical Imaging Collections Licensing and Acquisition Methodology

Licensor:

Augmented Intelligence, Inc.

4000 Legato Road, Suite 1100

Fairfax, VA 22033 USA

e-mail: hello@mai.ai

The medical imaging collections are medically accurate human anatomy models based on CT (Computed Tomography) scans, MRI (Magnetic Resonance Imaging) scans and laser scanned on human cadaver. For example, the skeleton is created entirely from CT scans, and was then adjusted maintaining articulations and surface detail with 3D digitization data based on laser scanned bodies, preserving the connective tissue, muscles, and surrounding anatomy. Images for each bone were photographed from desiccated human skeleton. Likewise, the muscles, nerves, arteries and veins were developed by 3D modelers using atlases and resources identified above.

屠 序

神农尝百草，便有四气五味之制，伊尹造汤液，遂成君臣佐使之用，治病药方依据存焉，凡受病根源俞府，俱可切脉而巧辨之，秦越人设八十一难问答，备针刺灸炳之妙，曲全医道之旨矣。

邱君雅昌，余之挚友，初受业于董氏奇穴发明人景昌公之高徒杨维杰先生，后来沪上拜师首届国医大师颜德馨门下成入室弟子，复北上京都就教北京中医药大学刘燕池教授获博士衔，深得诸翁青睐。坊间常传邱君针刺得真人之秘，活人无算，不知其选方施药更有惊人之处，尝谓余曰："经言上工治未病，中工治已病者，所谓治未病，见肝之病则知肝当传脾，故先实其脾气，无令得受肝之邪，故曰治未病焉；中工者见肝之病，不晓相传，但一心治肝，故曰治已病也。上工刺其未生也，其次刺其未盛也，再次刺其已衰者也；下工刺其方袭者，与其形盛者，与其病脉相逆者也。故曰方其盛也不敢毁伤，刺其已衰事必大昌。用药与针刺原无二致，道理相通，若不明其奥，开口动手便错。盖天下无异道，虽异其时而道不更，圣人无异心，虽异其迹而心相通，心已会道，理固然也。"其言多哲理，非寻常医所能企及。

邱君本理工男，毕业于美利坚威斯康辛大学，乃核子工程学博士。四十岁后专攻中医临床治疗学，学界横跨幅度之大，富逻辑思维与形象思维两套方式，可知其天赋之厚。

邱君此书再版，可供有志之士朝夕研究，折衷诸家阐明未尽之意，以启后学之悟，苟能深入奥蕴，明针药一贯之理，实可为医林增色。邱君裨益苍生之志，合余之夙愿耶。

戊戌正月十四餐芝吐哺室主屠执中　拜撰

颜 序（第1版）

针灸疗法是中医学的一个重要组成部分，历史悠久，其理论体系完整，治疗范围广泛。"董氏奇穴"治疗风格独特，治疗效果确切，源于中医，发皇古义，深得医家爱戴，宛如异军突起，在国际上影响深远。

董氏奇穴之发明人董景昌医师，原籍山东，旅居于台湾，临床四十年，经诊无数次，积累大量的临床经验，结合中医经典著作，阐微发明，渐成独家之学，内容计200余穴，散布于手、背、足、趾及头面等处，有一定脉络可循，形成规律。其治学颇注重藏象学说，重视脾胃，在治疗上特别倡导活血化瘀的学术观点，对多种疑难病取特定穴位或病变呈现的暗影、乌青、青筋、红筋，擅用放血，治疗立竿见影，与古人所称"病久入深，营卫之行涩，经络失疏，故不通""久病入络""治风先治血，血行风自灭"等临诊论述相吻合，且与我的学术观点"久病必有瘀，怪病必有瘀"也有异曲同工之妙。祖国医学之伟大，在"董氏奇穴"的临床实践中再次得到印证。

本书编著者邱雅昌医师幼年好学，知识广博，学贯中西，具双博士学位。上世纪80年代，我与邱子作为两岸文化交流的全国第一对师徒而结缘，当时在上海铁路局中心医院中医楼举行拜师典礼，卫生局及铁道部领导联袂主持，传为佳话。后邱子又就读于北京中医药大学拜刘燕池教授学习，双博士及双师带徒，其好学不倦的精神由此可见一斑。邱子临床素喜钻研中医疑难杂病，曾多次随我出国诊疗，如泰国、美国，对疑难病常配合针灸治疗，特别重视"董氏奇穴"的应用，取得较好效果。其对疑难病用中医内科治疗与"董氏奇穴"治疗相映成辉，特别对痛症针到病除，多年来积累了独特经验，同时也丰富了"董氏奇穴"的诊治内容，成为针灸新一代的创业人。希望其在新时期的中医传承发展中，尽所发明，尽所创造，为中医走向世界贡献力量。乐为之序。

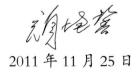

2011 年 11 月 25 日

刘　序(第1版)

　　"董氏奇穴疗法"是现代中医针灸学中的一朵奇葩,邱雅昌医师则是近年来在京津地区大力传授和应用"董氏奇穴疗法"于针灸临床,获取较好疗效并取得科研成就的先行者之一。

　　余认识邱雅昌医师于1997年,得知他想考余本人的中医基础理论博士学位之时,邱医师已在天津开办诊所三年,且业务鼎盛,日诊病者数逾百人。余问其为什么还愿意刻苦读博呢? 邱医师诚恳表示他虽是台湾"清华大学"核子工程系本科毕业,后来留美,在爱荷华州立大学获得硕士学位,继在威斯康辛大学麦迪逊分校修读博士课程,中年以后学习中医,深感中医学是符合严格理论体系的广义科学,并以为当前中医现代化的发展,或肤浅,或被误导,至今尚未走上正确的道路。遂立志愿以本身理工基础和科研思维来研究中医学,以期有所发现和进展,他认为余所倡导的中医理论现代化研究,是既保持和发挥中医学传统特色,又使其能与现代科学接轨的先进思维,故真心希望师从余以深入研讨中医基础理论,揭释"董氏奇穴疗法"的理论基础和疗效的真谛。

　　余被邱医师的诚挚精神和锲而不舍的学术追求所感动,故同意其攻读中医基础理论博士学位深造。邱医师终以极好成绩,考上本人博士点而读博,并出色地完成博士科研课题及论文撰写,以优异成就获得北京中医药大学博士学位。在读博士的三年中,于临床方面,亦有幸受到已故伤寒大师刘渡舟以及金匮名医苏宝刚、伤寒名医傅延龄等教授的指导,获益良多。其天津诊所的业务,亦发展甚佳。故作为导师,对其刻苦努力、精诚学术的精神是极为赞赏的。

　　由于邱医师对经络的实质极为关切,为此余为其指导设计了经络通路的实质研究博士课题,并提出"组织间隙膜间通道"的经络假说。邱医师运用其掌握的大量临床"偏瘫"数据及经典数据,进行了合理的论证,证实了"膜间通路"的客观存在,从而在确立假说和实验研究中,推动了经络实质的研究，获取了极大的成功，其论文在"2000年国际传统医药大会"中宣读，受到同道好评。余亦因其出色地完成学业和实验成就而欣喜。无疑有关董氏奇穴疗法的研究和推广，应是中医针灸学术发展的一大贡献。

最近邱雅昌医师撰述成《董氏奇穴实用手册》一书，余阅读后，深为书中之"奇穴"定位准确、阐释精当、使用方便、说理清楚而称许，且理论与临床结合，绘图摄像精美，实对当前中医针灸临床具有重要实用指导意义。此书确能提高针灸临床疗效，可造福于普罗大众。故乐为之序，并以此书向各位有志于学习正宗董氏奇穴疗法的医界同道进行推荐，使此疗法发扬光大。

刘燕池
于北京中医药大学
2011年十月

符 序(第1版)

　　邱老师累积了这么多年,终于要出书了,大好事,很值得庆贺。邱老师命我在书前写些文字,固化我们的友谊。我不懂董氏奇穴,没有资格没有能力为邱老师的大作作序。但为了友谊,为了这个难得的良师益友,我就写点东西,但愿没有画蛇添足。

　　我和邱老师2008年相识于贵阳中国针灸学会临床分会会议上。我在大会上介绍了浮针疗法,邱老师在座,提出了几个尖锐问题。从那时开始,我们就常常会面,时时讨论,或在台湾,或在南京,或者其他城市,一年大概有五六次会面机会。

　　我只用浮针疗法看病,不懂董氏奇穴,但接触时间长了,经常和邱老师在一起看病,交流心得,知道了董氏奇穴的一些奥秘,知道了发明人董景昌先生的绝顶聪明,也知道了经穴和董氏奇穴的一些关系。

　　粗浅感觉:①董氏奇穴和传统针灸理论有密切的渊源关系;②董氏奇穴在机械固定的传统穴位定位上和针灸操作方法上注入了可贵的新鲜血液;③董氏奇穴可以作为针灸临床研究的参照物,为针灸机制研究提供了一个新思路。

　　董景昌先生是山东人,去了台湾,在台湾发扬光大了。这也算是宝岛台湾对祖国大陆或者对针灸学的贡献吧。邱老师学董氏奇穴是在他40岁以后,从门外汉开始的。

　　邱老师原先是学核能的,在台湾"清华大学"学,在美国学,回到台湾工作,后又离开核能研究,开始学习中医,一直拿到了北京中医药大学的博士学位。对邱老师的为学为人,我是很敬仰的,他与传统的一些中医不同:①可能是因为邱老师深厚的科学背景,喜欢较真,追求真相;②由于直率的个性和良好的修养,不喜欢藏着掖着,教学时喜欢竹筒倒豆;③具有深厚的中医理论功底,同时还喜欢跟踪现代医学的前进步伐。

　　可能大多数读者没有我这样的条件和机会,得以经常和邱老师面对面地交谈,不过,现在好了,希望通过本书,读者们能够了解作者。这个作者值得了解:具有一颗真诚的心,一颗博大的心。

在这个浮躁的社会里,还有多少人认真做学问呢?

读吧,这是一面镜子,一种思想,一个境界。

浮针发明人符仲华

2011 年 10 月于南京中医药大学

前　言

本书原名《董氏奇穴实用手册》，距第 1 版出版已经有六年之久，基于以下的原因，作者认为有更新的必要。

（一）董景昌师公于 1973 年著《董氏针灸正经奇穴学》，盖自认其针刺有所源流，是一整套经穴学系统，并非仅仅由某些偶见奇效的部位组成而已，故注明"正经"，又因其功效宏大而称"奇穴"，若再以"董氏奇穴"命名，并非董公原意，故所有董公传人应尊重其原著命名，称为"董氏正经奇穴学"，又因董公原书中只涉针而未言及灸法，故可简称"董针"，不再以"董氏奇穴"称之，以求有别于一般奇穴。凡我董门弟子更应体察董公原意，自此正名。

（二）经过近几年来的教学及临床，作者又累积了更多新的经验及思路，很多穴位有更精确广泛的临床功用及发挥，现有必要将这些经验整理，使读者更进一步了解应用"董针"。为了方便解读及记忆，每一部位的穴位次序编排也做了新的调整。所以本次再版可以说是第 1 版的整体升级，而非只是少量增添及修正。

（三）近年来教授"董针"者，有的妄自解释应用，有的将原书穴位改名后据为己有，更有甚者冠以"佛""道"之说以神其技，另有并非董门传人，而自封为董氏传人者教授"董针"，常声称学生拜师能有血脉传心，梦中能得秘诀，对实际学习技艺并无助益，学习者缴付巨额学习费，却不能学到真正祛病疗疾的手段，此辈均为盗名欺世之流，作者作为正式的董氏正经奇穴学的第三代传人有必要正本清源。更不忍"董针"沦为敛财工具，不愿看到病患被榨取钱财又无疗效，故新版除穴位、部位、解剖、主治完全保持董公原著，但在"解说及发挥"中则详细解释"董针"之临床应用方法，以求有心学习"董针"者不再受其等影响。

（四）再版于原有穴位"解说及发挥"下增添临床验证，收集近五六年来作者及其学生应用"董针"于临床的实际成果，这些案例都经仔细筛选，比较确实，读者可以参考应用于临床提高疗效。但也必须诚实地告知读者，本书所有穴位的功效以及验案均有一定的局限性，不可按图索骥搬用，应该理解"尽信书则不如无书"的道理，这是作者诚心诚意的嘱咐。

（五）新版增加病名索引，凡是书中提及之病名，书后附录均按页码列出，以便读者检索参考。唯中医之病名，大多是描述症状并非确实疾病之名称，更不可将其与西医之病名混淆使用，请读者莫要刻舟求剑，不分辨病因、病机随便套用，有失董公灵活变通之意。

（六）第1版的制图不够精美，新版采用真人模特针刺照片，附以三维解剖图片，使学习者对体表部位一目了然，应用时能准确了解针在体表以内的走循方向，运用更有信心。

（七）最重要的一点是经过作者多年的观察，发现一些冒名董公门人者在传播董针的过程中，把书上所说有效穴位全部使用，此种乱枪打鸟法，不仅病患多受针刺痛苦，效果也不如辨证准确。故此作者提出"董针五脏辨证法"，此法可以大幅提升针灸医生的辨证水平，能够迅速在众多治疗穴位中挑选精确用穴，有的放矢（"董针五脏辨证法"于导读中介绍）。纵观整本董公原著，所有论及辨证的内容，无一不是因五脏而论。也就是说"董针五脏辨证法"贯穿董公整个的诊疗过程。第2版对此方法有详细的说明，读者照此简要辨证法即可跃升为高超的"辨证用穴"的医生。

（八）本书参照赖金雄师伯及杨维杰老师书中内容甚多，为尊重前辈，在解说及发挥中皆优先列出师伯及老师的内容。

基于以上理由，我们推出《董氏（正经）奇穴实用手册》第2版，但作者学力有限，错误之处在所难免，希望读者鉴谅。

本书承作者先师我国首届国医大师颜德馨教授、作者博士生导师国家级名老中医刘燕池教授、孟河名医屠执中医师以及浮针发明人符仲华医师赐序推荐。又本书承邵永立先生精心校对。真人针刺图由作者弟子李金泫不畏疼痛，由作者以极粗之火针刺穴，以求拍片清晰。编排由作者弟子邹本领医师协助编辑。书中极多病案系由作者弟子、学生提供，作者在此一并表达谢意。

邱雅昌

2018年3月

前 言（第1版）

董氏奇穴为我国山东省平度县人董景昌先生（以下行文尊称董公）家传绝学，代代单传，至董公在台湾行医，始允许学生在其诊治病人时侍诊学习，间亦回答学生发问，虽有油印本讲义，却从未以上课形式传授，故门下诸生各人所得不尽相同，但诸生编书时，均以董公之《董氏针灸正经奇穴学》为蓝本，再加入自己所闻及经验而成书。本书前篇穴位部分以董公之书为蓝本，再收入董公嫡传弟子，如作者针灸启蒙老师杨维杰医师，师伯赖金雄医师，郭啸天医师，胡文智医师等人，以及作者及诸多董公门人分别发表之经验与发挥，并经作者吸收融会而成。后篇治疗部分则收集作者及各家临床治病的经验，按病痛部位或病名分类提出以董氏奇穴组方为主的穴位处方，并在作者能力范围内对组方原理与穴位作用机制加以解释，虽不能尽善尽美，但对读者临床使用董氏奇穴的思路应该会有启发作用。

本书对大部分穴位附有"解说与发挥"一项，对难于定位的穴位详细分析取穴针刺的方法，并附有透视解剖图以及真人针刺照片，读者对照解说与图片，一定可以无师自通；又以生动活泼的讲课口吻叙述如何应用穴位，某些病如何处理，并附上作者及各家部分医案，读者浸淫其中，由模仿而熟练，由熟练而成熟，进而发扬扩大。

董氏奇穴按董公定名为《董氏针灸正经奇穴学》，盖有不自囿于"奇穴"一隅，而认为自成一系且有超越传统十四经络系统之意。所以董氏奇穴虽号称奇穴，但按董公自许，另有渊源，自成一派，功效显著，又按其实际穴位与主治范围来看，其系统井然，穴位分布全身，比传统经络系统更为缜密，治疗病症的范围极广，应用上极为简便，特点清晰，实为另一媲美传统十四经穴位的经穴系统，绝非一般散在性奇穴点所可比拟。

但人体体表的范围有限，若谓董氏奇穴与众多穴位分布毫无相似者实在不合实际，详细研究董公原书论述穴位与主治的文字以及书中附图，作者认为部分穴位位置，甚至主治功能仍有与十四经相似之处，可以说十四经的思维始终贯穿在董氏奇穴中，又鉴于大部分读者均对十四经极为稔熟，故作者在本书中常藉十四经之穴位、经脉循行、主治等来介绍董氏奇穴，冀望读者能从既有基础进入董氏奇穴的殿堂，将董氏奇穴快速正确地学习上手。如此可身兼两种功夫，相互比较并从而发明扩大，真可谓事半功倍。而作者于董氏奇穴真正异于十四经穴之处也会特别说明，以免混淆。

董公原书有"放血疗法举隅"及"董氏对十四经穴主治病症之修订"列在附录。董氏放血疗法不在局部取穴，不强调放血量，与一般的放血疗法不同，为董氏特点。据说董公可以在一天的诊疗中完全用放血疗法治病，效果惊人。而董公对十四经各穴道主治功能也有修订，显示董公不仅精通家传奇学，也精通十四经。我们从董氏奇穴的主治中可以看到两种系统有重叠的部分，例如书中第一个穴位大间穴治心脏病，也治小肠气，又治眼角痛，与十四经的"心与小肠相表里""小肠经循颈上颊，至目锐眦，却入耳中；其支者，别颊上颐，抵鼻至目内眦"，关联性非常清楚。

最后要强调的是任何功夫都是要不断地实践研究才能掌握其精髓，董氏奇穴亦是如此。本书能带领读者初步了解董氏奇穴，但更进一步地发挥应用必须靠读者临床实践后再印证检讨，如果只希望有绝招，或像某些人重视亲传名分、辈分，则成长一定是有限的。

由于作者才疏学浅，水平有限，书中疏漏或阐释错误之处，尚祈我的师友、各位前辈高人以及读者见教指正。

本书的出版承邵永立先生、张长安医师、段圣德医师、陈翔峰医师、张从旺医师、刘丽医师等人免费校对并提供数则医案，使谬误降至最少，深深致谢。又承我国首届国医大师、作者的老师颜德馨教授，国家级名老中医、作者博士生导师刘燕池教授以及浮针发明人符仲华教授赐序推荐，在此谨表衷心谢意。

邱雅昌

2011 年 12 月

凡 例

1. 本书穴位中之部位、解剖、主治、取穴、手术、注意部分悉依董公原著《董氏针灸正经奇穴学》，参之赖金雄医师编著的《董氏针灸奇穴经验录》，若是笔者补入者，以"（　　　）"标出。

2. 由于经络的实质与其作用的机制至今尚未完全阐明，解释穴位的作用，除了引用《黄帝内经》的原文外，尽量按照董公的原意来解释。五行生克、五输穴、脏腑互通、体应、全息等理论模糊性较高，有时解说虽很顺理成章，但并无坚实的逻辑，故尽量不用。有些作用很难解释，应该验证于临床，也不强行解释。

3. 本书引述各家经验，若注明为作者本人经验，一定是诚实无误的临床经验，若为引述各家的经验，则作者无法确认内容是否百分之百真实，而且引述时为求尊重版权，不能一字不移地全文照录，若引述、改写或解释错误尚请原作者勿以见罪。而作者本人虽秉持诚实不夸张，不自欺欺人的精神，但识见尚浅，对董公绝学或有不明、谬解之处，尚请前辈高人以及读者谅察。

4. 针灸治病常是以症状为主，如胃痛、心跳过速等，并未计及实际病理、病机，临床使用董针为求精确有效应配合中医四诊及某些西医诊断。

5. 本书为使行针图清晰，故摄影时采用粗黑之针，真实临床请读者使用习用之针为荷。前胸部位及后背部位若采真人摄影图反不易显示实际部位，故采用画图示意图。

6. 所有穴位，若一穴一图者，穴位图附在穴位名之下。如多穴或相关联的组穴，所附穴位图则在该组穴最后一穴的"解说及发挥"之前。

导　读

董氏正经奇穴分布于全身,区分为十二个部位,即手指部位称一一部位;手掌部位称二二部位;小臂部位称三三部位;大臂部位称四四部位;足趾部位称五五部位;足掌部位称六六部位;小腿部位称七七部位;大腿部位称八八部位;耳朵部位称九九部位;头面部位称十十部位。除以上十个部位外,尚有前胸及后背部位。

《针灸甲乙经》穴位的分布,采取了分区记述的方法,如头部分正中,两侧再分五条线与脑后各有穴若干;面部、耳部、颈部、肩部各有穴若干;胸、背、腰、腹部分正中,两侧各线各有穴若干;四肢部分三阳、三阴各有穴若干。虽然未完全按经络叙述穴位,但部位明确,相互关系清楚,《董氏针灸正经奇穴学》的穴位分布和《针灸甲乙经》穴位分布比较相仿,除了按照从手足远端至近端排列更加迥然有序,诸如七七部位,在小腿外侧划分五条线,以区域、段的方式表述的治疗疾病功效方面更加贴切详尽。

董针不采用各种复杂的补泻手法,仅采用"深刺""皮下刺"与"留针"各种手法,配合"动气针法"与"倒马针法"即可达到治疗的效果。另外杨维杰老师又发展了"牵引针法",成为三种针法。此三种针法为目前使用董针的医师所惯用,为方便了解,先以传统经穴配合此三种针法来具体解说这三种针法的应用(此为杨维杰医师最早提出的解说方法):例如病人右膝疼痛,因董公认为膝痛与心气不足有关,故可取健侧左内关穴强心,配合同经邻近穴位,如左间使穴或大陵穴便成为"倒马"针法;若膝痛部分位在肝经路线范围,则取肝经之俞穴右太冲以为"牵引针";留针期间要求病患时时活动膝部,即为"动气针法"。一般留针30~45分钟。此三种施针方法不一定要同时施用,但"动气针法"则是必要。如果患处在胸腹部,不能活动,则令患者按摩或深呼吸,如病患不能自行活动其手足等,则可令旁人协助其活动肢体。

为方便记忆,可将此三种方法记成:"牵马动"。"牵"即牵引针法。民国初年名医李文宪医师在其编著的《针灸精粹》一书中说："以合谷之轻，载曲池之走，上升于头面诸窍，而实行其清散作用，故能扫荡其一切邪秽，消弭一切障碍也，虽然二穴之上行也，漫无定所，苟欲其专达某处，势必再取某穴以为响导，则其径捷，其力专，其收效也亦速"。体会"响导"两字就能了解牵引针法的真正面目。"马"即是倒马针法，倒马针法就是在主治穴位附近取其同经的穴位，例如上述取内关穴加用间使穴。又例如第二掌骨全息，董针并不以掌骨上端对应头部，下端对应脚膝，而是取大白穴（近三间穴）与灵骨穴（近合谷穴）成为倒马应用，也就概括了第二掌骨全息的上中下三焦。又如取三阴交穴、漏谷穴、阴陵泉穴成为下肢脾经大倒马，对脾经相关疾病的效用常比单用一穴为显著。"动"即为动气针法，现在一般针灸医师都知道让患者在接受针刺治疗时要活动患处，名其为"运动针法"，其实董氏奇穴早已使用，并名为"动气针法"，更合于针治要求中的气至则效的观念。由于重视动气针法，故董针很少在患处扎针，因为在患处扎针则无法活动患处是一大主因。不仅传统针治方法渐渐重视活动患处，即便是一些新发展的针法，如平衡针法也非常重视活动患处；又如新颖的浮针疗法同样注重活动患处，使用浮针如果不配合活动则疗效较差。浮针发明人符仲华医师认为施针时协助病人主动或被动地活动患处，对病灶处具有血液、体液再灌注的功能；再如张文兵医师的肌肉起止点疗法（反阿是穴），也强调在推拿中除了注意在反阿是穴上治疗，同时亦必须对患处相关肌群做放松的动作。虽然说法不同，但其中蕴含的道理其实是相通的。

以上说明了董氏针法的特点，读者只要记住"牵马动"这三个字，将其应用在针刺治疗时，则不管是用董氏正经奇穴还是十四经的穴位，都可以极大程度地提升疗效。这三种针法中还是以动气针法最重要，倒马针法常在配穴中就已自行实现，例如灵骨穴配大白穴，上三黄穴、下三皇穴、足驷马穴、足三重穴等，而牵引针法使用机会虽然略少一些，但如使用合谷、曲池治疗面上诸病，治鼻病则在迎香牵引，治耳病则在听会牵引，也是加强疗效的好方法。

使用董针一般不在患处取穴，仅在四肢、耳朵及头面部位施针。原书如非特别说明取哪一侧，一般均取健侧穴位；胸腹及腰背部位，则以三棱针浅刺出血,危险性小。董氏取穴一般不取阿是穴,取健侧又不扎阿是穴才能容许施用上述动气针法。胸腹部仅采三棱针点刺出血,则可避免针刺到重要脏器造成的危险。

董针采宏观全息对应。例如以"心门穴"(接近小肠经的小海穴位)治疗膝部内侧疼痛,即为全息对应的一种。全息对应有"等高对应""手足顺对""手足逆对""手躯顺对""手躯逆对""足躯顺对""足躯逆对""头骶对应法"以及"头足对应"等,但并非所有对应均有疗效,请学习者注意唯有实践才是检验理论的最好手段,不可将全息对应无限扩张,否则必定成为"寸寸人身皆是穴",可以一穴治全身病,也可以所有的穴皆治同一病,而这显然是不符合实际的。例如董针的心门穴对应膝盖内侧,既符合董氏以心治膝盖的思维,穴位在手肘内侧对应膝盖内侧也顺理成章地符合手足顺对的用法,但手大拇指第一节内侧的"五虎穴"的五个穴点分别对应于手指、脚趾、脚掌、脚跟,如果不是临床用之有效,硬要说它即是全息对应是相当勉强的。董针更多的是蕴含全息对应上、中、下三焦以治疗整体的思维。例如前臂小肠经路线上,自腕横纹上 3 寸、6 寸、9 寸计有"肠门穴""肝门穴""心门穴"三穴,肠门穴对应下焦,肝门穴对应中焦,心门穴对应上焦以囊括下、中、上三焦。又如手掌大肠经上有"灵骨穴"(合谷穴后半寸)、"大白穴"(接近三间穴)穴组为董氏第一灵效穴组,即掌握了所谓"第二掌骨全息律",又掌握手掌全息竖掌时的上下焦,针尖朝向的范围又掌握手掌全息横掌时的上下焦。由于这种思维,董针治疗疾病取穴时常常是以"段"或"区域"为取穴单位。赖金雄师伯说此法取穴范围大,取穴方便,且各穴往往成组或倒马使用,效果更佳。例如前述取阴陵泉穴、漏谷穴、三阴交穴即为在小腿内侧的上中下三焦(此三穴组合类似董氏奇穴中的下三皇穴组,但董针取穴法及针刺方向等另有讲究)。杨维杰老师也说:"董师的倒马针法常两三针并列,虽说因为并列加强了治疗作用,但何尝不是借着全息作用,全体互应的结果"。

董氏诊断擅用掌诊,赖金雄师伯说:"董氏掌诊的具体方法是察看手掌青筋或红筋分布的部位,从而审知病因之所在而据以用穴治病。因为各脏腑皆有经络到达手掌,若脏腑有病,便会反映到手掌上;又因为董针所言某脏某腑神经或身体某部位神经,具有与该脏该腑或该部位的相应关系(并非一般所指的解剖神经),透过这种脏腑与手掌及脏腑与穴道的联系关系,便成为一种诊断与治疗的体系。例如某人患坐骨神经痛,其掌上肺区出现青筋,即可断知为肺虚;而灵骨、大白又有肺神经通过,可调整肺功能而治肺虚,则针此二穴便一定有显效,且往往针到病除,效果稳定。又如诊其手掌二、三尖瓣部位或心区有青筋,则相关疾病便可用有心神经通过的穴道取效。本书经验病例中所述董公用通关穴、通山穴、通天穴治下利清谷的例子,便是该患者掌上心区青筋明显,断定其为心弱,乃援用上述穴组补火生土而治愈。总之,董针言某脏腑神经通过的穴道,即指可治愈该脏腑的疾病;而欲知病在何脏腑,透过掌诊便可以辨知。"但掌诊的技巧并非一蹴可及,必须老师临床手把手教导,一般人可以通过四诊来辅助以判断病在何脏何腑。董氏掌诊的精粹与望色观气有关,难以文字说明,仅提供董公原著掌诊图以供参考。

重视脏腑互通的性质,也是杨维杰老师在董氏正经奇穴理论中的发现,对了解董针的内涵有很大贡献,较那些说董氏正经奇穴蕴涵"天地大道"的玄虚说法更为具体。脏腑互通首先见于李梴《医学入门》,李梴原文:"五脏穿凿论约:心与胆相通,心病怔忡宜温胆为主,胆病战栗癫狂宜补心为主;肝与大肠相通,肝病宜疏通大肠,大肠病宜平肝为主;脾与小肠相通,脾病宜泻小肠火,小肠病宜润脾土为主;肺与膀胱相通,肺病宜清利膀胱水,后用分利清浊,膀胱病宜清肺气为主,兼用吐法;肾与三焦相通,肾病宜调和三焦,三焦病宜补肾为主;肾与命门相通,津液胃虚宜大补右肾,此合一之妙也。"虽然上文只是叙述脏与腑关系,但杨维杰老师引《灵枢·根结》"太阳为开,阳明为阖,少阳为枢"及"太阴为开,厥阴为阖,少阴为枢",按三阴三阳同气相求,又假设手足相配,就成了足太阳膀胱通手太阴肺;手太阳小肠通足太阴脾;足少阳胆通手少阴心;手少阳三焦通足少阴肾;足阳明胃通手厥阴心包;手阳明大肠通足厥阴肝。其中胃与心包通,李梴并未提出,杨维杰老师此说补足了六脏六腑互通的关系,并从此一原理来探源董氏正经奇穴之原理及应用,例如:"重子、重仙在肺经上,但可治膀胱经之背痛,及肩胛部疼痛;眼黄穴在心经上,透过心与胆通,所以能治眼发黄;还巢穴在三焦经上,因三焦经与肾相通,故透过治理三焦,疏肝补肾能治妇科病、不孕症等。又如火包

董氏掌诊图

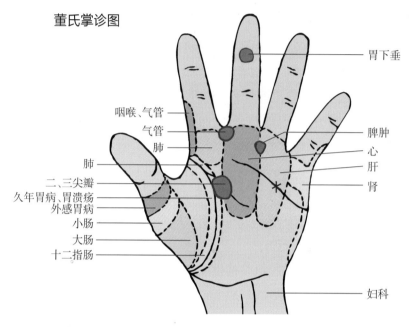

胃下垂

咽喉、气管
气管
肺

脾肿
心
肝
肾

肺
二、三尖瓣
久年胃病、胃溃疡
外感胃病
小肠
大肠
十二指肠

妇科

[掌诊说明]

1. 察看掌上浮起之静脉管(筋脉),色青者主寒、主虚;青黑愈甚,病则愈重。颜色红、紫红主热、主发炎。

2. 呈青色之诊为多。

3. 肉软内陷者属虚。

4. 掌背三焦经上,中白、下白一段诊脾,凹陷为脾虚。

5. 掌外缘(尺侧)小肠经上现青筋或肉软内陷诊肾虚。

6. 生命线靠鱼际侧缘上段青黑主内伤久年胃病、胃溃疡,下段青黑主十二指肠溃疡。

7. 大指指掌连接处附近诊外感胃病。

8. 生命线靠手心侧缘属肺;青筋浮起主肺虚。

9. 虎口色青主妇人白带;色紫诊慢性发炎。

10. 手腕内侧诊妇科病,红筋主发炎,青筋主寒、主血虚。

11. 胃下垂区见青筋主脾肿胀。

12. 二三尖瓣至肝区(标有"*"记号附近),同时出现深青黑色为死诊;董师名之曰"生死关"。

穴在胃经第二脚趾上,透过胃与心包通,治心痛甚效;通关穴、通山穴在胃经上治心脏病亦甚效;木穴在大肠经上;但能治肝经之疝气痛;其他大、中、小浮间穴皆在大肠经上,都能治疝痛。又五十肩病痛多在肩背小肠经处,针肾关(在脾经上)特效。十四经穴应用五脏别通之原理取穴,疗效亦非常好,例如:以曲池治头晕,就是透过大肠与肝通的运用;腕骨在小肠经,能清脾湿,治黄疸,自古为治黄要穴;中渚在三焦经上,治肾亏腰痛甚效;足三里为胃经穴,但治心脏病甚效;内关为心包络穴位,但治膝痛甚效,此因通过膝部最主要之经络为胃经。"(以上录自《董氏奇穴讲座穴位学》,杨维杰著,美国中医文化中心出版)。

此种方法解说某些穴位的效应于中医理论方面是圆满的,但作者认为本原理和对应法、全息律一样,虽然可以帮助读者开拓思维,但不可机械化。例如说重子、重仙在肺经路线上,透过肺与膀胱通,故治疗膀胱经背痛有效。如果进一步质疑其他的肺经穴位能否治膀胱经背痛? 或为什么不干脆用膀胱经的穴位来得有效? 就觉说理勉强了。所以穴位的有效与否,应该以临床实际证实者为准,一切理论仅能作为参考而已,而董针更应以董公的原意为准。

董针重视观察身上病变反应的暗影、青筋或红筋。赖金雄师伯说:"至于穴道上的青筋或红筋(尤其是手指上的穴道),它是诊断点,也是最好的治疗点。例如心常穴附近见青筋明显,对准该青筋施针(出血),则胸次立舒,各种身上的不适亦可随之改善。这是因为心常穴有心神经通过,心功能有问题该穴才会出现青筋;在此情况之下,如果身上有病痛就与心脏有关,也就是心常穴的有效治症。不过,这并不是说心脏方面的病变必会在心常穴上出现反应点,此时心常穴自然就不一定是最好的治疗点。而且手指的痛觉特别强烈,除非有明显的反应点(青筋或红筋),是不轻易取用的。"董公极为重视观察病人身上病变的反应点,例如制污穴、木火穴等的发现创立就是靠观察到病人身上的异常反应点而来。但异常反应点不是漫无目标地寻找,也有一定的根据。例如董公诊治一肌肉萎缩的病人,在其背部观察到异常黑污点,而施以挑出白色筋膜的疗法治愈此病人;治高烧后不能言语,在后背心见有黑青异色处放血。这些都是靠董公过人的观察力而来。我们则可仿效董公传下的身体刺血部位与脏腑对应的关系："如小腿正前方的肝区、心区;解溪附近的胃区;足背的前头区;大腿下半及小腿上半正后方的后头区;小腿膝盖侧边的口齿区;小腿外侧边的肺区;外踝四周的耳区;足背外侧边及内侧边的偏头区;小腿内侧边的肾区及膀胱区",用来在对应部位上迅速寻找病变反应点,并训练自身的视察能力,进一步达到治病不一定囿于固定穴位,而是凭借整体观察来用穴下针或放血。董氏的放血疗法多取远处特定穴位或病变呈现的暗影、乌青、青筋、红筋放血,与时下流行的放血疗法相较,另有特色。例如董针中最难以了解,但每每获得大效的"制污穴"(在手大拇指第一节背面),为董公治疗一病患大腿肿瘤手术后伤口长期不愈而发明,仅在穴位处找取乌黑青筋点刺出少量血液,即可治疗长期疮口不愈合之症。董派门人多年来应用此穴获取不少良效。作者在北京中医药大学攻读博士学位时,即以此穴治疗研究生处一位老师的女儿左脚大都穴与太白穴间两年未愈之创口,一次见效,收口后即未再破口。董氏正经奇穴的大部分穴位只要见有乌黑、紫青、红筋即可点刺放血,放血量不求大,仅求自然出血。背部穴位则一律采点刺后以手挤压或拔罐出血。董氏正经奇穴几乎大部分的穴位都可以不采针刺,而用点刺放血法来达到治疗的目的。

董针的穴位常在筋骨、肌肉之间,故进针或贴骨或贴肌腱等,与我国已故著名针灸家,北京中医药大学杨甲三教授提出的"三边""三间"说法相符。杨甲三教授提出穴位"三边、三间"的特性,认为穴位多在"三边",即肌肉边缘、肌腱边缘和骨的边缘;"三间"即穴位多在两肌肉之间、两肌腱之间、两骨之间。其实"间"也有肌肉与骨头之间、肌腱与骨头之间之意。按此针法,如足三里穴虽与胫骨棱相距一寸,实际进针时,若采与胫骨棱相距约五分(即董针的四花上穴),则针贴合胫骨为骨边,又在胫骨与胫骨前肌之间,临床功效更好。作者可说是到目前为止,针对董针的特异性做过科学性实验的唯一一人。实验方法是以针刺足三里穴,而在丰隆穴上测量针刺前、后与出针后经皮逸出的二氧化碳的量,来与针刺四花上穴,而在丰隆穴上逸出的二氧化碳的量相比较,发现两种取穴方法针刺后逸出的二氧化碳均大于针刺前,显示生理代谢增强,但针刺足三里者在出针 10 分钟后,其增加之量很快衰减,逸出的二氧化碳的含量恢复与针前相同,而针刺四花上穴(与足三里穴仅相差五分,但四花上穴紧贴胫骨),则在出针后,原增加之二氧化碳并未急速衰减,约在两个小时后才降至针刺前的水平,作者不能说此现象表示贴骨进针疗效比较好,但揭示了贴骨进针有其特异性。复旦大学费伦教授等对7个小腿段活体样本的深层结缔组织骨间膜扫描,发现在此处富含 Ca、P、K 等元素,其中 Ca 的相对含量较非骨间膜处高 10~100 倍。陈尔瑜等人也发现小腿间膜和骨膜穴位深层有钙元素聚集,由于高钙离子可使血管周围神经释放 CGBP、NPY 等神经递质,可以说明骨膜的特殊。至于董氏正经奇穴的穴位也常在肌肉与骨头之间,不仅与上述实验吻合,也与作者主张经络是"膜间组织间隙连接通道"的主张有关。由于事涉经络实质的研究,而且与临床应用关系较少,不再费篇幅介绍,但可指出董氏正经奇穴不仅有穴位,也有经络通道系统。

杨维杰老师认为应用所有的经穴,都应该掌握"体应"。体应之要点即:"以骨治骨、以筋治筋、以肉治肉、以脉治脉"。例如以后溪穴治疗脊椎的疾患,针刺后溪时针具必须紧贴第五掌骨,如此才能发挥以骨治骨的功能。《灵枢·官针》说:"八曰短刺,短刺者,刺骨痹,稍摇而深之,致针骨所,以上下摩骨也。"具体说出要治疗骨痹疼痛使用短刺时必须以针上下摩骨,正是以骨治骨的最好说明。引而申之,如治疗骨质增生时采用董氏"消骨针",即为以针紧贴胫骨外沿进针,采两针或三针倒马应用。董公针刺,能贴骨就尽量贴骨,例如上述灵骨穴虽与合谷穴接近,但进针时是尽量贴近第一掌骨及第二掌骨会合之处,大白穴虽接近三间穴,但进针时要求尽量贴近第二掌骨小头。如此贴骨进针,其疗效比单纯扎合谷穴与三间穴要高出许多。其他体应也言之有理,例如扎手上臂三角肌肌肉丰富处可以治疗肌肉萎缩,即为以肉治肉;扎足跟肌腱可以治疗肌腱的毛病,即为以筋治筋。但作者认为各种"体应"仍以"骨应"最为确实,董氏正经奇穴取穴是能贴骨进针就尽量贴骨进针的,其次则为筋应,《灵枢·终始》:"手屈而不伸者,其病在筋,伸而不屈者,其病在骨,在骨守骨,在筋守筋",后两句有白话语译为:"病在骨的当治骨,病在筋的当治筋",古文精简,会有此种无意义的赘文吗?作者的意思以为这两句话实为骨应及筋应的意思。

董氏正经奇穴穴位学"解剖"所称之神经是指什么,一向困惑着学习董氏正经奇穴的医生。我们可以确定这些神经有部分是董公理解的现代生理解剖学，例如灵骨穴有桡骨神经，海豹穴有浅腓骨神经，但其他心之神经、肝之神经、分支神经、副神经、敏感神经、交叉神经、副交叉神经、总神经、六腑神经等并不等同于现代解剖学所指称的神经，而是指其作用而言。

例如胆穴有胆神经，主治为心惊胆跳、小儿夜哭；火膝穴有心脏神经，主治心脏性之风湿病、因生气而痰迷心窍之精神病；脾肿穴有脾神经，主治脾肿大、脾炎、脾硬化；上瘤穴有后脑总神经，主治为脑瘤、脑积水、小脑痛、脑神经痛；正筋穴有脊椎骨总神经、脑之总神经，主治脊椎骨闪痛、脑积水等；通关穴、通山穴、通天穴有心之总神经，主治心脏病、心包络痛等；正会穴有脑之总神经，主治均为与脑有关之病。总神经与只称神经者意义相近，但总神经有强调其专一性之义，一般较少与其他某某神经混同，只有上三黄穴与驷马穴有其他副神经、分支神经混同；后会穴有脑之总神经与脊椎神经，主治范围其实是一样的。某脏某腑的分支神经也是指其作用而言，但其作用可能是间接性的，或该穴位另有其他神经混同。例如小间穴有六腑分支神经，故可治疗小肠气、疝气等腑病症，但又有肺分支神经，故又可治支气管炎、吐黄痰、胸部发闷，指驷马穴有肺分支神经，主治为肋膜炎、皮肤病、鼻炎等，与足驷马穴之主治有大部分相同，但足驷马穴有肺之总神经，其作用应该较直接而且效果更大。副神经有六腑副神经的只有四花中穴，其他均为五脏的副神经，其中又以肝之副神经与肾之副神经最多见，作者初步认为肝、肾之副神经主治应是指中医辨证认为与肝、肾有关之疾病，例如指肾穴主治口干、肾亏，还巢穴主治子宫痛、月经不调、安胎等。一个穴位若同时有某脏之神经或总神经、某脏之副神经，则该穴所指某脏副神经的作用似乎就不是主要，而是为副或为辅的。但董公当年定义副神经之意，综观全书尚难有明确结论。例如四花下穴有六腑神经、肺之副神经、肾之副神经，腑肠穴更多出心脏之副神经，但主治相同，且说明腑肠穴通常为四花下穴之配穴，不单独用针，而且此两穴的主治与心、肺、肾的关系并不明显。敏感神经出现在手解穴及足解穴，主要作用均为治疗气血错乱。肺之交叉神经出现在分金穴与正本穴，主治均为鼻炎，容易理解。但后背部分的三金穴为心、肝交叉神经；精枝穴为肺、肾交叉神经；金林穴右侧属肝、肾交叉神经，左侧属脾、肾交叉神经;顶柱穴右侧属心、肝、肺交叉神经,左侧属心、肝、脾交叉神经,各穴的主治症也没有与其指称的脏有明显的联系,比较难以理解。

以上说明董氏正经奇穴解剖所指称的神经的意义,深知说明并不完善,甚至可能有谬误,希望有高明者能更明确说明董氏正经奇穴的解剖是什么,但有人宣称董公因乡音之故,把"解部"说成"解剖",这种说法实在荒唐。第一,董公与众多弟子多年相处,岂有上百位弟子几十年一错到底之理。例如赖金雄师伯就说:"又因为董氏奇穴所言某脏某腑神经或身体某部位神经,具有与该脏该腑或该部位的相应关系",赖师伯为董公亲传弟子,亦为知名医师,岂有不知董公之意的道理。另一亲传弟子巴顿医师为台湾大学医学院毕业之西医,曾把董公原著译成英文,"解剖"即翻译成"anatomy"意为解剖学。第二,董公诊所亦挂有一般人体解剖图,据说董公有时会借此向学生解说穴位与血管、神经的关系,并指示穴位所在,天天看着解剖图岂有几十年尚误把"解部"说成"解剖"之理。而且如前述之海豹穴解剖中,不仅有浅腓骨神经,还有长大趾伸筋现代解剖学的名词,可见董公并非完全不讲现代生理解剖的,哪可能误把"解部"说成"解剖"?董公的穴位学早有油印本讲义,后来又编辑成书,协编弟子的学问与文字功底扎实,岂有误"解部"为"解剖"之理。我们不明白"解部"是指的什么,更不明白其与董针有什么关系。阐释前辈的东西虽可多方发挥,但无中生有,不仅厚诬前辈,更误导读者,实非所宜。

董氏正经奇穴的分布细腻井然,较之传统经络犹有胜场,例如在足阳明经与足少阳经循行于小腿的范围内尚有"侧三里穴""侧下三里穴""四花外穴"等;循行于大腿的范围有"通关穴""通山穴""通天穴";在脚背三、四趾间有"木斗穴""木留穴"以补充十四经在此处的空白;在脚底有下 1/3 的"上瘤穴"对应于上 1/3 的涌泉穴;在手前臂手太阴经与手厥阴经之间有"人士穴""地士穴""天士穴";在手掌背二、三指间有"上白穴";三、四指间有"次白穴",借用现代用语,可说"分辨率"更好。例如偏头痛一般可循经取少阳经的穴位来治疗;前头痛一般可循经取阳明经的穴位来治疗,如果疼痛再细辨为侧边与正前之间,可取董针的侧三里穴与侧下三里穴来治疗,如此则循经治疗更精准。使用方药有所谓"方证相对论",我国已故伤寒论大师刘渡舟教授曾有专文讨论。作者以为用针如用药，也有"针证相对论"存在。

今年作者更提出"五脏辨证法"。因针灸治疗疾病按照以往的针灸歌赋，如《玉龙歌》《肘后歌》《胜玉歌》《标幽赋》《玉龙赋》等，内容以脏腑辨证治疗疾病的方法甚少，绝大多数是按病名取穴，如《十四经要穴主治歌》，描述百会穴的主治"百会主治卒中风，兼治癫痫儿病惊，大肠下气脱肛病，提补诸阳气上升。"又如《肘后歌》："头面之疾针至阴，腿脚有疾风府寻，心胸有病少府泻，脐腹有病曲泉针"等，均未看到有按"脏腑辨证"治病的痕迹，现行很多前辈主张扎针也得"脏腑辨证"，与古歌诀不尽相符，而且过程复杂，辨证相当困难，不易掌握，所以目前"单穴治疗法"大行其道。但在纯粹不辨证与脏腑辨证之间，董氏针法强调仅按肝、心、脾、肺、肾五脏辨证用穴，在完全不辨证与繁杂的脏腑辨证间取得一个平衡点，最为实用。完全不辨证用穴如古代诸歌诀显然不足，但欲矫正其弊而使用脏腑辨证则不必要。因为针灸与服药不同，服药必须详尽的脏腑辨证以知其不足、有余，而用针治病则需指出某脏功能不正常，不必分其不足或有余，而由中枢自行调控。具体的五脏辨证法简单易行，如董氏的掌诊，只看肝功能不好、心功能不好等，治疗学里也只说肺功能不好之坐骨神经痛，心功能不好之坐骨神经痛，而不分其有余不足，读者只要研究一下董氏掌诊即可掌握（千万不要与外面手诊治病之方法混淆）。也可按压背俞穴观察颜色、隆起、塌陷、条索找寻何脏功能有异常处。董公用针处处可见五脏辨证。例如坐骨神经痛一证，董公并不以椎间盘突出、骨质增生等为主要判断，反而着重在肝机能不足、心机能不足、肺机能不足、肾机能不足。故一见肝机能不足的坐骨神经痛，即用上三黄穴组；见到心机能不足的坐骨神经痛，即用心门穴；见到为肺机能不足的坐骨神经痛，即用灵骨穴、大白穴或驷马穴；见到属肾机能不足的坐骨神经痛，即用腕顺一、二穴或中、下白穴。当然董公出神入化的针术不会受限于此，但作者体会其用针的原则确有"针证相对论"及"五脏辨证"的精神存在。

董氏的用针注重空间性。例如中、下白穴两针针尖所到之处与腕顺一、二穴针尖所到之处相符，故均治肾功能不足的坐骨神经痛；重子穴、重仙穴与土水穴均可治肺部咳喘；肾关穴一般贴胫骨往下进针，但若离胫骨五分往对侧进针，恰与平衡针法的中平穴在小腿深层相遇，均治肩臂不举。这种用针的空间性包含甚深的用意,不仅董氏正经奇穴如此,各种治法均相同,作者称之为"穴位空间论",请读者加以研究。

董氏正经奇穴也可与十四经的穴位一起使用,如赖金雄师伯治手指麻木先针对侧金门穴及束骨穴,再针董氏的大间穴。又如台湾刘丁郎医师经常在患侧扎十四经穴位,在健侧扎董针的穴位,取得一定的效果。又使用十四经的穴位若配合董氏奇穴的牵引、倒马、动气则疗效更高。我们使用针灸治病不必存奇正分别心,但以取得疗效为要,作者称之为"奇正接轨论"。

本书所列董氏奇穴共有 200 余穴,其中有三穴一起使用者,有两穴一起用者,需记忆者约 100 余穴,穴位主治已包罗各科病症,将其纯熟使用比去追求号称另有董公秘笈所录近千个穴位来得有意义,请读者三思。

最后强调董氏正经奇穴是董氏历代祖先以其独特的心法,又汲取我国广大民众的方法经验,例如挑羊毛痧、放血等,经无数的临床实践验证而来,绝非玄学,也不必套上什么天地之道才能彰显其独特的疗效。学习董氏正经奇穴,最重要的是在汲取前辈的经验后,不停地临床验证,比对,再修正,再临床验证,如此方能灵活运用董氏正经奇穴,而不囿于那些玄虚的大道理,自欺欺人。掌握了董氏正经奇穴各穴位的用法后,还需重视整体疗法,有时必须以直观的方法治病,如此才能治疗重病、疑难病,但这是存乎一心,端看各人造诣了。

南宋诗人陆游诗云:"古人学问无遗力,少壮功夫老始成,纸上得来终觉浅,绝知此事要躬行。"本人谨以此与读者互勉。

邱雅昌

2018 年 3 月

目 录

目
录

第十二章　前胸部位

第一章 ——部位

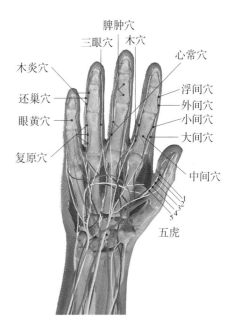

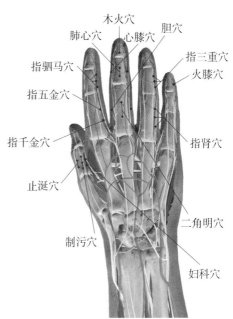

1. 大间穴

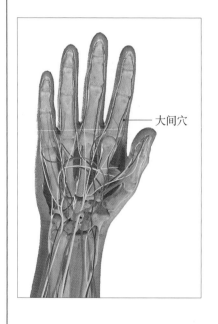

大间穴

[部位] 食指第一节正中央偏桡侧外开三分①。

[解剖] 桡骨神经之皮下支、心脏及六腑分支神经。

[主治] 心脏病、膝盖痛、小肠气、疝气(尤具特效)、眼角痛、睾丸坠痛、手指麻木。

[取穴] 平卧,手心向上,取食指第一节中央偏桡侧三分是穴。

[手术] 五分针,正下一分为心脏分支神经;正下二至二点五分为大小肠神经。

[注意] 禁忌双手取穴。

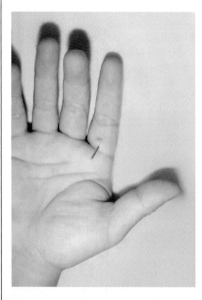

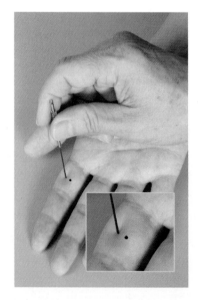

① 本书中寸、分等度量参照传统针灸骨度分寸及手指同身寸。

解说及发挥

　　赖金雄师伯说本穴治疝气仅限于寒疝，腮腺炎引起之睾丸炎无效。久年疝气如无反应点，亦无效。治手指麻木先针对侧金门及束骨，再针本穴。杨维杰老师说针一分至二分治心脏病变，针二至三分治小肠病、疝气及膝痛。

　　大间的取穴方法原书所述并不易让初学者明白，读者请参考三维图就可明白所谓中央偏向大指外开三分，就是在指骨桡侧贴骨进针，再参照真人图就很清楚。所谓中央偏向小指三分，就是在指骨尺侧贴骨进针，请参照展示心常穴及图中的取穴法就会清清楚楚。以下手指上的穴位均同此理，董公原书所谓的外开、外侧或内侧等，与现代解剖学定位时有不合之处，乃因其所谓内、外是以眼观穴位时的位置而做区分，这点要请读者注意。作者解说穴位时会以尺侧、桡侧说明，并均附有详图不致发生误解。

　　解剖的部分在导读中已说明，桡骨神经之皮下支，属于董公认知的现代生理解剖学，心脏及六腑分支神经，则指其作用而言。至于董公因何认定其穴位处有心脏及六腑分支神经，实在不可考，很可能系由作用倒推而定其神经性质。例如大间穴治心脏病、膝盖痛，为心经之作用，故定其为心脏分支神经。又因心与小肠相表里，《灵枢·邪气脏腑病形》"小肠病者，小腹痛，腰脊控睾而痛"，故大间穴治小肠气、疝气、睾丸坠痛，不是与《黄帝内经》所说一模一样吗？又小肠经"其支者，从缺盆循颈上颊，至目锐眦，却入耳中；其支者，别颊上䪼，抵鼻至目内眦，斜络于颧"，所以大间穴也治疗眼角痛。治疗手指麻木则为局部对应，一般右有病针左边，左有病针右边。

　　我们再看肺经"其支者，从腕后直出次指内廉，出其端"，循行的路径就是从列缺穴到掌面大鱼际处，再往上到掌面食指第一节下端外侧，再往上经过大间穴、小间穴、外间穴、浮间穴，最后出其端与大肠经相接于商阳穴。部分教科书竟把此肺经的支线划成循行在掌背，明显违背阴经不走在阳面的原则，而且与大肠经商阳穴、二间穴、三间穴、合谷穴、阳溪穴的路线相冲突，可谓谬误甚大。

2. 小间穴

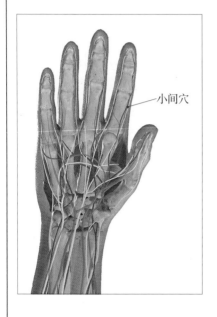

小间穴

[部位] 食指第一节外上方,距大间穴高两分。

[解剖] 桡骨神经之皮下支、肺分支神经、心脏及六腑分支神经。

[主治] 支气管炎、吐黄痰、胸部发闷、心跳、膝盖痛、小肠气、疝气、眼角痛。

[取穴] 平卧,手心向上,取食指第一节外上方,距大间穴上二分是穴。

[手术] 五分针,正下一分治心脏,二至二点五分为肺分支神经。

[注意] 禁忌双手取穴。

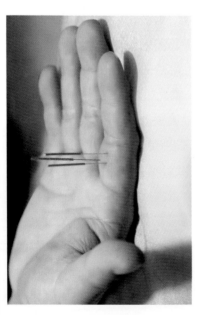

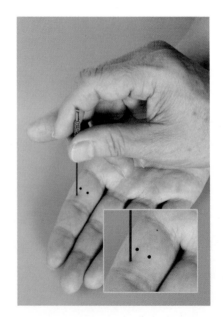

解说及发挥

赖金雄师伯说咳嗽若有反应点者有效。

小间穴除了心脏及六腑分支神经之外,尚有肺分支神经,所以可治疗支气管炎、吐黄痰及胸部发闷。胸部发闷似乎也与心脏有关,但董氏奇穴大、小、外、浮、中五个以"间"为名的穴位,小间穴及中间穴有肺分支神经,主治也有胸部发闷,其余三个穴并无肺分支神经,主治并未列出胸部发闷,故可推断此处所指胸部发闷与肺的关系较大。小间穴特别指出肺分支神经,主治支气管炎、吐黄痰。这是与其他"间"为名的穴位不同之处,可谓"同中有异"。

小间穴针深一分治心脏,与大间穴相同,但针深二至二点五分,则为肺分支神经,主治着重在肺,与大间穴的大小肠神经主治着重在肠有所不同。董公原书五个"间"穴均禁忌双手取穴,原因可能是以前的针具较粗,手指敏感度太大以至过于疼痛,故有此禁忌,现在若用细毫针,则双手取穴并不必太禁忌。

作者1998年左右,在天津治一位60多岁男性,冬天发作气喘,咳吐黄痰,作者助手胡光医师以尺泽穴及董针的水金穴、水通穴治疗无效。我根据其心律不规则,又有黄浓痰,故采用左小间穴、右心常穴(因心律不齐)。另予千金方之黄昏汤(即合欢花一味)加金银花各30g,效果良好,患者还特地买来小礼物馈赠。

美国旧金山针灸名医钟维慈医师,曾来电告知多次应用此穴组治疗咳嗽病患,不管是否心律不齐,效果均佳。赖金雄师伯则说咳嗽若有反应点者有效,但作者当年并未注意上述患者小间穴附近是否有反应点。

弟子中有用大间、小间合用治疗角膜炎数例,甚效。

弟子虞思琦曾治疗一名九岁小女孩,从出生至此一直反复感冒咳嗽,多方求治,甚至还带到数家有名医院请专家治疗,迁延不愈。时诊:舌苔白,干咳而喘,大便干燥,有鼻窦炎病史。首选大间、小间,针单手。第二次大椎、肺俞点刺出血,针曲池,数年沉疴遂去大半。家长激动不已,后以大、小间为主穴,加肾关、太冲,前后针灸近二十次而愈。此例患者于2016年初接诊,直至现在未再复发。

3. 浮间穴

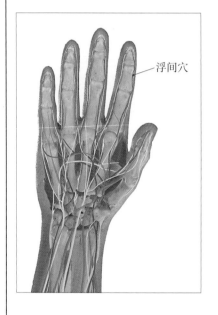

浮间穴

[**部位**] 食指第二节中央外开二分，
距第三节横纹三分三。

[**解剖**] 桡骨神经之皮下支、心脏及
六腑分支神经。

[**主治**] 疝气、尿道炎、小肠气、牙痛、
胃痛。

[**取穴**] 食指第二节正中央线向外开
二分，距第三节横纹三分三
处是穴。

[**手术**] 针深一分至二分。

[**注意**] 禁忌双手同时取穴。

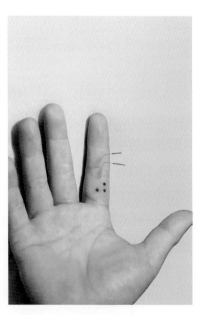

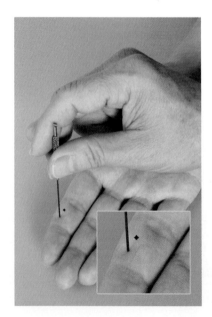

4. 外间穴

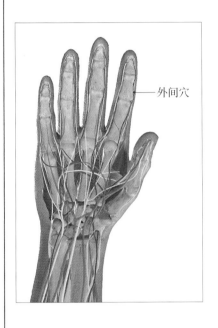

外间穴

[部位] 食指第二节正中线外开二分,距第三节横纹六分六。

[解剖] 桡骨神经之皮下支、心脏及六腑分支神经。

[主治] 疝气、尿道炎、小肠气、牙痛、胃痛。

[取穴] 当食指第二节正中央线向外开二分,距第三节横纹六分六是穴。

[手术] 五分针,针深一分至二分。

[注意] 禁忌双手同时取穴。

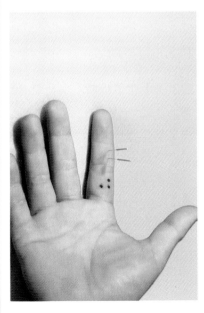

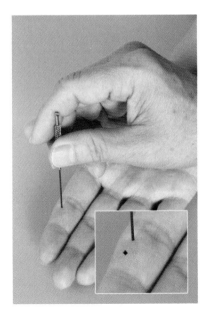

解说及发挥

外间、浮间治疗膀胱炎、尿道炎可配云白穴、李白穴以增强疗效。作者曾治疗一位妇女经常尿急、尿频,但尿量少,已经四年,西医或谓"间质性膀胱炎",多方治疗无效,作者用浮间穴、外间穴,治疗两次,仅用四针,竟将四年之病治愈,不可不谓神奇!

作者以同组穴位配肾关穴治疗一男士患慢性前列腺炎小便窘急难出,且因精索静脉曲张疼痛难忍,亦数次治疗后逐渐痊愈。

5. 中间穴

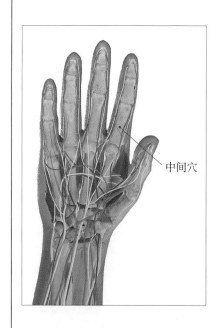

中间穴

[部位] 食指第一节正中央。

[解剖] 桡骨神经之皮下支、肺分支神经、心脏及六腑神经。

[主治] 心跳、胸部发闷、膝盖痛、头晕、眼昏、疝气。

[取穴] 当食指第一节正中央是穴。

[手术] 五分针,针深一至二分半。

[运用] 治疝气成方——外间、大间、小间、中间四穴同时用针为主治疝气之特效针。

[注意] 禁忌两手同时取穴。

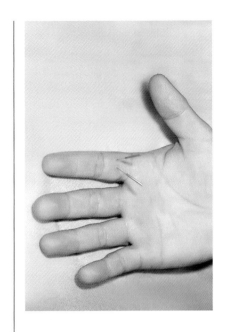
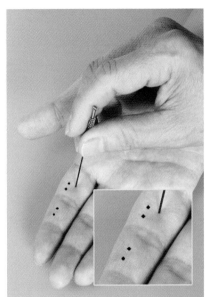

解说及发挥

　　作者师伯李传真医师曾在天津指导一年轻医师为一位心绞痛的急诊病人针中间穴,进针后病人随即呼吸顺畅痛苦大减。

[五间综合论述]

　　赖金雄师伯认为大间穴、小间穴、外间穴、浮间穴、中间穴治疝气以穴位上有乌点或青色反应点针之必效,但治疗疝气限于寒疝,腮腺炎引起之睾丸炎无效,久年疝气如无反应点也无效。

　　董氏门人均谓外间、浮间、大间、小间、中间五穴同时用针为主治疝气之特效针。作者认为此疝气不是指体腔内容物向外突出的病症,而是指小腹及睾丸等的病症,如睾丸或阴囊的肿大疼痛;也可能是指小腹部的疼痛,如前述赖金雄师伯主张的寒疝。

杨维杰老师言董师极为重视心与膝之关系,凡能够治心脏病的穴位,亦常用于膝部疼痛。大间、小间、外间、浮间、中间为治疗疝气的特效穴,配合用三棱针在内踝及内踝周围点刺出血,效果更佳。

大间、小间、外间、浮间、中间功用相似,但同中有异。外间穴、浮间穴治尿道炎、牙痛、胃痛;小间穴、中间穴治心跳、胸部发闷;小间穴、大间穴、中间穴治膝痛;小间穴、大间穴治眼角痛;仅有小间穴可治支气管炎、吐黄痰。读者应用这五个穴位时宜仔细区别,不可混淆。作者曾治疗陈姓妇女,因工作忙碌饮水不足,导致膀胱炎,小便稀少,疼痛,服食西药两天,自觉效果不好,经针刺左侧大间穴、小间穴、浮间穴、外间穴,当天小便顺畅,不知不觉中已痊愈。

学生刘艳萍治疗 63 岁妇女,尿路感染,小腹下坠,小便烧灼感,发作四天,取大间穴、外间穴、木炎穴、足三里穴、百会穴,3 分钟左右尿道、后腰部有热感,左侧腹股沟向下到膝盖有向外排风感,持续 1 分钟左右,10 分钟内,不适感绝大部分消除。大间穴及外间穴用治寒疝,尤以外间穴、浮间穴治疗尿道炎特效,此例可为印证。

ER-1　大间中间小间浮间外间讲解及操作演示

6. 妇科穴

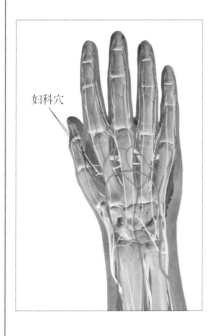

妇科穴

[部位] 在大指第一节之外侧,赤白肉际。

[解剖] 桡神经、正中神经、子宫神经。

[主治] 子宫炎、子宫痛(急性、慢性均可)、子宫瘤、小腹胀、妇人久年不孕、月经不调、经痛、月经过多或过少、白带、偏头痛、胸痛、头顶痛。

[取穴] 当大指背第一节之中央线外开三分,距前横纹三分之一处一穴,距该横纹三分之二处一穴,共二穴(右手较佳)。

[手术] 五分针,针深二分,一用两针。

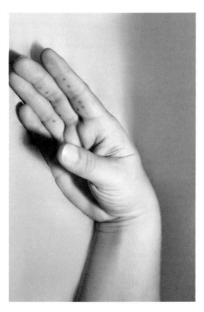

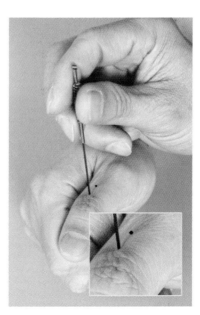

解说及发挥

　　赖金雄师伯说本穴治经痛不论前后期都有效。治子宫前屈、后屈、左屈、右屈不正都有奇效。本穴配还巢穴能治不孕症,本门师兄称之为送子观音穴。

　　作者学生将妇科穴用治男子阴囊湿冷者,有良效。

7. 还巢穴

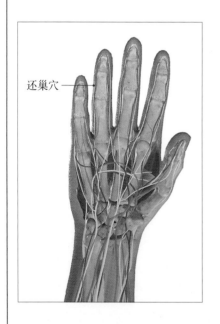

还巢穴

[**部位**] 在无名指中节外侧(靠近小指之侧)正中央。

[**解剖**] 肝副神经、肾副神经。

[**主治**] 子宫痛、子宫瘤、子宫炎、月经不调、赤白带下、输卵管不通、子宫不正、小便过多、阴门发肿、安胎、预防流产。

[**手术**] 五分针,针深一至三分。

[**注意**] 禁忌两手同时取穴。

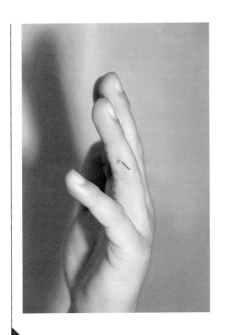
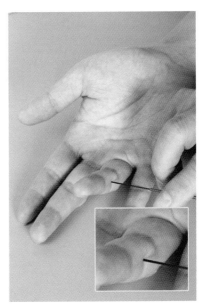

解说及发挥

　　赖金雄师伯原书有凤巢穴和凰巢穴之分，言"凤巢穴、凰巢穴配合妇科穴治疗不孕症的特效穴，一般二十次以内可获喜讯"。现按董公1973年的《董氏针灸正经奇穴学》统一为还巢穴。

　　还巢穴在手少阳三焦经上，杨维杰老师根据脏腑互通的原理，三焦与肾、命门通，而且董公又认为无名指之经穴皆作用于肝，故此穴的解剖作用为肾之副神经、肝之副神经，有调理肝肾的作用，故治妇科疾病。还巢穴应该注意取穴法，原书说部位在无名指中节外侧（靠近小指之侧）正中央。针刺时针由无名指中节尺侧斜斜扎入，针身贴近指骨下沿。妇科、还巢左右交替，即左妇科配右还巢，针右妇科配左还巢，治不孕症极佳。

　　妇科穴及还巢穴可以说是治疗所有妇科疾病必用之穴位，也可配合其他穴位来应用。例如经痛，可配内庭穴、三阴交穴；若见病人有肾虚状况，可配复溜穴或肾关穴；若病人属痰瘀体质，可配丰隆穴或三重穴；若病人气虚可加灵骨穴、大白穴，如此应用以治疗一切妇科病。

作者 1999 年在北京治一妇女小腹发冷,他医用艾草数炷温和灸仍不见效,作者为病患针本穴组,不久患者即自觉小腹温暖,旁观众医啧啧称奇。邹本领医师言虚寒性痛经,针妇科、还巢数分钟内皆有小腹发暖之感,须臾痛去病安。比较艾灸关元、肾俞效果胜出太多,自从使用董针以来几乎再未用艾灸治疗过痛经。

张长安医师(张氏本为心脏内科西医,2004 年在北京与作者交流时开始接触董针,以后屡用董针治病获得大效)治疗痛经成方:妇科穴、还巢穴,另用太冲穴做牵引。一般 3 日一疗程,2~3 疗程再无复发。杨维杰老师则用妇科穴、还巢穴、门金穴或内庭穴治经痛极有效。武汉段圣德医师治 19 岁李姓少女,初潮起即痛经,近两年更甚,每次来经前两天即剧烈疼痛,伴全身发冷、恶心呕吐。取左妇科穴、右还巢穴针治一次,患者次日来潮无明显不适,大喜过望。以后每次来潮前 3~5 天即予针治,经 3 个周期后痊愈,追查未复发。段氏也治陈某,40 岁,每次月经来前 3 天即左侧偏头痛,依上法治之也是针入痛止,唯因不能坚持接受治疗,无法确定根治。

河北刘起名治疗一位闭经患者,北京首都医大附院诊断为多囊卵巢,多方治疗无效。来诊时,面色萎黄,乏力,腰腹隐痛,舌质淡,苔薄白,脉沉细。针第一组:妇科、还巢、下三皇、外三关。第二组:承浆、中脘、下脘、气海、关元、天枢、足三里,数次后面色红润,神清气爽,腹部赘肉消散,B 超显示各项指标正常,子宫内膜趋于正常。杨维杰老师擅用承浆穴治疗妇女闭经。如果加用妇科、还巢,效果更为确切。作者本人及学生的案例不胜其数,不过妇女闭经之治疗必须考虑即使在闭经状态下,体内仍有一定周期,如果时间恰当,针后很快即来经,如果来经时机已过,则必须等待体内周期经至之时才能奏功。故虽然常有针下几小时或一两天即来经之例,但也有必须针治一二十天方能奏效之例。当然这功效是指在没有特殊疾病或器质性疾病的情况下,不当做万灵丹。

常州万云炼医师分享一病例:患者,女,31 岁,经人介绍来诊所,患者以痛经来求诊,详细问诊得知:经潮 3 天,色暗多血块,月经量极多,少腹疼痛,腰部酸累,面色萎黄,头晕乏力。住院治疗 3 天无效,每天换纸尿裤多次,静滴卧床时床单上近半米直径的血迹,当班医生赶紧劝其转院。本来以为痛经接诊,病情如此严重,时生推诿之念,然医者仁心,当机立断,取右妇科、大敦、左还巢,5分钟后,面色稍转红,腹痛缓解,45分钟起针已无腹痛,但仍然感觉明显有月经流下,上厕所1次仍然需换纸尿裤。浮针稍做腹直肌的处理,回家后月经明显减少,当晚8点因打麻将久坐后又有腹痛,1小时左右自行缓解,第二日早上回复月经基本上干净了。随访两个月无复发,暗自惊叹董针神奇!

妇科、还巢合用治疗妇科疾病的功效,非常确切,用治妇女不孕也可以大幅提升受孕的概率。作者马来西亚吕姓学生曾在2014年治疗五位不孕妇女,竟然有两位得以受孕,并顺利生产,成功率高达40%,令人难以相信。一般来说,我们粗略的印象,应该有10%~20%的成功率。2016年台北《联合报》刊出一短文,叙述一久年不孕的女士在丢弃其婆婆之剪报时,偶然窥见"针灸泰斗治疗不孕"一文,于是找到文中之针灸泰斗杨维杰医师,接受杨医生治疗后也怀孕生子,多年后追思写成标题为"故纸堆中得子"文章发表。此事千真万确,令人惊讶、赞叹。

旅居加拿大的钟政哲医师曾治一印度裔女西医不孕,其丈夫精子数目亦较少,本已决定采取人工受孕,但因妇科激素水平不正常,暂时无法施以人工受孕,故来求针灸治疗。经扎还(凰)巢穴、妇科穴多次后,激素水平正常,竟在接受人工受孕前怀孕。

在作者指导下近年来以妇科、还巢配合肾关或与下三皇交替使用治疗不孕症的成功病例已经近百例。

2011年4月在武昌市为一学生示范扎妇科穴及还巢穴,隔日该生竟觉左下腹疼痛动气,作者认为该生恐有妇科癥瘕隐疾,嘱其有机会仍应进一步检查。

总之,妇科穴、还巢穴为妇人诸疾特效穴,疗效确实,请读者善用之。

ER-2　妇科凰巢讲解及操作演示

8. 眼黄穴

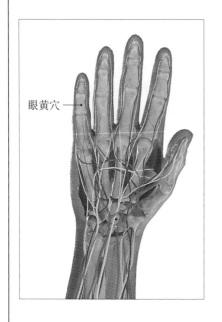

眼黄穴 ——

[**部位**] 在掌面小指第二节之中央点。

[**解剖**] 尺神经、胆神经。

[**主治**] 眼发黄。

[**取穴**] 当掌面小指第二节之中央点
　　　　是穴。

[**手术**] 针深半分。

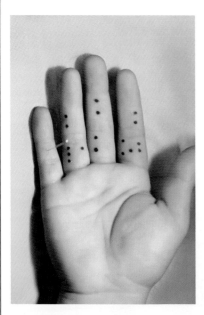

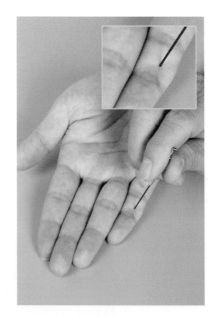

解说及发挥

赖金雄师伯说用本穴配合天黄、明黄、其黄能治慢性黄疸病,而急性黄疸应与肝门穴配合。

十四经中提到眼发黄的经脉症状的有大肠经、小肠经、心经、心包经及膀胱经,可能跟董公所认识的眼发黄关系不大。董公在解剖中称此穴有胆神经,即认为此穴作用于胆的病症,考《素问·经别》"足少阳之正……循胸里属胆,散之上肝,贯心以上挟咽,出颐颔中,散于面,系目系,合少阳于外眦也。"盖源于此。

十多年前作者助理胡光医师曾用此穴治一视力模糊者,针后即觉视力大增。

2015 年新加坡 Carol Goh 医生来信说其本人忽得飞蚊症,而医生说是眼球玻璃体退化混浊引起,视网膜无剥离,于是自针天皇穴、天皇副穴、光明穴,四天后加上木穴与眼黄穴,飞蚊淡化。继续治疗 7 次,只剩两成。

又一患者左眼眶下感染,每年多次,无明显诱因即复发,重则化脓住院治疗,反复发作,抗生素逐渐效差。本次发作已三四天,服药无效,给予双心门穴、双眼黄穴、双制污穴放血。今来复诊,赞曰:"奇效",自述第二日即觉明显好转,比原来所有治法都好。

北京陈洋医师言:女,35 岁。孕 7 月时因为无聊经常盯着太阳看,右眼视物可见视野区约 1/3 大小黑色实心团块。就诊于北京同仁医院,医生检查后告知其是眼球血管水肿引起,嘱其回家多休息多食水果即可。产后 1 年右眼视物黑色团块仍在,大小无变化。后就诊于天坛医院,医生告知其这样保持是最好的结果。患者情绪焦虑抑郁,脉弦细。予二角明穴、胆穴、眼黄穴,右侧太阳、睛明。一周 3 次,手穴左右交替针刺,每次留针 30 分钟,3 个月后患者诉团块缩小至视野区 1/10 大小,透明可见,较正常视野区稍模糊。目前仍在治疗中。(此例可与王庆文医师用三叉一穴治疗眼疾案例比较,如果加用三叉一穴效果可能更好)

以上两例均由于多穴同用,不能确定是哪一穴取得决定性的作用,但眼黄穴定有所帮助。

邹本领医师因盯看电脑屏幕时间太久,视力所及范围昏暗,视物久而不清,自己针眼黄,几分钟后顿觉眼前清亮许多。又针多例有眼目昏花的患者亦有疗效,方知所传不假,希望同道多加实践,验证更多。

9. 制污穴

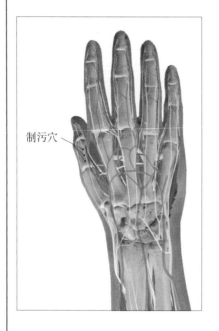

制污穴

[部位] 在大指背第一节中央线上。

[解剖] 桡神经浅支。

[主治] 久年恶疮、恶瘤开刀后刀口流水不止。

[取穴] 当大指背第一节中央线上。

[手术] 以三棱针扎出黑血者当时见效。

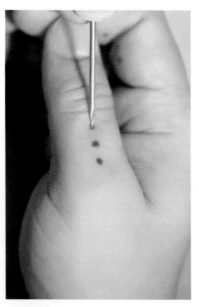

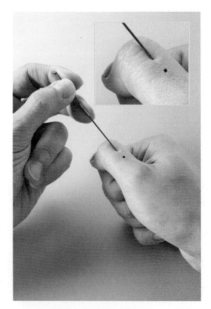

解说及发挥

赖金雄师伯讲一般疮疡久不收口及开水烫伤、流水不止,针之有特效。

杨维杰老师以此穴治疗一切疮疡、刀伤、烫伤或者手术后伤口溃疡出水,久不收口,点刺出血,极有效验。

制污穴由董公发现,丁文波师伯亲口告诉作者此事经过:丁师伯儿子臀部长瘤,经台北荣民总医院开刀,久久不能收口,流水不止,乃向董公求治,董公当时亦觉棘手,隔日电话告诉丁先生去查看病人伤口同侧之手大拇指第一节处是否有乌青小血脉,丁师伯认为董公敷衍,以毫不相干的拇指穴位妄图治疗臀部伤口不合,故不予理会,但多日后见其儿子病势加重,不得已乃再求董公假扮病者家属去医院探望,董公诊断后即在制污穴点刺出血数滴,据丁师伯说:"早上放血,下午即见伤口流水减少,不久伤口愈合出院。"丁师伯佩服感戴之下,方拜在董公门下为徒。当丁师伯告诉作者此事经过时,其儿子适从外回家,已是昂昂然的青年人了。

作者在北京中医药大学攻读博士学位时,即以此穴治疗研究生处一位老师的女儿左脚内踝前(太白穴与大都穴之间)两年未愈之创口,一次见效,遂痊愈。(见《重用单穴治顽疾》[①] 朱江等著作,此书中误写成三次,实际一次即痊。)

林永明医师发表论文《董氏奇穴外三关配制污穴治疗久年伤口不愈之心得》:"共收集十例,患者年龄由十八岁至六十岁,男女性皆有,伤口不愈合之时间由一个月至三年不等,伤口造成之原因有水母螫伤、玻璃割伤、钝器重击挫伤、生锈铁器刺伤、创口泥土污染、刀伤、伤口照顾不佳,胫骨前皮肤破损伤,均经西医外科清疮等常规治疗,皆否认有糖尿病、甲状腺疾病。治疗方式除一例以水针注射穴位外,其他皆以针刺制污穴配合外三关穴,不做点刺放血。治疗时间自开始治疗至结束共十四天,伤口平均在第五天开始有明显之新生肉芽组织收合现象,治疗十四天后停止针治,伤口完全愈合平均需时二十二天,治愈率达 100%"(节录自第一届全国董氏奇穴学

---

① 《重用单穴治顽疾》,科学技术文献出版社 2011 年出版。

术研讨会)。

段圣德医师接治王某,男,62岁,中风后左侧肢体偏瘫,长期卧床,左股骨大转子处出现一直径约5cm之褥疮,深达骨膜,辗转数家医院治疗10月余,仍无愈合趋势。段医师即在病人左侧制污穴点刺出血,其后护士做褥疮处理时惊喜发现创面明显缩小,连续4次治疗(每日1次)后,仅留有绿豆大创面未愈合,休息两天后再做3次,完全愈合(作者按:制污穴点刺不必天天做,一星期2次即可)。段氏也试用本穴治疗糖尿病足溃疡,发现效果不好。

作者之前治疗一糖尿病兼心脏病病患,左大踇趾一黄豆大创口,异常疼痛,曾做人工血管失败,中西医百治无效,作者应用制污穴、五虎二、三穴等,均未能取效,乃以为糖尿病引起的溃疡确实难以用制污穴取效。但是近期作者弟子周兴医生运用针刺制污穴配合艾灸神阙等穴位,患处用药外敷治疗,用来治疗糖尿病溃疡也取得疗效,这是不受限于作者上段文中认为制污穴对糖尿病溃疡无效的说法,读者可以斟酌仿效。

制污穴的神奇疗效屡经验证,治疗皮肤溃疡,久不收口的案例多不胜数,因为广西一学生将其应用于治疗反复性口腔溃疡取得良效,作者认为或许可以将其应用于胃、肠道的溃疡,但未有实际案例,现在经学生们努力应用,已经渐渐有良好案例。合肥汪伦忠用制污穴三天一次,治疗贲门癌手术后缝合处不收口长达六年案例,数次治疗后经内视镜检查证实愈合。此一信息经我公布,有诸多学生亦汇报在临床中利用制污穴放血,或有配四花中、四花副等区域放血,并配合腑肠四穴(此组穴位后面有述)治疗胃溃疡、十二指肠溃疡,疗效确切而显著。

四川省张剑军医师治疗患者张某,40余年前患附骨疽,病情一直较稳定,2009年某日突然发病,右胫骨中上段红肿发热,疼痛剧烈,局部溃破形成瘘道,皮下触诊波动感明显,患者发病以来寝食不安,食纳差,眠差,小便黄,DR片及CT显示:化脓性骨髓炎。诊断为:慢性骨髓炎急性发作。经讨论后予以"右胫骨中上段开窗减压术"手术治疗,术后予以脓性分泌物培养加药敏试验,提示金黄色葡萄球菌阳性,多重耐药。每日予以抗菌抗感染治疗及切口大换药,持续近一个月,切口持续溃烂,腐肉不去,伴脓性分泌物,无好转迹象。情急之下,忽然想起作者所授董针之制污穴专治疮口不收,遂予患者针刺制污穴,三次后,局部溃口收敛干燥,边缘可见鲜红色肉芽组织,脓性分泌物减少,换药时可见新鲜血液。

制污穴临床应用例子非常多,而作者学生另有发明,取大趾背与制污穴相同之位置刺血,名之为"新制污穴",临床案例如下,提供给读者参考:一个脊髓胶质细胞瘤术后病例,患者系儿童,因肿瘤部位太靠近生命中枢,手术仅能部分切除肿瘤,术后行走不稳,一侧上肢无力,经治疗后功能基本恢复正常,但患者自从去年 11 月手术后,切口就不曾愈合,一直流脓,用抗生素也是时好时坏。一停药流脓就复发,因为曾经对伤口不收口用制污穴效果很好,刚开始采用董氏正经奇穴中的制污穴,流脓少了许多,但伤口仍不能收口,乃认为制污穴近肺经,对于皮肤内污浊之物有很好的促进排泄作用,手术患者伤口深,不仅与皮肤相关,而且与肌肉、神经相关,皮肤之污物可以从肺经排除,那么肌肉与神经污物可以从肝脾排除。但应该落实的穴位是哪里呢? 必定是与制污穴相仿的位置,取大趾趾背与制污穴相同的位置,找暗影用 5.5# 注射针头点刺,污血奔流如泉涌,一次而效! 这是对制污穴的扩大应用,提示我们不必囿于前辈的经验,而应该在医学知识的指导启发下开展应用,常常可以得到开创性的疗效,不过也应注意不可无的放矢,任意扩大应用范围,反而失去信心。

弟子王国刚医师以制污穴点刺消退水痘,可以说是"异想天开",开前人之未发。

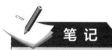

笔 记

10. 止涎穴

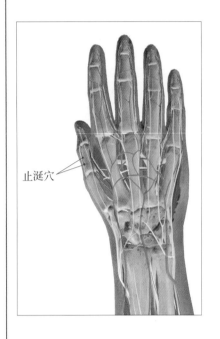

止涎穴

[**部位**] 在大指第一节之内侧(桡侧)。

[**解剖**] 桡神经、指掌侧固有神经。

[**主治**] 小孩流口水。

[**取穴**] 当大指第一节之内侧(中央
线内开二分),距前横纹三分
之一处一穴,又距该横纹三
分之二处一穴,共二穴。

[**手术**] 针深二分。

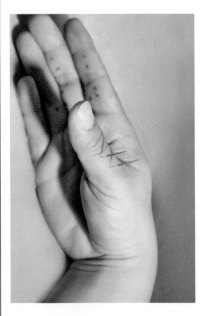

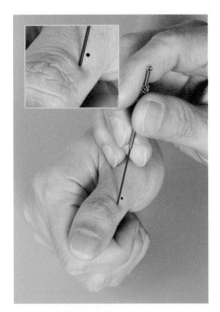

解说及发挥

杨维杰老师认为本穴在肺经上,有补气收摄之效,本穴与制污穴皆有补气收摄之效。治小儿流口水有效,治大人则以水金穴或水通穴疗效较佳。

本穴贴于骨旁下针,针深一分至二分。

邹本领医师以此穴配合地仓点刺,治疗口腔溃疡,止痛于顷刻。临床使用此穴对大部分单纯性口腔溃疡都有显著疗效。

四川鲍自体医师言:杨某,八个月,流口水半个月,口角由于唾液的浸润发红,爱哭闹,查体见上下门牙有萌出,考虑是牙齿生长刺激导致的唾液增多,交替针刺止涎穴(家长不方便照顾,所以一次只针一只手),共治疗五次,流唾液减少,口角未见发红。另外观察止涎穴对中风患者流口水效果差,不及水金、水通。关于此二穴后面有相关论述。

另外有学生治疗妇女赤白带下,原欲用妇科穴,误取成止涎穴,竟也收到疗效。考流涎多因脾热流黄涎,而脾寒流白涎,妇人赤白带亦有因脾之寒热引起者,这是误打误撞,不可以为常态。有些学生以此突发奇想,"因错就错"以止涎、制污、妇科这一区域见有淤青、红筋、变色,点刺三、五针治疗宫颈糜烂、宫颈炎等赤白带、阴痒者也取得良好疗效。

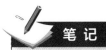

笔 记

11. 指五金穴、指千金穴

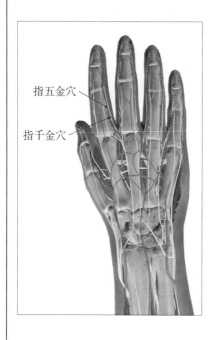

指五金穴

指千金穴

[**部位**] 食指背第一节中央外开二分直线上。

[**解剖**] 桡神经、肺分支神经。

[**主治**] 肠炎、腹痛、鱼刺鲠喉。

[**取穴**] 当食指背第一节中央线外开二分直线上,距第二节横纹三分三为指五金穴,六分六为指千金穴。

[**手术**] 针深半分。

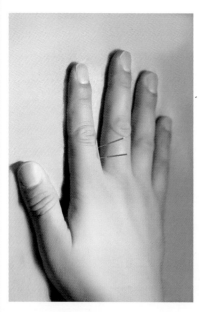

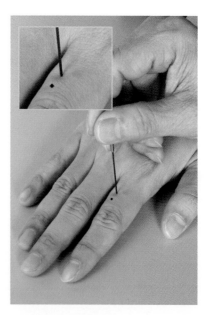

解说及发挥

赖金雄师伯认为本穴对于一般气痛有效,但对于胃或十二指肠溃疡之类仅能止痛,无法根治。

杨维杰老师认为凡名之为五金、千金者,皆能治疗肠腹喉病,但小臂、小腿上的五金、千金效用皆大于手指上的五金、千金。

本穴或能松弛喉咽肌肉,故能治某些梅核气异物感。

马来西亚陈文麟医生曾经用此穴组加丰隆穴治疗病患总觉痰在喉中,难以咯出或吞下,针治后觉得在喉头中间的痰减少,针后开始吐痰,两小时后已经不再有痰阻喉头之异物感。

邹本领医师在刚刚接触董针之初,以此穴配三眼穴治疗数例急性肠炎腹痛者甚效。后亦经常用此穴治疗吸烟、饮食辛辣引起的咽部不适,针之即效。

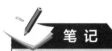

笔 记

12. 指驷马穴

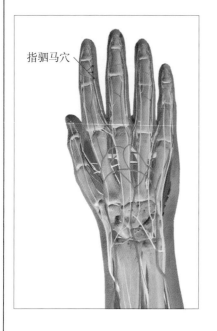

指驷马穴

[**部位**] 食指背第二节外侧,中央线外开二分之直线上。

[**解剖**] 桡神经、正中神经、肺分支神经。

[**主治**] 肋膜炎、肋膜痛、皮肤病、脸面黑斑、鼻炎、耳鸣、耳炎、头昏。

[**取穴**] 当食指背第二节中线外开二分之中点一穴,其上三分一穴,其下三分一穴,共三穴。

[**手术**] 针深半分。

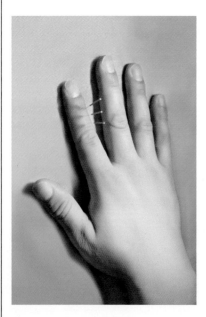

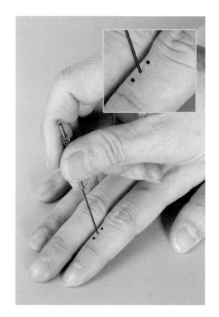

解说及发挥

董师曾治一妇人哺乳,其子已十二岁,早已不吃奶,但看遍台北中西医,竟无法回奶,经董师针刺本穴三次,竟将十二年乳水不退之疾治愈,实在令人叹为观止。

杨维杰老师说本穴配木穴治疗掌指之皮肤病极特效,又能治肩痛,效果甚佳。

作者按:不能回乳的病机应为肺气不足、胃气虚弱,董公认为指驷马有肺分支神经,作用于肺,而肺经下络大肠,还循胃口,亦关于胃气,董公循此思维治疗不能回乳竟获大效,可见其订定某某神经作用,并非凭空虚设。指驷马退乳确有奇效,河南周海鑫医生专用指驷马回乳,在方圆百里的人想回乳的一定找他,可见其灵验。作者学生福建吴春娟治疗二十五年溢乳者,扎指驷马三次取效。

作者因针扎本穴太痛而不喜应用,但武汉段圣德医师反偏爱其在手上便于操作,使用时机比足驷马穴多,治疗鼻炎、流涕、鼻塞均配木穴而获效,与张长安医师用足驷马穴配木穴治鼻过敏症如出一辙。两位医师都算是接受过作者指导董针,但作者用驷马穴从不曾配用木穴,而他们却分别发展出类似的配穴方法,可见老师不必强于学生,学生可以青出于蓝,老师则不可倚老卖老,应该更加努力,向前进步。

陆建中师兄转述陆子平先生以指驷马穴配合制污穴及手解穴治疗带状疱疹有特效,不料颈部疱疹痊愈后仍甚痛,用本穴配三仙穴一次便愈。作者按:带状疱疹后遗症极为棘手,陆师兄谓指驷马配合三仙穴一次即愈,仅供参考。又三仙穴董公书上并无,兹转述如下"三仙二穴在手背食指第一节中央处,三仙一穴在其上二分半处,三仙三穴在其下二分半处。主治皮肤因挫伤而肿痛、过敏性皮肤病、疥疮、湿疹"。又谓驷马是针对脏腑功能失调所引起的皮肤病,而三仙穴是针对外因或病毒所引起之皮肤病,等等说法。

邹本领医师以指驷马配合指三重治疗生气引起两胁痛及偏头痛有良效。以指驷马配合外三关治疗发红的小粉刺、痤疮疗效较为显著。

13. 心膝穴

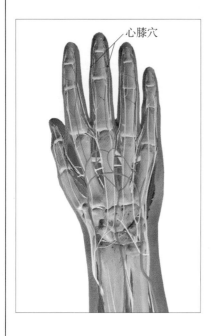

心膝穴

[部位] 在中指背第二节中央两侧。

[解剖] 正中神经(即脊椎神经),心脏分支神经。

[主治] 膝盖痛、肩胛痛。

[取穴] 当中指背第二节两侧之中央点共二穴。

[手术] 针深半分。

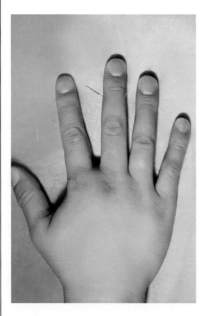

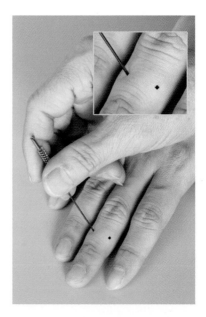

解说及发挥

　　赖金雄师伯说本穴主脊椎痛、膝无力、膝关节痛及曲泉穴一带疼痛。本穴配心门治疗曲泉穴一带疼痛。

　　作者近几年指导学生以心膝穴治疗膝盖疼，一次见效者甚多。台湾学生蔡医生，原为著名骨外科名医，因工作过分劳累转做一般门诊，学习董针后，如虎添翼，每每用董针之理配合现代医疗设备治疗疼痛疾病，例如治疗某疼痛部位，先用冲击波治疗仪稍微冲击患处以为"牵引"之意，再在适当的董针穴位冲击，比一般西医只知冲击患处，费时短而疗效宏大。蔡医生治疗膝痛，常用 5% 葡萄糖液注射心膝穴，疗效显著。他对作者说，注射液尚未吸收而膝已不痛，作者笑曰：不是注射液之功，而是心膝穴之功也。成都张成大医师汶川大地震后赈灾时也用此穴治疗灾民膝痛。

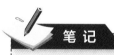

笔　记

14. 木火穴

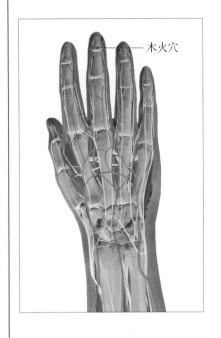

木火穴

[部位] 在中指背第三节横纹中央向上一分。

[解剖] 正中神经、心脏及肝分支神经。

[主治] 半身不遂(此穴曾用于治疗高棉国总统朗诺元帅之半身不遂,奇效)。

[取穴] 当中指背第三节横纹中央点是穴。

[手术] 横针皮下半分(向尺侧)。

[注意] 第一次限用五分钟,五日后限用三分钟,又五日后限用一分钟,时间及次数均不可多用。

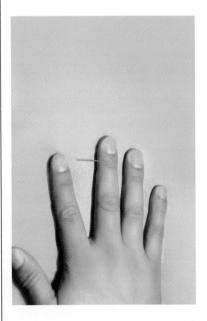

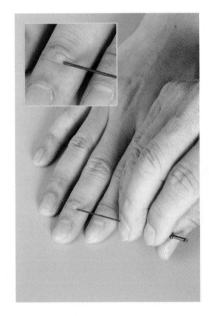

解说及发挥

赖金雄师伯说:"本穴为董师赴高棉为朗诺总统治半身不遂时所发现之新穴。当时朗诺半身不遂,觉下肢冰冷无力,甚是痛苦,董师诊治时发现本穴呈乌黑色反应点,即在穴上扎之,顷刻下肢觉热,而且较有力,朗诺甚赞董师针技之神奇,其私人法籍西医亦对董师之针术敬佩不已。"

使用本穴治疗小腿肚胀痛及曲泉穴附近筋紧(与心膝穴的用法有相符之处),配肺心穴则可治头痛。

杨维杰老师说本穴接近中冲穴有强心活血作用,中风与风(木)痰(火)关系最密切等理由来解释木火穴治疗中风后遗症的机制。作者按:若用此理由解释,那用中冲穴岂不更直接? 穴名木火就可治木火之病,恐怕有些勉强。作者认为,董公是直观地发现病人本穴呈乌黑反应点而创用之。胡氏所写的董氏正经奇穴在手指部分常一穴衍生出多穴,此处的木火穴,原只在中指一穴,胡氏多出食指、无名指及小指,就成了木火四穴。作者认为董公对扎木火穴一再强调时间及次数均不可太多,扎中指一穴都怕太过刺激,怎么会再多扎三指? 有人主张若乌黑反应点在何指就扎该指,不无道理,但也不应四指同时针。

作者曾治一年轻女性药品销售业务员,向作者推销药物未成,转而要求为其治疗常年手脚冰冷,而头上烘热的毛病,其心态为试试而非真心求治。作者不以为忤,诊断其为上下气机不交接,乃针刺百会穴、太冲穴透涌泉穴上下交征,再加木火穴以为枢纽交通上下气机,仅针治一次,几天后该女性特地来致谢,谓其毛病已不复见,始信中医针灸确有良效。日后数月经常路过医院时打打招呼,询之再未复发。此法乃仿效周楣生老前辈之"上下交征",以此法教授学生,用以治疗头热足寒皆有效验。作者弟子姜智多医师治疗其母10多年身热下肢寒之疾患,用百会、太冲透涌泉,针下3分钟即感觉脚底发热,上下交征法值得深思。

作者出力、出资、出技术,创设于天津河西医院针灸科的董氏奇穴研究所,多年来应用木火穴治疗中风后遗症病患数以千计,配合灵骨穴、大白穴、足三重穴、肾关穴,效果极好。一般先针木火穴,要求患者活动肢体,尚能走动者则可到处走动,约十分钟后取针再扎其余穴位。韩裔美国跨国电子公司高级主管,到台湾视察业务,忽患腰腿痛,经作者以灵骨穴、大白穴针治一次后即痛苦大减,直呼奇迹。20年后(2004年)又因车祸导致颈部鞭打症,手术后竟致半瘫,特地请作者飞去汉城(首尔)为其治疗,仅针右侧灵骨穴、大白穴及木火穴,针后随即有力气在其屋子行走三四分钟,再呼奇迹一次。

董公原书警告用此穴时间不可长及次数不可多,作者在天津初用木火穴治一中风后遗症病患,效果虽好,但经数天连续治疗后,病人即觉气虚,验证了董公的警告实有道理。但近代之针较细,刺激小,一般留针十分钟内还可以。

邹本领医师用木火穴治疗两例高龄(一例89岁、另一例95岁)的老人腿冷、后背热。皆木火穴留针,一次而愈。认为此穴按照全息理论,应为人之头部(所以第二节处称肺心),即将此穴用治头昏脑涨(尤其后头为甚)之缓解穴用,大多下针有效,但尊董公之说,不可常针,遂改为针肺心穴,针尖向下,既安全又高效,临床多用之。

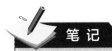

笔 记

15. 肺心穴

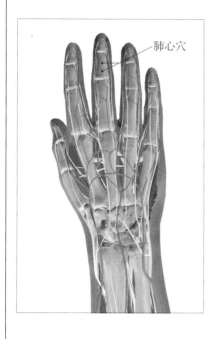

肺心穴

[部位] 在中指背第二节中央线上。

[解剖] 正中神经、心脏及肺分支神经。

[主治] 背椎骨疼痛、脖颈痛、小腿胀痛。

[取穴] 当中指背第二节中央线，距上下横纹三分三各一穴，共二穴。

[手术] 横针皮下半分。

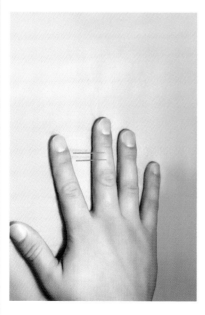

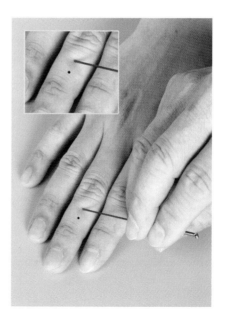

解说及发挥

赖金雄师伯认为本穴治尾骶椎(第十六椎以下)至尾骶骨痛有特效,但尾骶骨尖端痛不属本穴主治范围;治髂后上棘两侧痛有特效;治足跟痛、脖颈痛。

作者按:治尾骶骨尖端疼痛应以董氏正经奇穴学的心门穴效果最为确实。董公取穴名肺心穴,应该是治疗肺心处的脊椎段(即胸椎),以之治尾骶椎至尾骶骨疼痛及髂后上棘疼痛,原书主治未提及,应该是赖师伯应用逆对应全息观的独特经验。

作者曾治廖姓医师背椎骨两侧疼痛,经扎肺心穴一次痊愈。有学员治疗尾骶骨痛,针肺心穴、心门穴一到五次愈。

陆建中医师、刘约翰医师则强调进针由上往下,一针透三穴较单独取穴效果好(作者按:胡文智医师在中指背第二节中央线上取三点,故称肺心三穴,乃有一针透三穴之说)。

张丛旺医师以肺心穴配灵骨穴、大白穴治疗冠心病患者、心肌缺血患者的心悸、心慌,缓解症状的效果良好。(作者按:张医师此种用法别出心裁,希望读者加以验证)

邹本领医师认为此处既称为"肺心"又可视其为背部之全息,故在有淤青处下针治疗老年胸闷、咳喘及后背部(包括胸椎肩胛处)的疼痛,亦取得良好疗效。并以此穴试用治情绪不佳的女性月经不调、乳腺增生等有一定疗效,具体疗效尚在研究观察中。

山西霍海彦治一女性患者,28岁,常年做网店。症状:夜卧时翻身便头晕目眩,站起则头晕、恶心、身软无力,不能行走。来电咨询,弟子邹吉瑞指导针单侧肺心、木火,针入少许则头清目明,走路无碍,当夜睡眠再无头晕目眩等症状出现。

16. 二角明穴

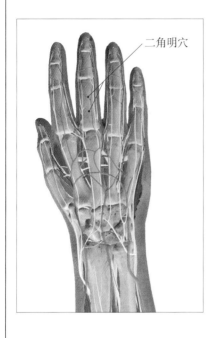

二角明穴

[部位] 在中指背第一节中央线上。

[解剖] 桡尺交叉神经、肾神经。

[主治] 闪腰岔气、肾痛、眉棱骨痛、
鼻骨痛。

[取穴] 当中指背第一节中央线，距
第二节横纹三分三一穴，六
分六一穴，共二穴。

[手术] 横针皮下半分。

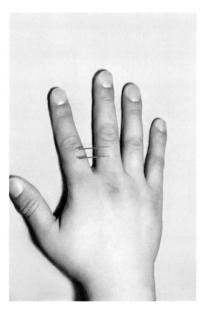

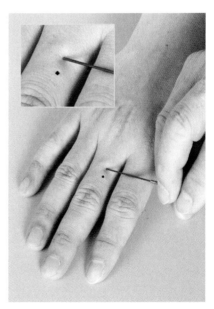

解说及发挥

赖金雄师伯用本穴治腰眼痛、眉棱骨痛最具特效,又能治肾之募穴京门穴处疼痛,若配中白穴可治前额痛。

作者师弟加拿大温哥华名医钟政哲医师1993年在天津求学期间,治疗一闪腰岔气病患,针以二角明穴一次痛除。多年后作者检视胡光医生给作者之医案纪录,得知此患者不仅当时腰痛止,连多年的眉棱骨痛也一并消失,不可不谓神奇。

作者认为:"肺心穴、二角明穴都在一条直线上,中指指背可视为人体背部,木火穴、肺心穴、二角明穴的连线可视为人体的脊椎和人体的督脉,所以肺心穴对项紧痛、颈项骨刺、脊椎骨刺有疗效。"这是全息观的一种,但台湾宋文靖医师则谓百会至后顶对应胸椎的上下段,后顶至强间则对应于腰椎。可见全息对应千百种,仍应以实验有效为准则。

如果从董针的观点来看,仍应以董公认为此穴有"肾神经"通过,能作用于肾,故治闪腰岔气及腰痛。近几年有学生依照作者讲课内容以肺心穴、二角明穴治闪腰岔气及腰痛疗效显著。

二角明有两穴,一般采皮下针向小指方向横刺二分,共针两针,但胡文智医师则主张由上往下一针贯两穴。

ER-3　二角明讲解及操作演示

17. 胆穴

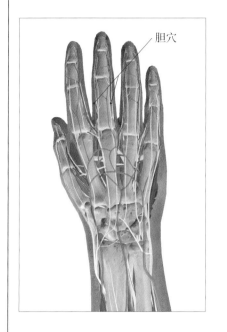

胆穴

[部位] 在中指第一节两侧中点。

[解剖] 桡尺神经皮下支、胆神经。

[主治] 心惊、小儿夜哭。

[取穴] 当中指第一节两侧之中点，
共二穴。

[手术] 以三棱针扎出血。

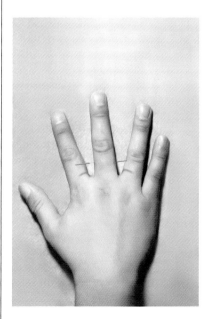

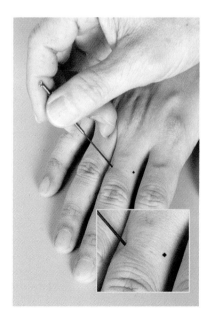

解说及发挥

赖金雄师伯用此穴治足外踝痛、足跟腱痛、手大指痛,治睑腺炎。

胆穴治疗睑腺炎,疗效肯定,此法并不拘限于针胆穴,而是民间广泛传授的方法。用缝衣之线缠绕几周在中指第一节中段,松紧适度,一般经过一天则睑腺炎会逐渐消退,不再发展。而此法也适用于临时阻止鼻出血,作者学生亲证五六十人均即刻取得疗效,作者也曾在飞机场指导他人使用橡皮筋绑此位置,随即止住鼻血,例子甚多,急用甚好,但必须找出鼻血的确实原因,上法只能治标不能治本。

胆穴与三叉二穴一同使用,可治病人眼睛干涩、视物模糊,一次即治愈,医生与病人都感觉神奇。

作者师伯李传真医师曾用胆穴治疗一小儿在越洋飞机上哭闹不休,针后即不再哭闹。作者弟子仿此法治疗多例小孩,年龄从出生数日至1~2岁不等,夜啼不寐,往往胆穴区域变色处锋针点刺一针而效,患者家属开心,医生也开心。

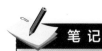

笔 记

18. 指三重穴

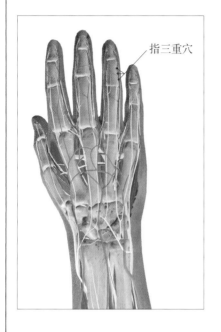

指三重穴

[部位] 在无名指中节之外侧。

[解剖] 尺神经、肝副神经、肾副神经。

[主治] 驱风、脸面神经麻痹、乳肿大、肌肉萎缩。

[取穴] 当无名指中节中央线外开二分之中点一穴,其上三分一穴,其下三分一穴,共三穴。

[手术] 针深半分。

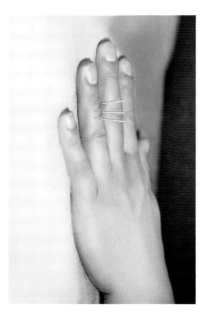

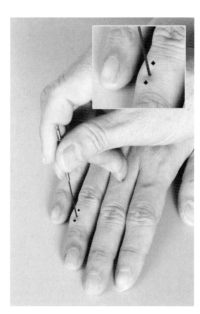

解说及发挥

赖金雄师伯用本穴治偏头痛有特效。本穴配人皇穴治后头痛、后项痛。可能是沿用"足三重穴在小腿胆经路线治一切侧边疾患"的思路吧。

作者学生以指三重配指驷马治疗两肋疼痛及部分肩痛患者有效。有学员用指三重穴快速缓解乳腺增生引起的疼痛。

指三重、指驷马等与小腿、大腿上同名的穴位功能相似，这里叙述一例使用指三重治疗的乳腺炎作为参考。学生李建阳接治一妇女乳腺炎导致乳房疼痛不堪，看诊得知应为肝郁化火所致。取双侧太冲、患侧外三关、患侧指三重，留针30分钟，动气（以手按抚疼痛处），次日反馈身体已不恶寒酸痛了，但胸部仍痛。第二次针患侧外三关、健侧指三重，留针20分钟，翌日清晨患处疼痛完全消失，脉象初现和缓。

19. 指肾穴

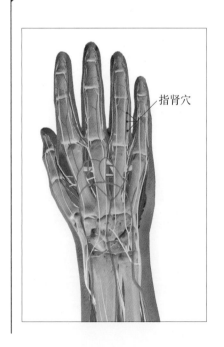

指肾穴

[部位] 在无名指第一节之外侧。

[解剖] 尺神经、肝副神经、肾副神经。

[主治] 口干、肾亏、心脏衰弱、背痛。

[取穴] 当无名指第一节中央线外开二分之中点一穴，其上三分一穴，其下三分一穴，共三穴。

[手术] 针深半分。

[运用] 治背痛宜三针同下。

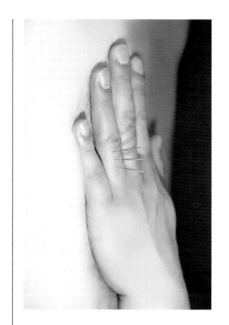
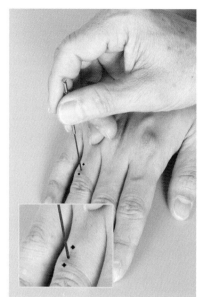

解说及发挥

　　赖金雄师伯以此穴主治阔背肌疼痛。口干少津者针此穴可以很快缓解。

　　并有学生报道以此穴辅助治疗糖尿病有效。

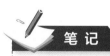

20. 火膝穴

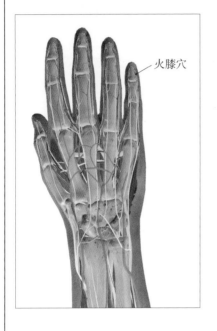

火膝穴

[部位] 在小指甲外侧角后二分。

[解剖] 尺神经、心脏神经。

[主治] 膝盖痛、关节炎、心脏性之风湿病、因生气而痰迷心窍之精神病两边同用。

[取穴] 当小指甲外侧角之后二分处是穴。

[手术] 针深半分。

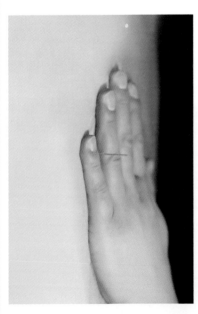

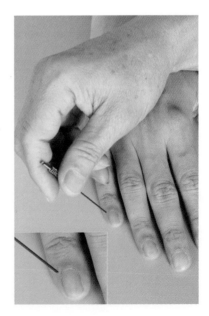

解说及发挥

　　董师曾治一妇人,因与夫吵架,而得急性精神分裂症,董师为针双火膝穴,当时吐痰涎约二碗余,其病立愈。

　　赖师伯用此穴治肩臂不举属心者有特效。用治各种急性心痛、翻胃特效。治心脏二尖瓣阻塞引起曲泉至阴陵泉(膝关节内后缘)一带筋急、耻骨至大腿足阳明胃经一带酸痛、膝盖痛等。

　　本穴在小指甲外侧角后二分,与手太阳小肠经的少泽穴毫无二致,小肠与心相表里,穴名火膝,董公的思维在此非常清晰。原书中解剖神经也强调是心脏神经,可见其主治都是以心弱为主。

　　陆建中医师 1988 年 6 月治一章姓老师眼球疼痛,检查发觉本穴处有压痛,乃针之而获卓效;又以本穴配门金穴透涌泉穴治眼压高。而陆医师以之治眼压高、眼球痛,则可视其为小肠经经脉循行的主治。

　　有学生言曾经以此穴治疗盗汗一次见效。

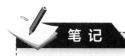

笔 记

21. 木穴(又名感冒穴)

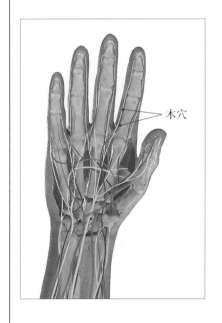

木穴

[部位] 在掌面食指第一节之内侧。

[解剖] 正中神经、指掌侧固有神经、肝神经。

[主治] 肝火旺、脾气躁、眼发干、流泪、发汗、止汗、感冒、发寒热、皮肤病、手掌皮肤硬化(鹅掌风)、角化不全(手掌心脱皮)。

[取穴] 当掌面食指之内侧,据中央线二分之直线上,上穴距第二节横纹三分三,下穴距第二节横纹六分六,共二穴(男左女右或以右穴为主)。

[手术] 针深半分。

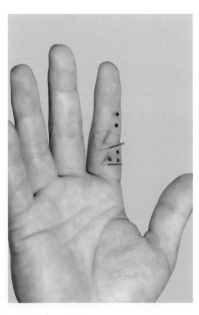

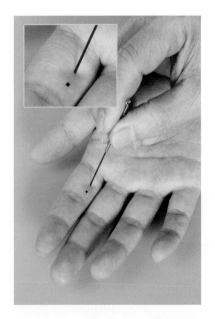

解说及发挥

赖金雄师伯以本穴能止感冒流清涕于片刻，并言本穴能止外感风邪不宣之皮肤瘙痒于数秒钟之内，诚神效之穴也。

杨维杰老师将本穴做为掌面常用穴道，对于眼睛发干、眼易流泪、手汗、感冒、手皮发硬等皆有疗效。

本穴所在部位是食指第一节内侧，即尺侧，需贴指骨进针。

本穴治疗手掌皴裂、手皮肤病尤具特效(用患侧穴位)，以此治愈数十例富贵手(易干裂)，平均三四次即愈。本穴治疗鼻涕多，不论清涕、浓涕皆有效，盖胆热移于脑则为鼻渊，本穴能清肝胆火。董针一般均取健侧，此处治疗富贵手(鹅掌风)特别指明取患侧，请读者注意。

李传真师伯验案：有一妇女因受其丈夫冷落，隔天即发作膀胱炎。此为肝火上传于心，心火下传小肠并及膀胱，追究其病之根本，可用本穴泻其肝火。李医师有一位学生治疗女性膀胱炎均使用本穴。

本穴有双向作用，肝郁、肝火旺者均可应用。肝脉沉弦是肝郁，肝脉大则为肝火旺、脾气躁，若针本穴则病人立即感到呼吸顺畅，表示肝气郁结已解，或肝火过旺已除，故气顺而呼吸顺畅(节译自英文版本)。

陆建中医师、刘约翰医师引述胡文智师伯用法，以三棱针点刺出血，治疗胃肠胀气、胁痛效果很好。

北京一位女性电梯操作员右手患富贵手，作者搭乘其电梯自十层下楼时为其针刺同侧木穴，并嘱其30分钟后取针，下回再见到该妇女时其疾已近痊愈，得意之下作打油诗："十层电梯逍遥游，富贵于我如浮云"，逍逍遥遥地即将其富贵手疾患如风吹浮云般消除。

作者在北京跟名医苏宝刚老师出诊，见一妇女双手皴裂，乃在老师把脉之时为其一手针本穴，下次来时则已针之手痊愈，而未针之手未愈，老师见之一笑曰："把另一手也针了吧，不要留'一手'"。

友人双手皴裂已3个月不敢近水，经扎本穴一次，自谓3个月来首次敢自己取水洗脸。作者以为可自行痊愈，未续针治，结果病又反复，再取本穴效果不佳。本穴董公原治肝火旺、脾气躁，作者友人性情温和，是否"穴不对

证"值得深思。后来再遇到此类性格温和的手皲裂的患者加灵骨、大白或者
肾关即有效果。

　　广东段争鸣医师遇一病人要求治疗肝火旺,开车都会发"路怒症"。查
其体瘦,口唇色暗,左关弦细数,舌红,边尖更甚,苔白厚。烟瘾很大,睡眠质
量差,易"上火",天冷时双脚生冻疮。人来时,双掌红似肝掌,面色略红。之
前还有长期小便色黄、脚底多汗等症状。仅针右手木穴两针,1 小时后,手掌
颜色变为正常。隔日来诉:昨天下午人一直都很舒服,自觉双手较前有力。
今天小便颜色转清,脚底出汗减少,面色自然。吸烟索然无味,睡眠质量改
善,起床后头脑清晰。

22. 脾肿穴

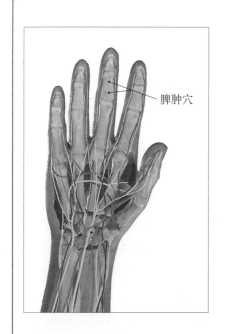

脾肿穴

[部位] 在掌面中指第二节中央线上。

[解剖] 正中神经、脾神经。

[主治] 脾肿大、脾炎、脾硬化。

[取穴] 当掌面中指第二节中央线
　　　　上,距第三节横纹三分三一
　　　　穴,六分六一穴,共二穴。

[手术] 针深半分。

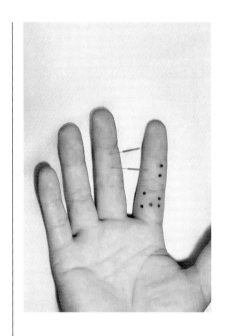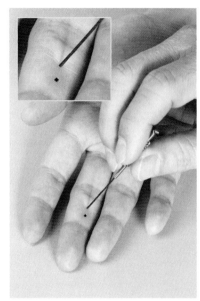

解说及发挥

　　赖金雄师伯用本穴配通山穴、通关穴治消化不良有特效。又本穴配足三里穴、内关穴、中脘穴并温灸神阙穴、气海穴、关元穴等穴,治胃下垂有殊效。

　　作者按:脾肿大、脾炎、脾硬化之说甚难理解。脾肿大常因肝硬化或寄生虫病引起,需要对症治疗,但此穴似乎以治疗消化不良为主,并非真正治疗脾肿大。弟子邹本领医师以脾肿穴附近淤青、变色处为穴治疗打嗝不止(膈肌痉挛)用治数十例,疗效迅速。又以此浅刺治疗胃口不佳、恶心、胃腹痞满不舒皆有良效。

　　按池琛医师(董公亲传弟子)表示下针本穴时间要短,针刺深度要浅,通常一次不超过 5 分钟,第二、三次不超过 3 分钟,以后每次以 1 分钟为限。

23. 三眼穴

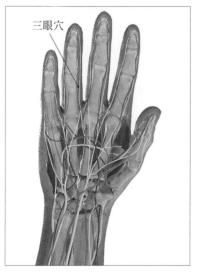

三眼穴

[**部位**] 在掌面无名指第一节之内侧（桡侧）。

[**解剖**] 正中神经、指掌侧固有神经。

[**主治**] 补针,功同足三里穴。

[**取穴**] 当掌面无名指第一节中央线内开二分,距第二节横纹二分处是穴。

[**手术**] 针深半分。

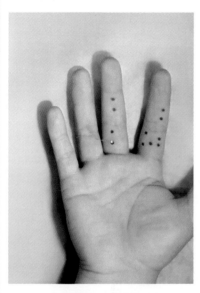

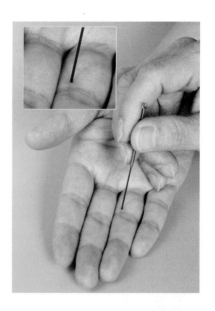

解说及发挥

　　杨维杰老师说:"虽曰补穴针功同足三里,但在指上以其肌肉较薄,气血较手三里、足三里较少,补虚效果虽有但略逊。"

此区域有淤青变色处,点刺对于胃中痞满不适及腹胀者确实有效。

24. 心常穴

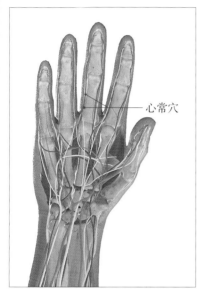

心常穴

[**部位**] 在掌面中指第一节之中线外
开二分处。

[**解剖**] 正中神经、心脏神经、指掌侧
固有神经。

[**主治**] 心跳、心脏病、心脏性之风
湿病。

[**取穴**] 当掌面中指第一节之中线外
开二分,距第二节横纹三分
三一穴,六分六一穴,共二穴。

[**手术**] 针深半分。

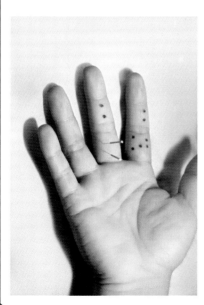

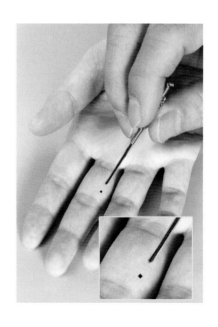

解说及发挥

　　赖金雄师伯以本穴治心悸及心跳过速有良效,慢性心脏扩大特效。胡文智医师说:"心常穴配灵骨穴、大白穴治肺癌、肺气肿特效。且曾亲眼看见董公治疗于泽普等十二人经西医诊断为肺癌者。"

　　本穴配其他穴位治肺癌虽难证实,但作者在天津曾以此法再加重子穴、重仙穴等治疗几例疑似肺癌病患(病人自述,限于当时条件,并未取得确实证据),病人症状缓解,有一例到最后追踪时已存活十年以上。

　　心常穴配小间穴治疗咳嗽且有心脏病患者曾收到确实疗效,在解说小间穴时已经提及。一般咳嗽,尤其是对年纪大的患者,即使没有明显的心脏病,也可应用。

25. 木炎穴

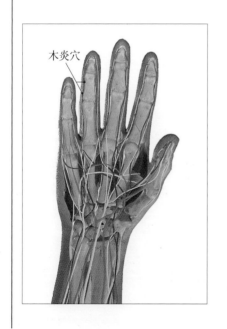

木炎穴

[**部位**] 在掌面无名指第二节中央线外开二分处。

[**解剖**] 尺神经、肝神经、指掌侧固有神经。

[**主治**] 肝炎、肝肿大、肝硬化。

[**取穴**] 在掌面无名指第二节中央线外开二分,距第三节横纹三分三一穴,六分六一穴,共二穴。

[**手术**] 针深半分。

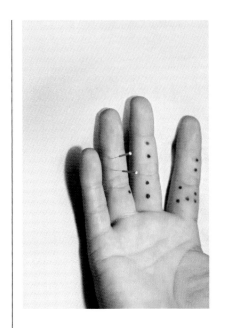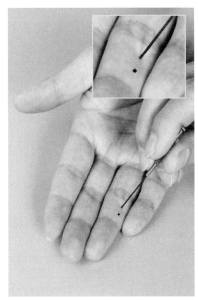

解说及发挥

赖金雄师伯用本穴治肝火旺、口苦、睡不着。

作者长子因为准备大学入学考试，火气甚大，为其扎治本穴，在毫无暗示下，抚着胸腹肝区说有一股凉气直透该处，令当年初习董针的我大为惊叹。

李传真医师治疗一位医师的太太，肝区疼痛已有7年，经扎本穴3次，症状消失。又治一因输血后得了慢性肝炎的病人，GOT(AST)数值达900U/L，扎针20分钟后，病人自觉肝区似有潺潺蠕动感，而疼痛大减。可惜6年后该病人又患肝癌腹水，李医师自美国去加拿大探视该病人，并为病人扎本穴，当晚病人即得安睡，享受了临终前短暂的安宁。弟子邹本领医师亦以木炎、脾肿为一胰腺癌晚期患者缓解腹胀、疼痛，令患者至临终亦无困苦。

26. 复原穴

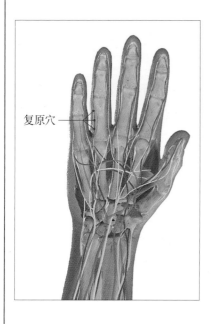

复原穴——

[**部位**] 在掌面无名指第一节之中线
外开二分处。

[**解剖**] 尺神经、肝神经、指掌侧固有
神经。

[**主治**] 消骨头胀大。

[**取穴**] 当掌面无名指第一节之中央
线外开二分直线之中点一
穴，其上三分一穴，其下三分
一穴，共三穴。

[**手术**] 针深半分。

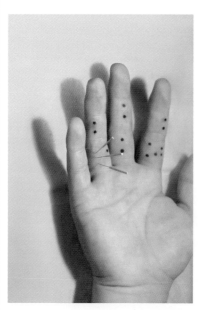

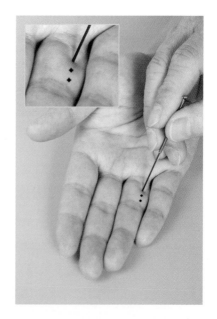

解说及发挥

　　杨维杰老师说本穴在无名指三焦经上,透过"三焦与肾通"能治骨病。"复原"者使已肿之骨胀大复原也,此处之消骨头胀大,系指"指关节胀大",本穴针入抵骨疗效较佳。

　　所谓"消骨头胀大"意义不明,骨头胀大后恐不能"消",即使是骨刺也不可能消弭于无形,充其量只能使其导致的症状减轻或消除。可以明显看出骨头胀大的疾病,如类风湿关节炎,或表征似有骨头胀大的痛风石结聚,复原穴或系主治此等疾病。

　　陆建中医师、刘约翰医师认为直刺二至三分,或以三棱针点刺出黄水特效。又本穴配五虎穴、土水穴、上三黄穴治全身骨肿;本穴配骨关穴、木关穴、正脊穴对脊椎骨痛有卓效;本穴与四花中穴、明黄穴、腕顺一、二穴、灵骨穴、大白穴等治骨刺、骨膜炎、坐骨神经痛、筋肿痛、腰痛。

　　邹本领医师在应用董针之初以此穴配合五虎四、五治疗女子脚大趾节肿大者十余例,皆有效验,然未能根除。

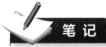

笔 记

27. 五虎穴

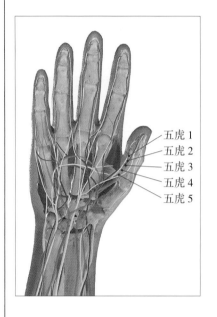

五虎 1
五虎 2
五虎 3
五虎 4
五虎 5

[部位] 在手大指掌骨第一节之外侧
（桡侧）。

[解剖] 桡神经浅支，正中神经，指掌
侧固有神经、脾神经。

[主治] 踝扭伤且肿、脚跟疼、手指
疼、头顶痛、膝后疼、全身
骨肿。

[取穴] 当大指掌骨第一节之外侧，
每二分一穴，共五穴。

[手术] 针深二分。

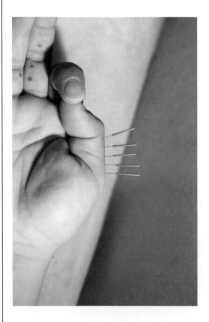

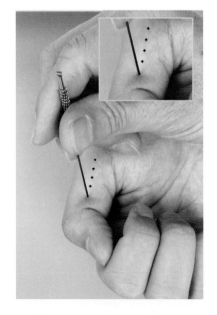

解说及发挥

　　赖师伯用五虎一、二治手指麻痛;五虎二、三治足趾酸痛;五虎三、四治足背麻痛;五虎四、五治足跟痛皆极有效;足跟痛以五虎四、五配小节穴不论扭伤或其他原因引起者皆效,但以扭伤最具特效;治疗内外踝痛,五虎四、五配中、下白甚效;治膝痛五虎四、五配肩中穴。

　　作者按:五虎穴取穴时必须掌面朝上,大拇指的指甲面与地面垂直,自大拇指骨第一节上下两髁点画一条连线,此线的中点即为五虎三。五虎三与髁点之间取五虎一、五虎二;五虎三与下髁点之间取五虎四、五虎五。

　　五虎一治手指酸痛、腱鞘炎、扳机指、类风湿关节炎及手指痛。

　　有学生治疗腱鞘炎用针对侧五虎一、二,同时活动患侧手指,针了有大概六例,都是一次见效。

　　张丛旺医师以五虎一、二穴配合肾关穴、天皇穴治疗手指腱鞘炎,疗效确切。

　　作者认为加针肾关穴、天皇穴的目的为补肾以巩固疗效,治疗疼痛有时疗效不能巩固,可以仿效此法。

　　段圣德医师习得董针以来,治疗腕踝关节及其以下之疼痛、麻木、肿胀诸症达数十例之多,均取对侧,绝大多数病患针入痛止,数次治疗基本痊愈。自认比只针患处之其他穴位简单,易于操作,且疗效确切而迅速。

　　一一部位诸穴无论指驷马、木穴、指千金、指五金、指三重、心常、三眼等皆参大、小、外、浮间所循有乌点或青色反应点针之,甚或无论尺侧、桡侧,皆取良效。无变色或者辨析不明而欲取穴则贴骨进针亦甚良效。

ER-4　五虎穴讲解及操作演示

第二章　二二部位

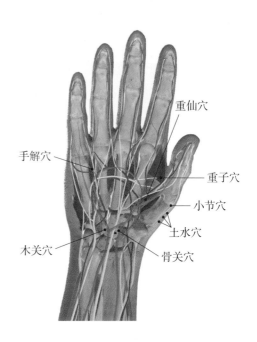

重仙穴

手解穴

重子穴

小节穴

土水穴

木关穴

骨关穴

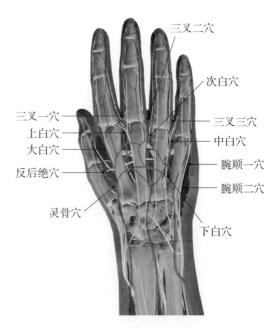

三叉二穴

次白穴

三叉一穴

上白穴

大白穴

反后绝穴

灵骨穴

三叉三穴

中白穴

腕顺一穴

腕顺二穴

下白穴

1. 反后绝穴

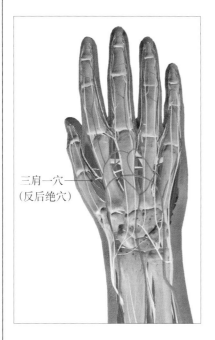

三肩一穴————
（反后绝穴）

[部位] 灵骨穴往离心方向一寸一
分，紧靠拇指掌骨尺侧。

[主治] 背痛、肩痛。

[手术] 针深四至六分。

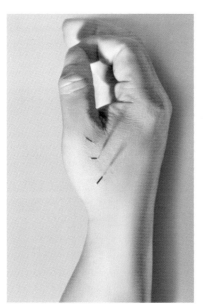

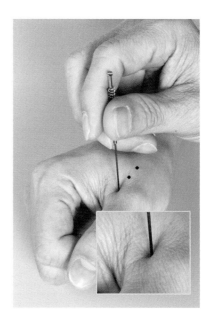

解说及发挥

反后绝穴在董公原书及赖金雄医师书上均未提及,但胡文智医师有所谓三肩穴,穴位在手背大拇指掌骨外侧正中央骨下,为三肩二穴,其下三分为三肩三穴,上三分为二肩一穴,三肩一穴即接近反后绝穴。此三穴可视为第一掌骨尺侧之全息倒马穴组,主治为五十肩(手臂不举奇效)、肩胛骨痛、颈项痛。

2. 小节穴

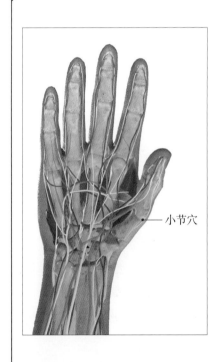

—— 小节穴

[部位] 位于大指本节掌骨旁(在肺经上)赤白肉际上,握拳(大拇指内缩)。

[主治] 踝痛、踝扭伤特效。亦可治颈痛、肩痛、背痛、腰痛、坐骨神经痛、胸痛、胃痛、慢性腹泻、腕肘痛。

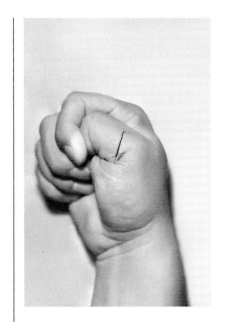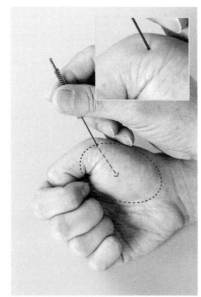

解说及发挥

　　小节穴在董公原书及赖金雄医师书上也未提及,杨维杰老师则说小节穴是他发现,但仍按董公创见奇穴,从无一穴以自己姓名命名之精神,不以杨氏某某穴命名,而称之为小节穴。小节穴的部位根据杨维杰老师说:"位于大指本节掌骨旁(在肺经上)赤白肉际上握拳(大拇指内缩)。"笔者认为不易明了,详说如下:取穴时宜四只手指轻轻握住内缩之大拇指,掌面斜斜朝上,此时第一掌骨外上髁与拇指第一节外下髁交接处可摸出一凹处,此处即为小节穴,这时再想象整个大鱼际如一鸡蛋形,自穴点向此鸡蛋中心之蛋黄方向针入,针入处约在拇短展肌与拇短屈肌两肌之间。

　　作者认为基于对应关系的说法即已足够,再证之以临床对踝关节及髋关节治疗效果良好就足够运用了,很多同道是因为使用过小节穴治疗足踝关节扭伤神效后而立志学习董针。

初学针灸者总爱为人针灸以求验证所学,作者亦然。回忆二十多年前刚学了点针灸,适逢一钢琴老师脚踝疼痛至无法踩踏琴板,乃试为其针小节穴,十多分钟后该老师竟谓痛处发热,作者当时大感震惊,四十五分钟后取针。持续两年之踝痛霍然而愈,作者自此发奋学习董氏正经奇穴才有今日小小成绩。该钢琴老师也姓董,作者平日亦称其为"董老师",冥冥之中似乎作者与董氏有缘乎?

本穴除治疗脚踝扭伤外对各处关节疼痛亦有较好疗效,曾用本穴治疗强直性脊柱炎患者髋关节疼痛,效果其好。

2011年治疗一素人画家,右脚背靠外踝处疼痛,见其局部青筋怒张,以放血针轻轻点刺,出血甚畅,再针小节一针,针后疼痛消失,赞叹其痛如被拈去。作者近年来常被病人赞许随手即将其病痛拈去,"拈痛一笑"非作者之能,实是董针之功也。

有学员发现治疗陈久的外踝扭伤效果不佳或者愈而复发,吾思之盖瘀血日久及患者气血不足之故,恰有北京陈洋医师发来病例如下证实了我的想法:李某某,女,57岁。右侧整个脚踝疼痛半年余,就诊于北京潞河医院行X线检查未见明显异常,予膏药及外用止痛药无缓解,后口服中药一个月无缓解。诊脉:脉弦尺弱,予针刺左侧小节、腕顺一、二,下白穴,留针30分钟,嘱其活动脚踝。隔日患者诉疼痛有缓解,疼痛转移至外踝处,针刺小节、胆穴、手解、腕顺一、二。三诊诉疼痛转移至解溪穴附近,予小节、土水穴、下白、手解。三次后患者说好了80%,予巩固治疗3次后痊愈,随访一个月未复发。陈洋医师说此类患者一般都以此法治疗,已经十余例,均已治愈。

ER-5　小节穴讲解及操作演示

3. 重子穴

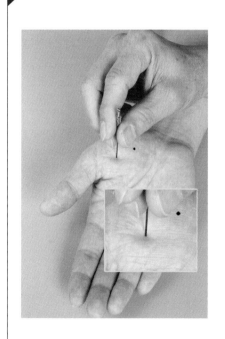

[部位] 虎口下约一寸,即大指掌骨与食指掌骨之间。

[解剖] 有桡骨神经之分布与桡骨动脉、肺分支神经。

[主治] 背痛、肺炎(有特效)、咳嗽、气喘(小孩最有效)、感冒。

[取穴] 手心向上,在大指掌骨与食指掌骨之间,虎口下约一寸处是穴。

[手术] 一寸针,针深三至五分。

4. 重仙穴

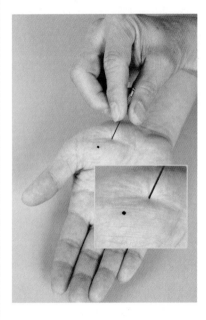

[部位] 在大指骨与食指骨夹缝间，离虎口两寸，与手背灵骨穴正对相通。

[解剖] 有桡骨神经之分布与桡骨动脉，肺分支神经，心细分支神经。

[主治] 背痛、肺炎、退烧、膝盖痛、心跳（赖氏无此主治）。

[取穴] 当大指骨与食指骨之间，距虎口二寸处是穴。

[手术] 一寸针，针深三至五分。

[运用] 重子、重仙两穴同时下针，为治背痛之特效针。

重子、重仙多同时使用，故二穴同时论述。

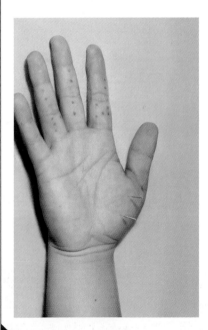

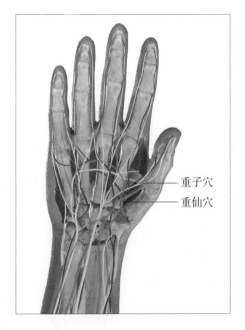

重子穴
重仙穴

解说及发挥

赖金雄师伯以重子、重仙合用治肩胛骨痛，二十余年未有不效者。并治阔背肌疼及颈痛特效；治疗膏肓穴痛及手指拘挛不伸；本穴治疗肩关节疼不论前后外侧皆有效；支气管炎痰黏稠不易咯出者，针之则易咯出。重子穴、重仙穴配下关穴治三叉神经痛，张口难开。

杨维杰老师基于对称关系，重子穴、重仙穴可治手指拘挛不伸。曾治台北市政府某局主任秘书，因喝酒后手指拘挛不伸，针对侧重子穴、重仙穴立见效果。

重子穴及重仙穴的定位方法是掌心向上，自虎口引一直线平行于大拇指掌骨外侧缘，虎口下一寸此线上一点即重子穴，再下一寸即重仙穴。

赖金雄师伯说重仙穴与手背灵骨穴正对相通，但请读者注意由于灵骨穴是立掌取穴，故其针进体内的路线与重仙穴者不同，功效自然不同。如果以现代解剖学来看，重子穴正在拇短屈肌的肌腹上；重仙穴正在拇短展肌的肌腹上。一般两穴同时垂直下针，由于针感极强，怕针之患者可以只扎此两穴连线中点一针，也就是虎口下一寸半，此点约是拇短展肌与拇短屈肌两肌之间边线的中点，此处单以指甲按压即疼痛非常，在此垂直进针，针尖所到之处与小节穴及土水穴针尖所到之处有重合之处，揭示了穴位作用的空间性，请读者

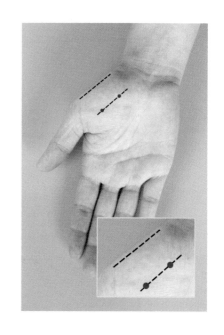

详细验证其作用主治间的关系。时遇 2018 年初全国的流行感冒，邹本领(赤峰)、王庆文(通辽)、田茂松(贵州)及湖南、四川等弟子皆以重子、重仙为主穴。也有取灵骨、大白亦有取土水穴者，配外三关，平咳喘、退高热疗效迅速，惠及患者无数。也由此可见，针灸一术较用药的三因制宜要简捷明了许多。

兹举王庆文、田茂松医师案例以为说明:王庆文医师以重子、重仙或其附近变色处浅刺3~5分,亦可点刺出血治疗小儿咳嗽气喘近百例皆有灵效。田茂松医师治疗患儿8个月,支气管哮喘,在县城医治无效,求诊后给予雾化直肠给药,透皮疗法,治疗两天,症状未缓解,乃变更为采用雾化、直肠给药,加针重子穴、重仙穴,症状随即缓解。田医师自2014年中至2017年底,共诊治儿童支气管炎近三百例,疗效显著,并谓取穴方便,特别是冬天不用脱衣服,非常安全。

重子穴、重仙穴均有所谓肺分支神经,分布区位正在肺经由列缺经掌面大鱼际到大肠经商阳穴之支线上,其主治也与肺经疾患有关。背部膏肓穴附近的疼痛牵涉的肌肉甚多,如果是表层肌肉疼痛,一般方法就能处理,若牵涉深层已经贴近肺部后方的肌肉(如肩胛骨下肌),则以重子穴、重仙穴治疗,其效果没有其他穴位可比。由以上的论述,可以印证重子穴、重仙穴是治疗肩背痛的要穴。这也许就是董公订定重子穴、重仙穴有肺分支神经通过的原因。作者2010年治一企业界人士颈项强急酸痛近三十年,推拿按摩越按越重,也让名医治疗过,始终未能痊愈,经以重子穴、重仙穴针治七、八次后基本痊愈,除特别劳累后略觉僵硬外,未再酸痛。

作者发现前述小间穴可治疗咳吐黄痰,若支气管炎痰黏稠不易咳出者,针重子穴、重仙穴则易咳出。

重子穴、重仙穴针深透至手阳明大肠经,而手阳明大肠经的经筋循行于肩背部。重子穴、重仙穴透至手阳明大肠经,有从阴引阳的作用。《素问·阴阳应象大论》"故善用针者,从阴引阳,从阳引阴,以右治左,以左治右,以我知彼,以表知里,以观过与不及之理,见微得过,用之不殆"。关于"从阴引阳,从阳引阴"的说法各家解释多因文衍义,作者认为"从阴引阳"为从阴经引阳气来推动阴津,而"从阳引阴"为从阳经引阴经之津来助阳之本。所以重子穴、重仙穴可以引多气多血的手阳明大肠经的阳气来推动手太阴肺经之津液,因而使肺经本脏的肺脏气血流畅,肺脏附近包括前胸、后背的"致痛物质""助痛物质"得以迅速流动而代谢,取得减缓痛苦之功。

除了"肺与膀胱通"之外,作者针对重子穴与重仙穴在肺经的特殊位置上加了以上之补充,当然由于经脉之实质至今尚未大明,以上之补充仅供参考。

多年前治疗一尿毒症晚期患者,喘咳憋气,痛苦难耐,家人原想用针减轻少许痛苦,前来求治,胡光在我的指导下仅针一次重子穴、重仙穴,患者竟又延寿三个月。

ER-6 重子重仙讲解及操作演示

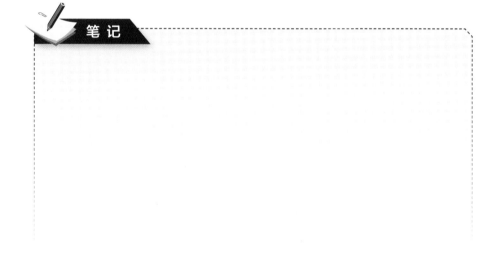

5. 上白穴

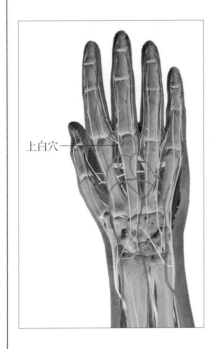

上白穴

[部位] 在手背面,食指与中指叉骨之间,距指骨与掌骨接合处下五分。

[解剖] 肺与心细分支神经交错。

[主治] 眼角红、坐骨神经痛、胸下(心侧)痛。

[取穴] 手背向上,距指骨与掌骨结合处下五分,食指骨与中指骨之间是穴。

[手术] 一寸针,针三分至五分深。

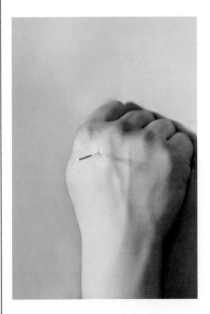

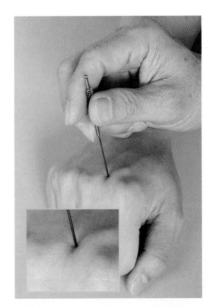

解说及发挥

赖金雄师伯用本穴治颈部疼,双手取穴;双手取穴治胆经部位的下踝关节扭伤立效;配二间穴治外踝上下痛;本穴配上三黄治眼暴痒难忍有特效,留针一小时即愈;又治眼疼。

作者按:本穴双手取穴治颈部疼痛及下踝关节胆经部位扭伤立效(可配五虎三、四穴);治眼暴痒难忍,在赖师伯的针方基础上配耳背或耳尖刺血则效果更佳。

本穴接近奇穴腰痛穴,也确有治腰连背痛之效。

胡文智医师扩大上白穴的主治,计有角膜炎、结膜炎、眼酸胀、近视眼、散光、坐骨神经痛、心绞痛、背痛、腰痛、弱视、迎风流泪。其中以应用于眼科的治疗较为突出,并谓治疗眼部疾患时,眼睛必须闭上,当取针后才张开眼睛,疗效始佳。

陆建中医师及刘约翰医师介绍治疗一位81岁俄籍老妇夜盲多年,用本穴配明黄穴、木枝穴治疗八次后恢复90%。又治南非英籍中年妇人,患弱视多年,用本穴配明黄穴、三重穴,四次即见卓效。

张丛旺医师用本穴双侧同针,配合鼻翼穴、玉火穴治疗神经根型颈椎病引起的手麻有效。

陈翔峰医师则认为上白穴相当于奇穴的落枕穴,故多用来治疗落枕及颈项强痛。

赖金雄医师有治眼痛特效之说,通辽王庆文医师曾以上白穴留针一小时治疗一例目赤暴痛的患者,引得行医数十年的伯父叹为观止。

6. 大白穴

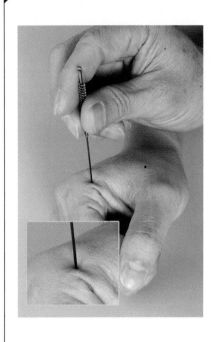

[部位] 在手背面，大指与食指叉骨间陷中，即第一掌骨与第二掌骨中间之凹处（应紧贴第二掌骨）。

[解剖] 此处为第一手背侧骨间筋，有桡骨动脉、桡骨神经、肺支神经。

[取穴] 拳手取穴（拇指弯曲抵食指第一节握拳），当虎口底外开五分处取之。

[手术] 用一寸针，针四分至六分深，治坐骨神经痛；用三棱针治小儿气喘、发高烧及急性肺炎（特效）。

[注意] 孕妇禁针。

[主治] 小儿气喘、发高烧（特效）、肺机能不够引起之坐骨神经痛。

解说及发挥

赖金雄师伯说本穴为董公治高棉总统朗诺半身不遂主穴之一；本穴深针治心脏二尖瓣血管阻塞之胸疼，一般与灵骨穴合用。

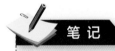

笔记

7. 灵骨穴

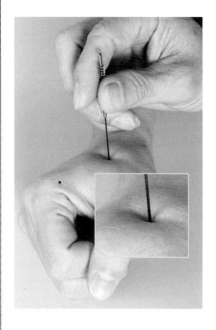

[部位] 在手背拇指与食指叉骨间，第一掌骨与第二掌骨接合处，与重仙穴相通。

[解剖] 第一手背侧骨间筋，有桡骨动脉、桡骨神经、肺支神经。

[主治] 肺机能不够之坐骨神经痛、腰痛、脚痛、半面神经麻痹、半身不遂、骨骼胀大、妇女经脉不调、闭经、难产、背痛、耳鸣、耳聋、偏头痛、经痛、肠痛、头昏脑涨。

[取穴] 拳手立掌取穴，在拇指与食指叉骨间，第一掌骨与第二掌骨结合处，距大白穴一寸二分，与重仙穴相通。

[手术] 用一寸五分至二寸针，平掌深针可透过重仙穴(过量针)。

[注意] 孕妇禁针。

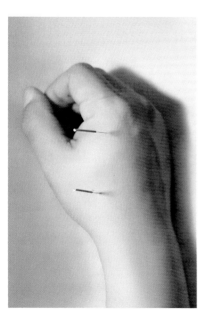

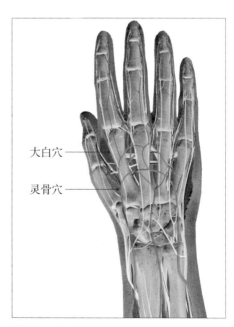

大白穴——

灵骨穴——

解说及发挥

灵骨、大白经常两穴同时使用,故解说中两穴同讲。

赖金雄师伯认为灵骨、大白用治腰痛及腰扭伤属肺经虚者有效,耳鸣亦然;二穴配三又一穴治腰椎强不能弯曲;配尺泽治腿碰伤或委中外侧筋紧难伸;二穴配上白穴治肩关节疼;二穴治胸部打伤有良效;治伤中气,呼吸困难(吐气困难)有特效;治慢性喉炎,觉喉中痒而欲咳者有效,可配手心喘咳点(握拳时食指与中指之间,距指缝约一寸许);治头痛,怕风吹者有良效,最好配肾关;治疗上腹胀气而心脏压闷感者,有良效。

杨维杰老师说两穴合用涵盖俞原所经之处,又以全息论而言,大白主上焦,灵骨主下焦,又大白、灵骨皆以深针为主,又深透上中下三焦,因此不论纵横,此二针皆涵盖三焦之用,效果之大自有其理。

灵骨穴与大白穴取穴时必须立掌,虎口向上,针深一寸半以上。灵骨穴在第一掌骨与第二掌骨相交之处;大白穴在第二掌骨头凹陷处,接近十四经的三间穴。两穴都应紧贴第二掌骨进针。灵骨穴与大白穴在第二掌骨的两端。此两针包含了第二掌骨全息上、中、下三焦;针深一寸半以上已到中焦掌心,并有意透下焦小鱼际之势;大白穴一针深入于食、中、无名指本节根部为上焦,灵骨穴一针深入于掌根处为下焦,亦有包含上、中、下三焦之意。此为董氏取穴注重巨观全息之意,也是取穴的空间作用针法。前述小节穴、重子穴、重仙穴中已提及,今再剖析一次。

灵骨穴与大白穴为董针中最重要的穴组,一般两穴合用成为倒马之势,大白穴罕见单独使用,仅在小孩感冒发热点刺出血时应用。应用此穴组主要掌握"肺机能不足"一语。"肺机能不足"可从掌面食指根小静脉呈乌青色来判断,中医的四诊则以肺气虚来判断,一般病人面色白、短气、舌质淡、脉虚而无力(或右寸脉过强,过犹不及之意)。例如治疗坐骨神经痛,只要病人有"肺机能不足"之表现,不论坐骨神经痛因何种原因引起,针此穴组均有疗效,纯粹气虚引起者更是迅速见效痊愈。木火及火膝穴均治小腿曲泉一带筋紧,而灵骨配尺泽穴则治腿碰伤及委中外侧筋紧难伸。治伤中气,呼吸困难(吐气困难)有特效,如重伤者,应先在腿部肺区找异样青筋点刺出血。若为右寸虚弱引起的头痛脑昏；右关浮大，脾胃邪气上逆，或中气受损，气机不畅之咳嗽；气虚或气逆引起的耳鸣、耳聋等病患均可用此穴组。气虚之经痛除本穴组外，经前痛加用妇科穴、还巢穴、三阴交穴，经后痛加用妇科穴、还巢、肾关。总之，只要一见病人有气虚症状均宜使用此穴组。

董针中治疗心脏病的穴位常带有"火"或"心"字，但灵骨穴与大白穴也可治心脏气管阻塞之胸痛，应为气行血行之意。

作者秉承恩师中国名老中医首届国医大师颜德馨教授治病重视"气通血活，何患不除"的思想，用灵骨穴、大白穴以补气温阳并助气血通行，疏活脑中气血，配足三重穴以活血化瘀，再配肾关穴以补脾肾，功同补阳还五汤，最后加用董公治中风特效穴木火穴、正会穴、中九里穴等来治疗中风后遗症，多年运用，效果非常好。

灵骨穴配大白穴刺激性甚大，年老、久病及体虚者，下针时要特别注意，最好以躺卧姿势以避免晕针；又本穴可使子宫收缩，故用治孕妇宜小心。

其他如配门金穴、四花上穴治疗经痛奇效，配心常穴治肺气肿、肺积水有卓效等。总之，明了其理，自然可通晓其用，此二穴纵横三焦空间，能令气机畅行五脏，故此，本穴组应用范围极广，诚为董氏奇穴中第一大灵效穴组。

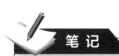

笔记

8. 次白穴

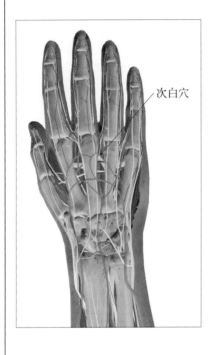

次白穴

[部位] 在手背中指掌骨与无名指掌骨之间,距指骨与掌骨接连处五分。

[主治] 小腿酸痛及发胀、头痛、腰背痛。

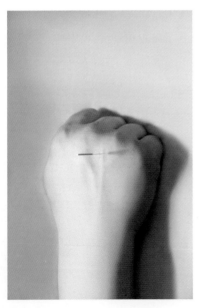

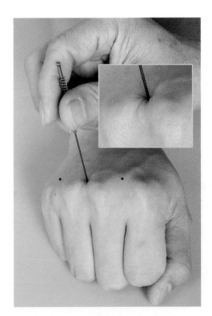

解说及发挥

　　胡文智医师称次白穴为内白穴,本穴上一寸为外白穴。主治荨麻疹、白癜风、紫斑症、慢性胰腺炎、脾肿大、痞块、牙齿肿痛、齿龈炎、腰痛、坐骨神经痛、过敏性皮肤病。胡光医师以次白穴、鼻翼穴、正会穴合成所谓"怪三针",治一切小孩多动症、抽动秽语综合征(Tourette syndrome)、脑瘫、神志病等怪病。

　　作者经近几年的观察考证,发现次白穴可以斜透劳宫穴,扎针疼痛感较轻,而且方便控制病患不自主地收缩手掌。所谓"怪三针"均取左侧,无非是惯用右手扎针的医生方便取穴,并无特别意义。近年来作者在此三针的基础上增加镇静穴及神门穴,称为"神五针",效力更为宏大,将在鼻翼穴中详细说明。作者根据本穴可治小腿酸痛及发胀之用法来治腓肠肌痉挛有效。

9. 中白穴(又名鬼门穴)

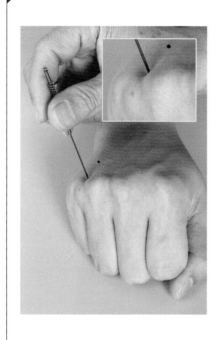

[部位] 在手背小指掌骨与无名指掌骨之间,距指骨与掌骨接连处五分。

[解剖] 心、脾、肾分支神经。

[主治] 肾脏病之腰痛、腰酸、背痛、头晕、眼散光、疲劳、肾脏性之坐骨神经痛、足外踝痛、四肢浮肿(脊椎骨痛、腿骨及骨骼肿大)。

[手术] 针深三分至五分。

[取穴] 拳手取穴,在小指掌与无名指掌骨之间,距指骨与掌骨接连处五分是穴。

10. 下白穴

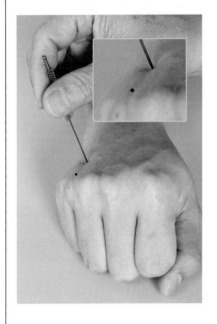

[部位] 在手背小指掌骨与无名指掌骨之间,距指骨与掌骨接连处一寸五分。

[解剖] 肾、肝分支交错神经。

[主治] 中白穴主治各症及牙齿酸、肝微痛。

[取穴] 拳手取穴,当小指掌骨与无名指掌骨之间,距指骨与掌骨一寸五分(即中白穴后一寸)是穴。

[手术] 针深三分至五分。

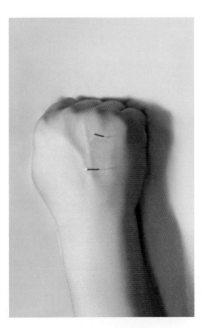

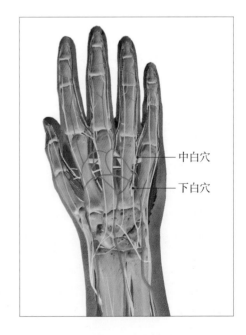

中白穴

下白穴

解说及发挥

赖金雄师伯用下白穴治疗膝盖疼;以中白穴双取治前额痛殊效;膀胱经外髂骨痛;以中白穴配下白穴治手大指疼;治肠风下血,若痔疮出血,可于委中放血,再针本穴;上白、中白合用治少阳经坐骨神经痛;只要肾亏,不分内外踝、脚跟痛皆效;治足三里至足外踝痛或麻;灵骨、大白、上白、中白合用治一切下肢疼痛。

作者按:中白穴与下白穴接近十四经中手少阳三焦经的液门穴及中渚穴,掌握了第四掌骨的上下焦全息,呼应灵骨穴与大白穴的第二掌骨全息。三焦为气机升降之枢,《难经·三十一难》:"三焦者水谷之道路,气之所终始也",气机升降通畅为身体正常之关键,故中白穴与下白穴合用不仅治疗一些肢体疼痛,实为调理气机的最佳穴组。

作者在对待初诊病人时,若注意到病人有肾虚状况,常先用下三皇调理后,再给予针对疾病治疗,若病人有气机阻滞不畅之症状,则使用本穴组调理后再治疗疾病,如此治病效果较好且疗效巩固。

上白穴、中白穴合用治少阳经坐骨神经痛与奇穴的腰痛穴相仿佛,但本穴组董公说明有肾之分支神经,若用脏腑互通的肾与三焦命门互通来看,确实对肾亏诸病或肾亏引起的坐骨神经痛、腰痛、内外踝疼痛有一定疗效,与腰痛穴狭隘的应用有别。例如董公最常应用中白穴于起坐之际腰痛,此类腰痛病人大都为肾虚,其辨证思维与一见腰痛即用腰痛穴是不同的。

本穴组治疗耳鸣、耳聋亦有一定疗效,作者 2008 年 8 月在贵阳讲授董氏正经奇穴学,有一学生因月前被鞭炮炸致耳鸣、耳聋,经针中白穴三天后即见效。但作者认为时间短暂之突发性耳鸣、耳聋尚有治愈机会,若为久年之耳鸣、耳聋,则治愈率不高,不可过分期待。

又本穴可治膀胱经外髂骨痛,颇似肺心穴的用法,请读者对比参考。

四川省遂宁市鲍自体医师用下白穴为主,配合其他穴位治疗梨状肌综合征、臀中肌损伤、臀大肌损伤、阔筋膜张肌及髂胫束损伤、原发性坐骨神经痛、腰椎间盘突出症、腰肌劳损、颈椎病、肩周炎等。及中医所谓的头痛、头晕、耳鸣、耳聋、五十肩、起坐之际腰痛等，经治百余例疗效卓著，而谓之曰"髂臀穴"以突出其对于髂、臀疼痛的疗效。

董门人士用下白穴，均加中白穴以成倒马，效力更为强大，而且中白穴、下白穴关乎三焦气机升降之理已述之甚详，请读者再三详研。鲍医师广泛应用本穴治疗髂、臀疼痛，补充了作者临床案例较少之缺失，实可借鉴。

由于中白穴、下白穴在三焦经上，《中藏经》云："三焦者，人之三元之气也，号曰中清之府，统领五脏六腑、营卫经络、内外、左右、上下之气也。三焦通则内外、左右、上下皆通也。其于周身灌体，和内调外，荣左养右，导上宣下，莫大于此也……三焦之气和，则内外和，逆则内外逆。"作者读胡希恕先生引《金匮要略·中风历节病》曰："荣气不通，卫不独行，荣卫俱微，三焦无所御。卫在脉外，营在脉内"之语，慨叹营是脉里流动的血液，卫是推动血液运行的动力，与胡老的认识一致，由衷感到读书的愉悦即是如此！

三焦之重要如此，而中白穴、下白穴统领手少阳三焦全息关键，又水火两腑，读者何不深思乎？ 2018年3月美国学者发表所谓新器官一文，指出在结缔组织中有液体流动现象等，一时中医界马上有与三焦对应之说响彻云霄，作者感慨万分，想到20多年前即大力倡导三焦在中医药以及针灸方面的重要而不受重视，现在外国人稍有与传统相似之说，马上重视起来，但如何运用则付之茫然。

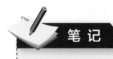

笔 记

11. 三叉一穴

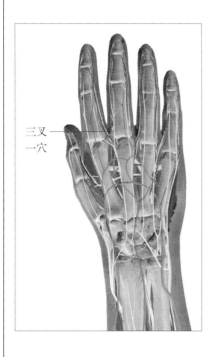

三叉
一穴

[部位] 在食指与中指叉口之中央处,握拳取穴。

[主治] 肩痛、背痛、颈项痛、腰痛、胁痛、胃痛、月经不调、崩漏、调补肺气(以上杨维杰医师)。角膜炎、眼睛酸痛(特效)、腰痛、坐骨神经痛(有卓效)、眉棱骨酸、胀痛(特效)、视神经萎缩、半身不遂、痿证(以上胡文智医师)。

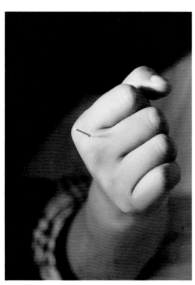

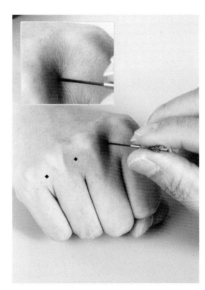

12. 三叉二穴

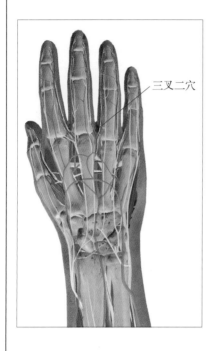

三叉二穴

[部位] 在中指与无名指叉口之中央处，握拳取穴。

[主治] 膝痛、腰扭伤、五官科疾病、能强心（以上杨维杰医师）。脾肿大、胰腺炎、半身不遂（特效）、坐骨神经痛、手脚麻痹（特效）、肝弱（以上胡文智医师）。

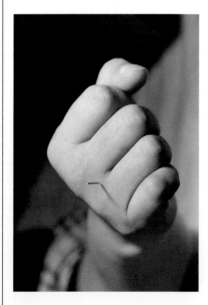

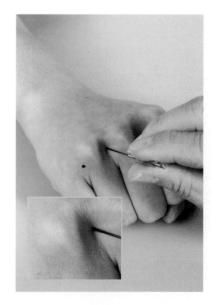

13. 三叉三穴

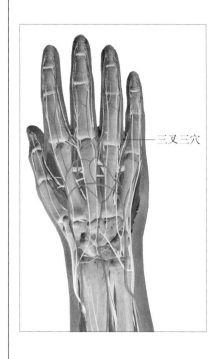

三叉三穴

[部位] 在无名指与小指叉口之中央处，握拳取穴。

[主治] 感冒、头痛、肩痛、五官科疾病、喉痛、耳鸣、心悸、目赤肿痛、荨麻疹、腿痛、眼皮下垂、眼皮沉重、疲劳、重症肌无力；提神、益脾补肾（以上杨维杰医师）。重感冒、头晕、头昏（特效）、坐骨神经痛（特效）、骨刺（特效）、腰酸腰痛（奇效）、肾盂炎、肾脏病水肿（特效）（以上胡文智医师）。

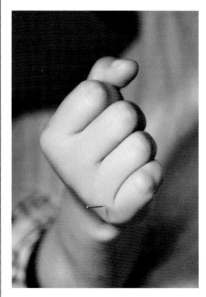

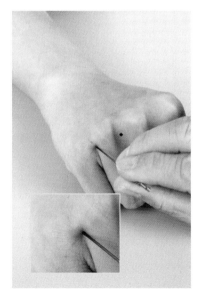

解说及发挥

三叉一穴、三叉二穴以及三叉三穴,董公的原著没有列出,只有在董公为朗诺总统治疗中风后遗症的医案中能找到这组穴位的踪迹,可能是和木火穴同为董公当年灵光一闪发明出来的吧?抑或因为疗效宏阔不易统计而未在书中列出。赖金雄医师出版的《董氏针灸奇穴经验录》也没有,杨维杰老师近年来的书则补入,但主治方面与胡文智医师所列者相差甚大,胡文智书中对某些主治一再标出(特效),而杨维杰医师则以穴位所在之处与十四经的关系大发议论,由于两位医师所称主治症状差异极大且无实例,令人无所适从。

作者认为:三叉一穴主治应与上白穴接近,以治疗眼睛疾患为主;三叉二穴与次白穴有关;三叉三穴应与中白穴、下白穴有关,主治仍应与三焦气机升降、水液代谢以及肾脏虚实有关的疾病为主。

作者本人应用三叉三穴,多视同为一针透中白穴及下白穴。段圣德医师曾治胡某,女性,26岁,左耳疼痛,有分泌物,在武汉多家大医院诊断为中耳炎,经静脉抗炎治疗4月余,无明显好转。接诊后以右三叉三穴、左木枝穴针治两次后疼痛消失,又因吃小龙虾而再发作,继续用上法治疗4次痊愈。三叉三穴贯穿液门穴、中渚穴,本就能治侧边及耳部病症,其他如流鼻涕、眼干或眼迎风流泪都可应用三叉三穴。作者用三叉三穴治疗早期耳鸣、耳聋疗效显著,曾经治疗高考生因高考压力而耳鸣,晚上睡觉用棉被包裹全身仅外露头部,然后以风扇猛吹有响声之右耳,其母亲发现后知道是耳鸣,遍求台北市最有名西医治疗无效,不得已转求中医治疗(病患父、母均为留学美国西派人士,不相信中医),作者仅针左三叉三穴,加右听会穴牵引,一次取得疗效,因病患急于出国留学,再三要求增加治疗密度,故在两星期内连针五六次,耳鸣不再,顺利出国留学。其母甲状腺结节本应手术,因此而对中医有了信心,要求西医暂缓手术,经作者以外三关、足三重穴治疗三个月,各项肿瘤指数正常,终免一刀,详述于足三重穴篇中。

由于作者教导学生用三叉三穴治疗耳鸣,故有学生囿于此说而见耳鸣患者必用三叉三穴,无效者甚多,原因不外耳鸣、耳聋病因复杂,而患病越久越难处理,另外辨证不清,使用该穴当然效果不彰。如一学生询问耳鸣 3 个月如何治疗,作者要求其略微叙述病患状态,得知病患,男,58 岁,爱喝酒,血压高,马上有同道建议扎三叉三穴(还有学生主张整脊、怀疑颈椎 1、2 有问题)。而作者主张扎火硬穴、火主穴、听宫穴,另服龙胆泻肝汤,结果良好。道理很清楚,虽然没能参考患者舌象脉象,但从其爱喝酒、血压高来判断,肝阳上亢之可能性最大(当然不能排除没有其他的因),故针火硬穴、火主穴以清泻肝火为首取。

鲍自体医师用三叉一穴治疗口臭八例,取得不错的临床疗效,此穴治疗口臭具有痛苦小、疗效佳的特点。双侧取穴,偏第三掌指关节进针 1.5 寸,留针三十分钟,10 次一疗程,排除龋齿等明显诱因,配合清淡饮食更佳。取效机理与透劳宫穴有关、与手足对应内庭穴相类。

邹本领医师用三叉一、二、三穴,配合外关、申脉治疗外感引起的全身酸痛、发热,如有胃肠症状加四花诸穴。由此推想可能是畅通三焦气机,故用于配合外关、四渎治疗各种原因引起的水肿有特效。

王庆文医师也是作者杰出徒弟之一,因为他常常接诊眼科疾患病人,经长期观察实证,认为三叉一穴对角膜止痛能与局部麻醉药物媲美。如常见的单纯疱疹毒性角膜炎、树枝状线性角膜溃疡、细菌性角膜炎、角膜基质慢性浸润性溃疡,以及单纯性外伤、角膜上皮缺损等所致的眼痛,止痛作用肯定。

王医师曾治疗一病患因白内障摘除术中人工晶体植入时,划伤角膜后壁,引起大疱性角膜病变,角膜上皮气雾状,基质层多个水疱大小不一,剧烈眼痛,虽经七叶皂苷钠、甘露醇等治疗无效,取三叉一穴,15 分钟后痛止,旁观医师说"邪门",患者次日亦来电致谢。

手掌五指间既然有了三个"叉穴",则大拇指与食指间似也应有一穴,作者师弟左常波医师将其称为大叉穴,据云功效甚大,作者并未有临床应用经验。但大叉穴或其他对应的穴位是否有效则不是靠取类比象正确与否而定,实践才是检验理论的唯一手段,左常波医师及他的学生们举出很多例子,相信他们一定实践过,我们可以在实践中去验证是不是确实。

14. 腕顺一穴

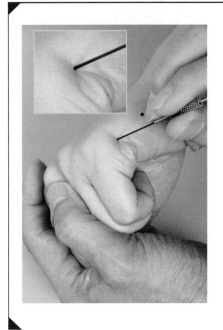

[部位] 小指掌骨外侧,距手腕横纹二寸五分。

[解剖] 此处为小指外转筋,有腕骨背侧动脉与支脉、尺骨神经、肾分支神经。

[主治] 肾亏之头痛、眼花、坐骨神经痛、疲劳、肾脏炎、四肢骨肿、重性腰两边痛、背痛(女人用之效更大,两手不宜同时用)。

[取穴] 在小指掌骨外侧,距手腕横纹两寸五分处是穴。

[手术] 五分至一寸五分。

15. 腕顺二穴

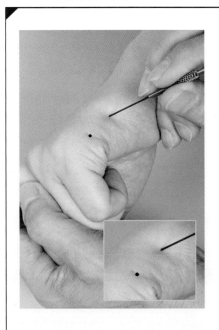

[部位] 在小指掌骨外侧,距手腕横纹一寸五分处。

[解剖] 此处为小指外转筋,有腕骨背侧动脉与支脉、尺骨神经、肾分支神经。

[主治] 鼻出血以及腕顺一穴主治各症。

[取穴] 当小指掌骨外侧,距手腕横纹一寸五分处是穴,亦即在腕顺一穴后一寸之处。

[手术] 针深二分至四分。

[注意] 腕顺一穴与二穴以一次用一穴为宜。二穴合用,以为同讲。

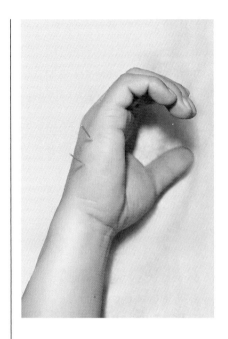
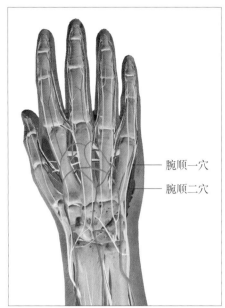

腕顺一穴
腕顺二穴

解说及发挥

赖金雄师伯认为腕顺一、二合用治脚掌不能弯曲;治肾虚牙疼、肾虚眼疼特效;治腰脊痛有良效;又治膏肓穴痛、肩胛骨下端痛;治髂后上棘内、外痛有效;治眼睑麻痹、火眼痛。

腕顺一穴的部位与后溪穴实无二致,但董针讲究贴小指掌骨进针,而且功用主治与传统十四经各家论述不尽相同,董氏的腕顺一、二穴大致以治疗肾亏的腰背痛为主,此点与董氏掌诊小鱼际处为肾的诊断区相符。虽然董公原书认为腕顺一穴与腕顺二穴不宜同时使用,但目前仍多两穴同取以成倒马,这可能是目前针灸用针较细,刺激度较小之故吧!

山东中医药大学高树中教授有腰痛五穴的说法;腰一穴接近腕顺二穴,治疗背正中线腰痛最好;腰二穴接近下白穴,治疗背正中线偏外腰痛最好;腰三穴在中指与无名指之间,治疗背正中线再偏外,约为膀胱经第二线处的腰痛最好;腰四穴在中指与食指之间,治疗约为膀胱经第二线与腰最侧缘之间的腰痛最好;腰五穴接近灵骨穴,治疗腰最侧缘的腰痛最好。腕顺二穴深针已囊括了腰一穴、腰二穴、腰三穴,而腕顺一穴、腕顺二穴倒马使用,功效更强。灵骨穴深针囊括了腰五穴、腰四穴、腰三穴,与大白穴倒马为用,功效更好。我们知道病人描述腰痛不可能确确实实指出疼痛处,董针的用法可以说更符合临床应用。而腕顺一穴、腕顺二穴界定了腰痛与肾的关系;中白穴、下白穴不仅界定了腰痛与肾的关系,也包含了三焦气机升降;灵骨穴、大白穴则与肺气虚或直接说成气虚有关。如此就构成了董针利用手掌上的穴道治疗腰痛的空间、脏腑关联性,值得我们好好思考。

腕顺一穴、二穴合用治脚掌不能弯曲,乃基于手掌、脚掌全息对应关系,腕顺一穴对应于束骨穴,腕顺二穴对应于京骨穴,两穴深针进入手掌心,对应治疗脚掌。

腕顺一穴、二穴合用治肾虚牙疼、肾虚眼疼、眼睑麻痹、火眼痛特效。治眼痛若以小肠经入目内眦、目外眦来思考就很清晰明白。

作者在成都授课,被学生邀请去眉山治疗一位他久治无效之腰痛病患,见该病患满脸痛苦,腰椎不能挺直,以手插腰痛苦行走,拒绝再扎针治疗,躺直则痛苦加剧。不得已要求其俯卧,由作者学生徐百草先生针左腕顺一、二、右灵骨、大白,并在腰部肌肉僵硬隆起之处以二寸针平刺入肌肉松解。三十分钟后要求病患起床,初尚面有难色,继则自觉腰痛爽然若失,竟与其妻跳起扭扭舞来。作者虽欣慰患者疼痛消失,但仍要求其尽量休息,因为疼痛除非是气机暂时性不顺畅所致外,均或多或少有器质性损伤,不疼痛并不代表完全好了,此点非常重要。常有学生说病人针后不疼痛了,隔天仍然疼痛甚至加剧,其原因很多,但不知上述道理,不知让病痛之部位休息,使之有逐渐复原的机会是最大原因。目前作者治疗腰脊疼痛以一侧灵骨穴、大白穴统治肺机能不够之病因,一侧腕顺一、腕顺二统治肾机能不够之病因,再加局部或圆利针处理,或点刺拔罐,或刮痧,基本上均可取得一定疗效,如果兼有髋、臀部疼痛,则腕顺一、腕顺二改为中白穴、下白穴。

作者的老师杨维杰则爱用人中穴、双后溪穴、双复溜穴、双束骨穴治疗腰脊椎疼痛(吾谓之曰"杨四针"),有时加用双风市穴,效果卓然。对腰痛患者杨老师大多均处以独活寄生汤加减,并配伍地鳖虫最为重要,因为目前"独活寄生胶囊"颇为普遍,所以介绍于此,读者宜请合格医生处方加味。

安徽宣玉放医生表示只要是后颈部疼痛,向上到后枕部,向下到胸三椎范围内,用一侧腕顺一、二穴,另一侧重子、重仙穴,再加双侧肺心穴,效果非常好,两三次即解除病痛。他曾经治疗某女性病患的带状疱疹后遗症,由后颈部向上一直到枕部疼痛难忍,住院数天输液并服用止痛药无效,经用上述穴位针刺,病人就把眼睛睁开说不痛了,经过三次治疗后出院。按:带状疱疹后遗症是极其顽固难治的疾病,西医采用神经阻断术或硬膜外腔阻断术,也不是完全有效。上述的穴位处理得到良好疗效真神奇,令人赞叹!其中理由如用肺心穴,即肺主皮毛,而病机十九条的"诸痛痒疮,皆属于心",故用"肺心穴"。以后也有学生使用肩中穴(肩中治疗颈项皮肤病特效)治疗颈部带状疱疹后遗症的疼痛,这些案例均可扩大思维,不再限于阻断术或者火针破坏。

另一例是枕大神经痛患者,也用同样穴组解决。腕顺一穴、腕顺二穴在小肠经上,小肠经之循行部位也及于后颈部区域,肺心穴治疗脖颈痛以及背脊骨疼痛,重子穴、重仙穴也治疗背痛,综合这几个穴位治疗后颈、后枕疼痛应该合理。请读者注意,这里治疗带状疱疹后遗症不根据病名,而是根据疼痛部位。这种忽视病名而注重部位是针灸治疗的特点,但如果能够配合"董针五脏辨证法"则更有针对性,疗效可以更为提高。

作者弟子鲍自体医师治疗曾某,女,45岁,面肌痉挛15日,以右侧眼肌为甚,口角抽动较轻。患者自述近一月由于工作原因熬夜较多,来诊前已服用卡马西平片3天,由于不能耐受此药导致的头晕而试用针刺疗法。因考虑到抽动部位为小肠经所循,且因过劳所致,故取健侧腕顺一、二(与小肠经之后溪、腕骨相符),患侧大白穴,共治疗十次痊愈。

16. 手解穴

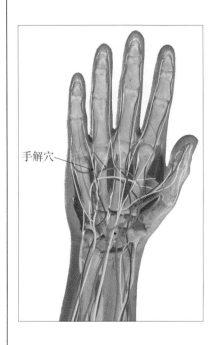

手解穴

[部位] 小指掌骨与无名指掌骨之间,握拳时小指尖触及之处。

[解剖] 肾脏敏感神经。

[主治] 主解晕针与下针后引起之麻木感及气血错乱之刺痛。

[取穴] 手心向上,在小指掌骨与无名指掌骨之间,握拳时小指间触及掌处是穴。

[手术] 针深三分至五分,停针十至二十分钟即解,或以三棱针出血即解。

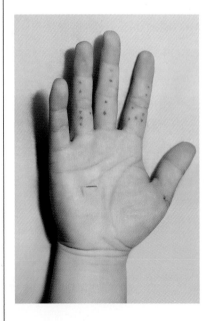

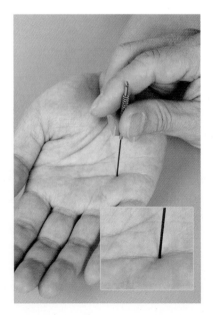

解说及发挥

赖金雄师伯说本穴治晕针,可先将针取出,使患者平卧,再刺本穴,有立即解除晕针之效。针刺后针眼刺痛可针本穴,或以指重掐本穴,其痛亦可立解。

杨维杰老师认为本穴即心经的少府穴,属荥火穴,又因"诸痛痒疮,皆属于心",故对皮肤红疹瘙痒亦有镇定止痒之功。

作者与湖北省荆门市胡超伟医师熟识,胡医师擅用圆利针与微针刀治疗各类疼痛,疗效卓著但刺激度较强,病人常遗留疼痛针感,每见胡医师不假思索即在手解穴扎一针,常常是当下痛苦即消失。

有学生用手解穴治老年阴道瘙痒,多有效验。一女,年56,阴道瘙痒来诊,诊脉发现手干涩,皮肤甲错,问其足,也干涩不可耐,心中烦热,终日惶惶。针左木穴,右手解穴,并处方三物黄芩汤三剂,三日告全功。亦合杨老师之说法。另耿恩广老师确也提到少府治阴道瘙痒。

据陆子平医师表示,本穴配指驷马穴、制污穴治疗疱疹有特效。疱疹为病毒性疾病,基本上难于断除,但发病时可设法缩减患病时间,并促使将来发病频率降低。

胡文智医师则另有"上高穴""下高穴",穴在手掌第四、五掌骨之间处。手解二穴上五分为上高穴,手解二穴上一寸半为下高穴,经实践"上高穴""下高穴"确有增高之功效。不过这些均为结果推论,我认为不必过泥。

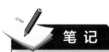

笔　记

17. 土水穴

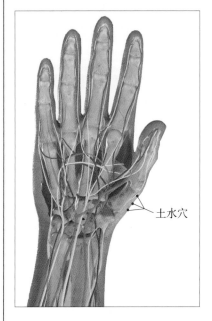

土水穴

[部位] 在拇指第一掌骨之内侧。

[解剖] 拇指对掌肌、桡神经、脾分支神经、肾支神经。

[主治] 胃炎、久年胃病。

[取穴] 在拇指第一掌骨之内侧，距掌骨小头一寸处一穴，后五分一穴，再后五分一穴，共三穴。

[手术] 针深二至五分。

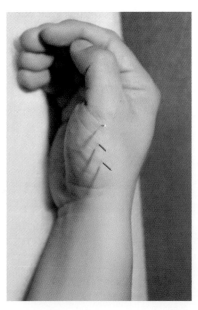

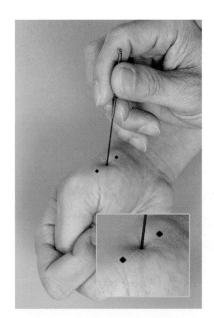

解说及发挥

赖金雄师伯认为本穴针刺治急性胃酸过多立除;治胃绞痛;配灵骨、大白治腹胀特效;上腹叩之有声之胖子,针刺使之气消则腰围缩小矣。

作者 2016 年在广州讲学,有两位香港大学中医系学生听课期间均表示腹胀不舒,作者均取单侧土水穴三针,顷刻即觉舒爽,事有凑巧,其座位旁另一上课者亦诉腹胀,同样针土水三穴,也是针到病除,灵验非常。

太原王炎乾医生诊治两例慢性胃炎患者,胃脘部疼痛剧烈,针刺土水穴后疼痛马上停止,取针后仍能保持疗效,一位患者治疗三次,另一位治疗五次后胃脘疼痛消失,基本痊愈。

杨维杰老师用鱼际治喘极效,即董针土水穴。曾经针一临中考而哮喘发作的女孩,双手取穴,即刻平复,使得该女未受丝毫病苦而考取如愿的学校。

广州何东炼治疗一香港女病人,51 岁,自述脾胃不好而又失眠 22 年,取土水穴、灵骨穴、大白穴、三阴交穴等,共针 10 次,取得良效。胃不和则卧不安,无怪乎失眠(睡觉不安宁)22 年,何医生从本源治之,收效可靠。

土水穴计有三个穴位,中央之穴位与鱼际相符,但扎针时以紧贴第一掌骨为要。董氏掌诊胃及大、小、十二指肠区与本穴关系密切,用治胃肠病乃根于此,与《灵枢·经脉》:"胃中寒,手鱼之络多青矣;胃中有热,则鱼际络赤",以及肺经"下络大肠,还循胃口"亦相符。本穴全在肺经上,自然可治肺经疾患,唯董公未特别提及,仅修订列缺穴、鱼际穴主治全身之骨痛酸麻,但作者没有实际应用列缺穴或鱼际穴治疗全身之骨痛酸麻的经验,请读者实践应用以观察疗效。说了这么多,就是要说明董针与《黄帝内经》符合之处甚多,请读者尝试由《黄帝内经》的角度来看董氏正经奇穴学,就可明白董氏正经奇穴是有系统有出处的,而且有极大部分符合《黄帝内经》的经络理论。

18. 骨关穴

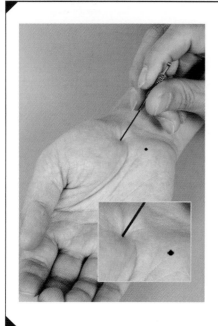

[部位] 手掌腕横纹中点往远心端上五分偏桡侧五分处。

[解剖] 正中神经、肾之神经、肺支神经。

[主治] 坐骨神经痛(奇效)、半身不遂(特效)、骨刺、十二指肠炎、尿酸毒、食物中毒、药物中毒。

[手术] 直刺三至五分。

19. 木关穴

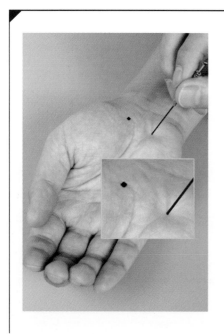

[部位] 手掌腕横纹中点往远心端上五分偏尺侧五分处。

[解剖] 正中神经、肾之神经、肝胆神经。

[主治] 腰痛(特效)、心闷、两胁痛、黄疸病、坐骨神经痛、腿痛、腹膜炎、全身关节痛(特效)、尿酸毒、食物中毒、药物中毒。

[手术] 直刺二至五分。

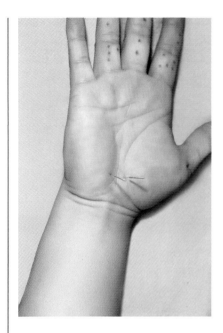
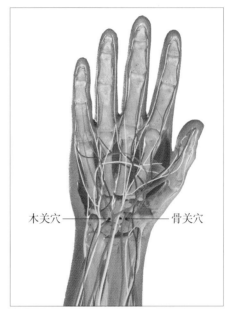

木关穴——————————————骨关穴

解说及发挥

　　骨关穴及木关穴董公原书并未列出,赖金雄师伯及杨维杰老师的书也未提及,仅有胡文智医师及其弟子提及。此穴的主治虽然众多,但应用上似乎仍集中在治疗尿酸高痛风上。作者确曾听同道用此穴组治疗痛风,据云有止痛效果,故本书乃将此穴组纳入以供读者参考。近几年有学生报道治疗痛风病例有效者甚多。

　　另外此两穴也用来治疗足跟痛,盖为对应取穴之思维,与大陵穴或大陵穴往大、小鱼际刺入相同。

　　又据陆建中先生称此穴组配合灵骨穴、下白穴治疗腰痛、坐骨神经痛、骨刺,尤其是对尿酸过高引起之骨骼、筋肉酸痛特效。

第三章　三三部位

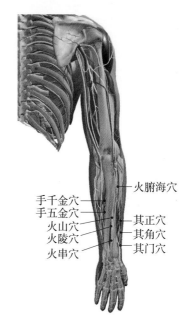

火腑海穴

手千金穴

手五金穴

火山穴　　　其正穴

火陵穴　　　其角穴

火串穴　　　其门穴

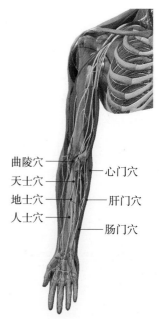

曲陵穴　　　心门穴

天士穴

地士穴　　　肝门穴

人士穴

肠门穴

1. 其门穴

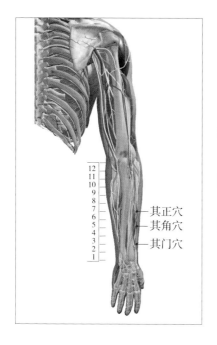

12
11
10
9
8
7
6
5
4
3
2
1

——其正穴
——其角穴
——其门穴

[部位] 在桡骨之外侧,手腕横纹后二寸处。

[解剖] 此处有短伸拇筋、头静脉、桡骨动脉支、后下膊皮下神经、桡骨神经、肺支神经。

[主治] 妇女经脉不调、赤白带下、大便脱肛、痔疮痛。

[取穴] 当桡骨之外侧,距手腕横纹后两寸处是穴。

[手术] 臂侧放,针斜刺约与皮下平行,针入二至五分。

2. 其角穴

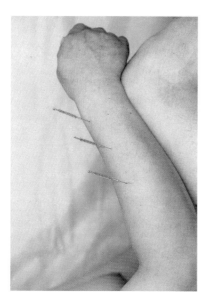

[部位] 在桡骨之外侧,手腕横纹后四寸处。

[解剖] 同其门穴。

[主治] 同其门穴。

[取穴] 在其门穴后二寸处取之。

[手术] 同其门穴。

3. 其正穴

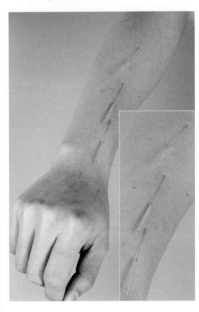

[部位] 在桡骨之外侧,手腕横纹后六寸处。

[解剖] 同其门穴。

[主治] 同其门穴。

[取穴] 在其门穴后四寸处,即其角穴后二寸处取之。

[手术] 同其门穴。

[运用] 其门、其角、其正三穴同用(即一用三针)。

解说及发挥

　　作者学生常将三其穴以"顺经一条龙"针刺,即由其门穴进针,向其角穴透;其角穴进针,向其正穴透;其正穴向上透,因顺大肠经走向,谓之"顺经一条龙"。杨维杰老师则采用"逆经一条龙"的方式,由其正穴向下透。而根据巴顿师伯与作者的谈话,巴顿师伯主张由其门穴、其角穴、其正穴分别向手少阳经方向皮下针,即形成"川"字形针法。具体是哪一种方法正确有待更多验证。目前作者认为"顺经一条龙""逆经一条龙""川"字形针法均有疗效,赖金雄师伯应用三其穴治疗痔疮不理想,但作者学生应用三其穴治疗痔疮却收到良好效果。可能是针刺方向不同的缘故吧? (93页之图实际是采用巴顿师伯的说法,由手阳明经向手少阳经方向皮下针,因拍摄角度差异,所以看似直刺)

　　赖金雄师伯说其门、其角、其正三穴治疗痔疮并不理想,但对于顽固性便秘却有特殊效果。曾治一六十岁陈姓病患,便秘三十余年,吃药(中西药)无效,使用十四经通便要穴支沟、阳陵泉、照海、天枢、气海等穴亦不见寸效,连服生芦荟汁亦无效,最后针本穴二十次左右完全治愈。对于小腹气胀效果良好。董师曾治一女士,因性冷淡而不敢结婚,为针本穴十余次而愈。本穴对于女人难达高潮者亦有效,约五六次即可见效(本症并非性冷淡,相反的,性欲很强,只是无法达高潮而已)。邹本领医师用"川"字形针法治疗近百例的性冷淡及便秘、腹胀、痔疮、阴痒病人皆立有奇功。其中痔疮痛胀急者先八髎、大肠俞附近淤青点刺拔罐,再针三其穴,有便血者加间使穴上一寸及中白穴。阴痒烦躁者与神五针、手解穴交替使用。

作者学生曾治疗一例类似席汉综合征的女性患者,32 岁,2016 年 6 月顺产二胎一女,哺乳 6 个月,月经未潮,性欲减退,烦躁易怒,大便干,阴毛、腋毛、眉毛均脱落。针三其穴、妇科穴、还巢穴、灵骨穴、大白穴,七天毛发始生,诸症皆愈。

三其穴治疗便秘的案例很多,深圳刘忠民医师治疗一妇女,44 岁,多年前患子宫内膜异位累及直肠,手术治疗后出现直肠狭窄,必须依靠泻药才能排便。患者痛苦万分,要求手术切除狭窄直肠,因患者服药后排便正常,说明便秘存在功能性因素。即取三其穴,两天后反馈效果良好,停止服药,仅每周针刺 1 次,共治疗约半年,停用针刺治疗至今,仍可正常排便。上例治疗过程清楚明白,可见三其穴其功效与刘医师之诊断正确,值得参考。

齐伯谦医师讲他用三其穴对治疗脱肛、痔疮红肿效果显著,但要兼调消化系统气机(作者建议用腑肠四穴)。曾经治疗一位老人,90 岁,脱肛与痔疮严重,每次大便后都要用手将脱肛部位托回去,经用三其穴后,第二天即觉脱肛状况改善,痔疮也小很多。乔医师的刺法是顺经,而何焕新医师就采用斜刺的方法,自认效果很好,病患治疗后第二天就自觉痔疮缩小。另一例治疗七天,不再发作。又有一例治疗三天就基本痊愈,但曾配合委中放血一次。

ER-7 其门其角其正讲解及操作演示

4. 火串穴

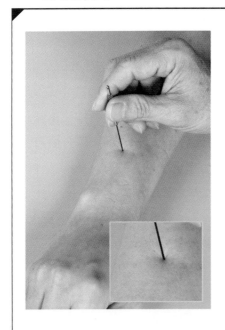

[部位] 在手背腕横纹后三寸,两筋骨间陷中。

[解剖] 有总指伸筋、骨间动脉、后下膊皮下神经、桡骨神经、肺分支神经、心之副神经。

[主治] 便秘、心跳、手下臂痛。

[取穴] 手平伸,掌向下,从手腕横纹中央直后三寸处取之,握拳屈肘掌心向下,现沟凹处是穴位。

[手术] 针深三分至五分。

[运用] 左手下臂痛针右手穴,右手下臂痛针左手穴。

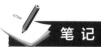
5. 火陵穴

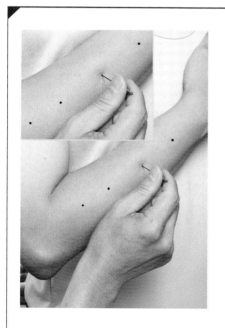

[部位] 在火串穴后两寸。

[解剖] 有骨间动脉、桡骨神经之后
支、心之副神经。

[主治] 胸痛及发闷、发胀,手抽筋,
坐骨神经痛。

[取穴] 手抚胸取穴,在火串穴后两
寸处取之。

[手术] 针深五分至一寸。

[经验] 赖氏:火串、火陵治外侧型坐
骨神经痛。

6. 火山穴

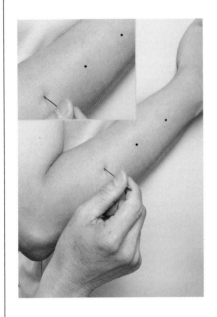

[部位] 在火陵穴后一寸五分。

[解剖] 同火陵穴。

[主治] 同火陵穴。

[取穴] 手抚胸取穴,在火陵穴后一寸五分处取之。

[手术] 针深一寸至一寸五分。

[运用] 左手抽筋取右手穴,右手抽筋取左手穴。胸部痛及发闷、发胀则火陵穴、火山穴两穴同时用针,但注意只宜单手取穴,不可双手同时用针。

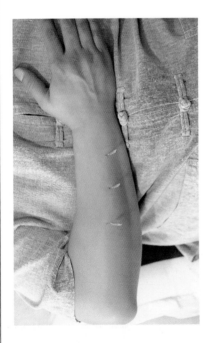

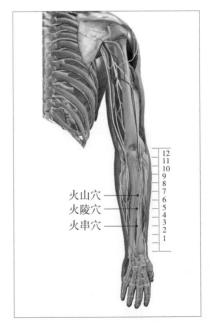

火山穴
火陵穴
火串穴

解说及发挥

赖金雄师伯说手抽筋时取火陵、火山，左取右，右取左。

火串穴之取穴法与支沟穴之取穴法完全一样，即从主治而论亦有相似之处。火陵穴在火串穴后二寸，火山穴在火陵穴后一寸半，此点与董氏穴组一般等距稍有差异，另外取火串穴手需平伸，而取火陵穴及火山穴则手抚胸取穴，还有针刺深度渐渐加深，均请读者特别注意分别。此穴组可以视为手少阳三焦经在手前臂的上、中、下三焦全息，治疗少阳经走向的坐骨神经痛，又因手少阳三焦经与手厥阴心包经相表里，故治疗胸痛发闷、发胀。

武汉市刘丽医师以火串穴配阳陵泉穴治周某，女性，54岁，因摔伤而致胸胁部疼痛，虽无骨折，但服止痛药后疼痛仍无法缓解，扎上穴一次后即缓解甚多，共扎五次，疼痛完全消除。

此处要讨论到一个很重要又令人起疑的问题，董针中常常有以阳经的穴位来处理其相表里经的阴经穴位主治的状况，此处火串穴、火陵穴、火山穴治胸痛、心闷即是一例，前述的灵骨穴、大白穴主治肺气不足诸疾，下面将提到在小肠经上的心门穴主治心脏病，都是例子。董公甚至没有与内关穴、间使穴相近的穴位以治心胸之病，只有胡文智医师弄出个心灵一、二、三穴，基本就是内关穴与间使穴。《灵枢·终始》："病先起阴者，先治其阴而后治其阳；病先起阳者，先治其阳而后治其阴"。但先治其阴并不意味取穴用针一定得扎阴经的穴位；先治其阳也并不一定要先扎阳经的穴位。《素问·阴阳应象大论》："故善用针者，从阴引阳，从阳引阴，以右治左，以左治右""审其阴阳，以别柔刚，阳病治阴，阴病治阳，定其血气，各守其乡"。董针的针法体现了用针之要，特别善于从阴引阳，从阳引阴。上述以手阳明经上的灵骨穴与大白穴治疗阴脏肺气不足诸病；以三焦经上的火串穴、火陵穴及火山穴治疗心脏的病；以小肠经上的心门穴治其表里经心经的病，体现了从阳引阴的精神。又如以肺经支脉上的重子穴与重仙穴治疗背部膀胱经病痛；以脾经上的肾关（阴陵泉下一寸半）治疗包括了手三焦经、手阳明经及手太阳经三条阳经上的肩痛、肩臂不举，体现了从阴引阳的精神。先治阴或先治阳是讲求治病求其阴阳根本；从阴引阳，从阳引阴是讲针刺的手段方法，两者讲述的概念并不相同,也不相矛盾。董针当然不完全是从阳经治阴病或从阴经治阳病的,例如肝经线上的上三黄穴就是治肾、肝、心的穴位,请读者切勿拘泥。

有学生治疗腰痛不能前俯后仰的,非骶髂关节问题的,用火串穴、火陵穴、火山穴(严重的用双侧),能立竿见影地解除病痛,现在已经有十一二例。

弟子邹本领医师因为此组穴位以火命名,遇多例腰背怕冷及冷痛者,针之后即有热感油然而生。

弟子王灵芝医师治疗寒湿引起肩周炎及腰腿肢体冷痛沉重者,取火陵、火山、火串,立效。如果下肢痼冷陈寒者,王医师常加取肩中穴,则温热感即容易达到下肢。

7. 火腑海穴

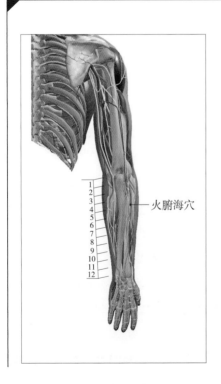

火腑海穴

[部位] 在火山穴后两寸,按之肉起,锐肉之端。

[解剖] 有长屈拇筋、桡骨动脉、中头静脉、外膊皮下神经、桡骨神经、肺分支神经、心之副神经。

[主治] 咳嗽、气喘、感冒、鼻炎、坐骨神经痛、腿酸、腰酸、贫血、头晕、眼花、疲劳过度。

[取穴] 手抚胸取穴,在火山穴后两寸处取之,针向肺经方向刺。

[手术] 针深五分至一寸。

[运用] 治贫血、头昏、眼花、腿酸。疲劳过度时,下针十分钟后取针,改用垫灸三壮至五壮(不须下针,仅灸三至五壮亦可),隔日一灸,灸上三个月,可延年益寿。灸至第五、第十、第十五次,下灸七壮至九壮(大壮),即每月大壮三次,小壮十二次。

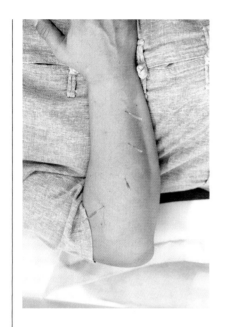
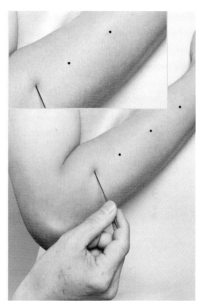

解说及发挥

　　赖金雄师伯说本穴配分金穴为治感冒常用穴。

　　杨维杰老师说本穴与手三里穴相符,主治亦大致相同。《针灸大成》手三里穴定位为曲池下二寸,按之肉起,锐肉之端;《医宗金鉴·刺灸心法》则认为从上廉穴上行一寸,锐肉之端,按之肉起;而董氏的火腑海穴则为在火山穴后两寸,按之肉起,锐肉之端。从这些定位的描述,我们可说杨老师的说法有理。但火腑海穴的主治与十四经手三里穴的主治仍有部分差异,取穴进针的方法为手抚胸取穴,在火山穴后两寸取之,针向肺经方向刺。其中针向肺经方向刺,与手三里穴由上而下直刺的传统刺法不同。

　　董公将火腑海穴与火串穴、火陵穴、火山穴归属三焦经(三焦经属性为相火),但火腑海穴的取穴是从大肠经,针刺方向往肺经。针刺主治与手三里不尽相同,灸治主治则基本相同。

　　日本针灸界泽田派名医泽田健弟子代田文志著有《针灸真髓》,书中记述手三里穴的功效是治颜面神经麻痹及灸各种疖疔痈肿，不仅用于外科，内科肿疡亦可处理。施灸之时穴位不热要灸到热，热要灸到不热，没化脓的可以消散自然吸收，将化脓的可以早化脓，所以有人采用手三里大炷化脓灸来治癌肿。又《通玄指要赋》："肩背患，责肘前之三里"，《胜玉歌》："臂疼背痛针三里"；浮针治疗肩背痛、臂痛常常取的部位就很接近手三里穴，异曲而同工，一并介绍给读者。

通辽王庆文医生治疗一例肺癌转移，颈项疼痛异常，一般止痛药无效的患者，经艾灸手三里发疱，疼痛大减。大炷艾灸手三里发疱，有谓可以治疗癌症者，王医师此例显示或可以止痛，仅供读者参考，但治愈癌症之说，尚待实验，不能证实。

8. 手五金穴

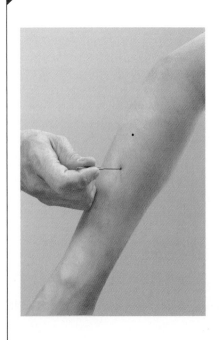

[部位] 在尺骨外侧，距腕豆骨六寸五分。

[解剖] 肝分支神经。

[主治] 坐骨神经痛、腹痛、小腿发胀、脚痛、脚麻。

[取穴] 手抚胸取穴，当尺骨外侧，距豌豆骨六寸五分，即火山穴外开五分处是穴，针向尺骨及桡骨间刺入。

[手术] 针深三分至五分。

9. 手千金穴

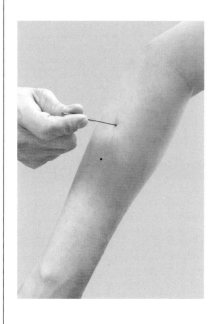

[部位] 尺骨外侧,手五金穴后一寸五分。

[解剖] 肝分支神经。

[主治] 同手五金穴。

[取穴] 手抚胸取穴,当尺骨外侧,距豌豆骨八寸,手五金穴后一寸五分处取之。针向尺骨及桡骨间刺入。

[手术] 针深三分至五分。

[运用] 手五金穴与手千金穴两穴同用,惟禁忌双手同时取穴。

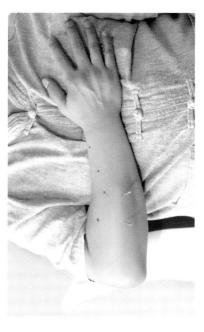

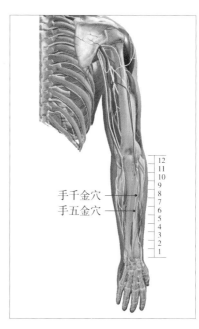

手千金穴
手五金穴

解说及发挥

　　赖金雄师伯认为手五金、手千金最常用于坐骨神经痛及小腿肚胀痛。手千金、手五金治胸闷立除。肝肺机能不足引起之坐骨神经痛一定有效。

　　杨维杰老师说两穴在手太阳与少阳之间,筋下骨前,因此筋骨并治而通于肝肾,治坐骨神经痛甚效。

　　首先要说明此两穴位的描述可能有误,第一,腕豆骨的"腕"字应为"豌"字(以下肠门穴、肝门穴部位提及处径改之);第二,手五金穴及手千金穴的部位在阳面,不应该以阴面才摸得着的豌豆骨定位。胡文智医师说手五金穴在尺骨外侧,腕横纹上六寸五分。作者认为胡医师的说法较正确,当初董公可能误把尺骨茎突误为豌豆骨。离尺骨茎突六寸五分约为掌横纹上七寸,胡医师说是六寸五分,由于手五金穴与手千金穴倒马同用,差这五分并不影响疗效。

　　另外亦请读者了解董公原著所称的"内""外"均是以目视穴位时向内侧即称"内",向外侧即称"外",并非标准解剖学的定位。董公原著说手五金穴即为火山穴外开五分处,赖金雄医师说"针向尺骨及桡骨间刺入"。火山穴在尺骨及桡骨间,紧贴桡骨,其外开五分处也在尺骨及桡骨间,但紧贴尺骨。前臂抚胸时,离掌横纹七寸处的桡骨及尺骨的间距就大约为五分。七七部位的足千金穴、足五金穴解剖位置落在腓骨胫骨间,对应于手千金穴、手五金穴也应在尺骨及桡骨间,而紧贴尺骨,以此验证上述说明是正确的。导读中说过董氏正经奇穴的分辨率比较好,董公在桡骨与尺骨间距渐大的部位安排了火山穴,又另外安排了手五金穴及手千金穴,更可以明白看出,也可体会到董公重视贴骨取穴的心法。

10. 肠门穴

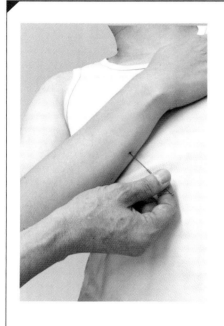

[部位] 在尺骨之内侧，距豌豆骨三寸。

[解剖] 有尺骨动脉之背支及尺骨神经、肝之支神经、肾之副神经。

[主治] 肝炎引起之肠炎、头昏眼花。

[取穴] 手抚胸取穴，在尺骨内侧与筋腱之间，距豌豆骨(应为腕豆骨)三寸处是穴。

[手术] 针深三至五分。

解说及发挥

赖金雄师伯认为本穴治急慢性肠胃炎有特效。治胃痛亦有特效。急性肠胃炎、腹膜炎有特效。

 笔记

11. 肝门穴

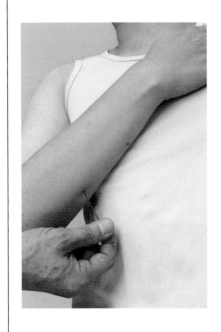

[部位] 在尺骨之内侧,距豌豆骨六寸。

[解剖] 此处为总指伸筋,歧出前膊骨间动脉之分支,肝支神经。

[主治] 急性肝炎(特效)。

[取穴] 手抚胸取穴,当尺骨内侧中部,距豌豆骨(赖氏为腕豆骨)六寸处取之。

[手术] 针深三分至五分。针下后立止肝痛,将针向右旋转,胸闷即解;将针向左旋转,肠痛亦除。

[运用] 肠门穴与肝门穴同时使用,可治肝炎引起之肠炎,单用左手穴。

解说及发挥

　　赖金雄师伯说本穴治疗急性肝炎、肝火旺有殊效。如肝脉洪大者针之,其脉立平,口苦之症状立除,其功效远胜于十四经之行间穴。经实验,本穴对于乙型肝炎之带原者有特效,一般可与天黄、明黄、其黄同用。治肝痛肠痛。一般治肝病皆肝门、肠门合用。

12. 心门穴

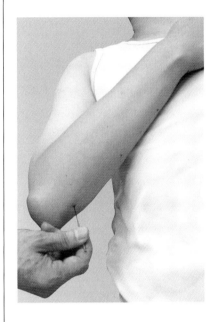

[部位] 在尺骨鹰嘴突起之上端,去肘尖一寸五分陷中。

[解剖] 在二头膊筋间,有下尺骨副动脉、桡骨神经支,心之分支神经。

[主治] 心脏炎、心跳胸闷、呕吐、干霍乱。

[取穴] 手抚胸取穴,在下尺骨内侧陷处,距肘间一寸五分是穴。

[手术] 针深四分至七分。

[运用] 禁忌双手用穴。

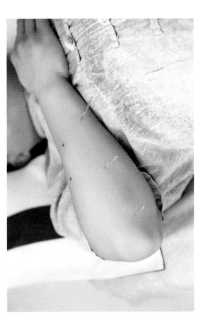

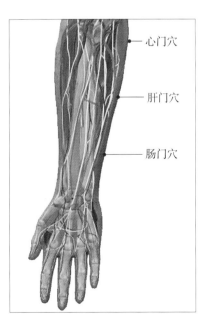

心门穴

肝门穴

肠门穴

解说及发挥

赖金雄师伯认为本穴治尾骶骨尖端痛特效,其效远胜于十四经之昆仑穴。治腹股沟疼痛有效。治心脏衰弱之坐骨神经痛特效。治丹毒特效。治膝内侧疼痛特效。本穴对于颈部胸锁乳突肌痛有效。治一切心脏病特效,比心经穴道还好。心脏休克可运用之,但体温丧失者仍以四逆汤为佳。

肠门穴、肝门穴及心门穴常常同时并论,因为它们分居前臂小肠经的下焦、中焦、上焦形成一个大倒马。肠门穴及肝门穴定位取穴比较清楚,一般均抚胸取穴,心门穴虽也要求抚胸取穴,但最好先在离肘尖约一寸五分处陷中,即从鹰嘴突往下摸尺骨近端弯曲下陷处,扎针时往胸部方向进针,可透到心经的少海穴。从小肠经进针到达表里经的心经,谓之"心门"很有意思。针后再令病患手臂抚胸,姿势较为轻松。

作者应用肠门穴、肝门穴及七七部位的四花下穴、腑肠穴治疗各种急慢性结肠炎、肠胃炎、手术后肠蠕动不良等有特效,名之为"腑肠四穴"。

心门穴治膝内侧疼痛特效,可以看出心门穴对应于膝内侧,而董公一向以膝痛与心力不足有关。心门穴在小肠经上,小肠经的天窗穴与天容穴刚好夹着胸锁乳突肌后缘与前缘,小肠经上的穴位可治胸锁乳突肌疼痛有一定道理,而心门穴贴骨进针,针感特强,故效力大。

陈翔峰医师根据此法治王某起床后落枕,胸锁乳突肌疼痛,按压心门穴,疼痛缓解。李传真师伯说她有很长一段时间无法有效处理膝内侧痛,后来治一干呕患者,经针心门穴后干呕停止,而意外发现其膝内侧疼痛亦大减,从此常用心门穴以治膝内侧痛。段圣德医师治一退休西医内科医生,患左臀部压痛并向左大腿内侧放射,检查发现心门穴处皮下有一结节,按压酸痛,该西医不信针灸且惧怕疼痛,故仅扎一针,当即痛除,针灸医师在西医前又露了一次脸,段医师可谓善用董针者。

作者2016年在深圳中医院讲课。治疗尾椎骨骨折病人,针刺心门穴,病患针前满脸痛苦行走维艰,不到十分钟竟然痛苦全无,全班轰动。作者该天晚上再追踪,知疼痛复发,隔天再针心门穴,疼痛虽减,但仍未痊愈,课程结束,未再追踪。

作者在某学生肠门穴、肝门穴、心门穴示范扎针，该学生事后来信说"神奇的三针，把我不敢说出来的左乳头瘙痒月余的症状治愈了。"应该是"诸痛痒疮，皆属于心"之理吧？

内蒙古通辽王庆文医师治疗疱疹型角膜炎，树枝状，线性走行。初为同侧颞侧带状，眼底无明显改变，针对侧三叉一穴，问有口苦，加肝门穴、心门穴，痛减，无流泪，口苦瘥。

旧金山钟医生认为肝门穴对松解全身筋紧效果好。一病患由楼上跌至楼下导致下踝骨骨折，打石膏两个月，足跟腱变得很硬，针肝门穴后筋即松。

邹本领医师以原书肠门穴治疗"头昏眼花"，又肝开窍于目，针肝门、肠门二穴治疗目暗昏花者数十例皆有效验，效果优于养老穴。邹医师 2017 年 10 月接诊一患者，主症为双目赤痛，痒涩难忍，视物昏花。北京、上海各大眼科医院治疗半年，告知技穷。先后取上三黄、上白无效，再针外关、太冲亦枉然，问及患者与儿媳生气数年余，郁闷不舒，知道是心中郁热，中冲、少泽点刺出血也无丝毫起色。想到作者平素讲的"从阳引阴"之语，心与小肠相表里，遂取心门、肝门、肠门配四花上、腑肠（以《灵枢·经别》："足阳明之正……上通于心……还系目系，合于阳明也"，邹医师治疗眼疾，常取足阳明胃经），针一次患者喜笑颜开，言一年多未有如此轻松清亮之感。依此法左右交替针 20 余次，患者已无不适，今春（2018 年 3 月间）特意来致谢，言再无丝毫疾苦，当初的双腿浮肿、腹胀、失眠、燥热等疾亦悄然消失。邹医师治疗一妇女乳头发痒疼痛、皲裂，期以六次治愈，取穴心门、木穴，经针三次已无不适，诚善用针者也！

ER-8　肠门肝门心门讲解及操作演示

13. 人士穴

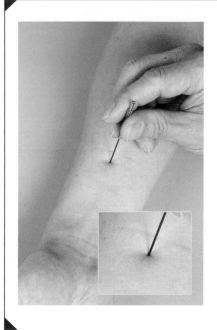

[部位] 在前臂桡骨里侧,去腕横纹四寸。

[解剖] 此处为桡骨近关节处之上侧,有桡骨动脉支、外膊皮下神经、桡骨神经之皮下支、肺支神经、心分支神经。

[主治] 气喘、手掌及手指痛、肩臂痛、背痛。

[取穴] 手平伸,掌心侧向上,从腕部横纹上行四寸,当前臂桡骨内侧是穴。

[手术] 针深五分至一寸。

[运用] 针深五分治气喘、手掌及手指痛、肩臂痛、背痛(患右用左穴,患左用右穴)。针深一寸治心脏病、心跳。

(附:天士、地士、人士简称三士穴)。

14. 地士穴

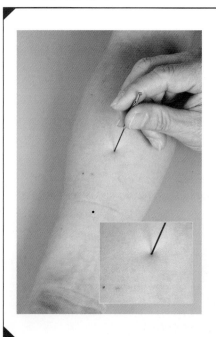

[部位] 在前臂桡骨中部内缘,距人士穴三寸。

[解剖] 此处为肱桡骨肌内缘,屈拇长肌外缘,正中神经之分支、桡骨神经与后臂神经之分布区,有桡骨动脉、头静脉、肺支神经、心分支神经。

[主治] 气喘、感冒、头疼、肾亏、心脏病。

[取穴] 手平伸,掌向上,去腕横纹七寸,即距人士穴后三寸,当前臂桡骨内侧是穴位。

[手术] 针深一寸治气喘、感冒、头疼、肾亏。针深一寸五分治心脏病。

15. 天士穴

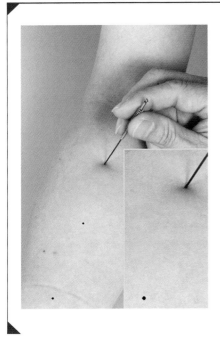

[部位] 在前臂桡骨之后部内侧,距地士穴三寸。

[解剖] 肱桡骨肌外侧,为桡骨神经、后臂神经及正中神经分布区,有桡骨动脉、头静脉、肺支神经、肾之副神经。

[主治] 气喘、鼻炎、臂痛、感冒、胸部发胀。

[取穴] 在前臂桡骨之后部内侧,距地士穴三寸处是穴。

[手术] 针深一寸五分。

[运用] 天士、地士、人士三穴配灵骨穴,双手同时用针为治哮喘之特效针。

解说及发挥

赖金雄师伯认为三士穴对于心跳过速具有特效。曾治一病人心跳每分钟180次以上,针后半小时心跳即恢复正常;三士穴配灵骨治心脏无力、心律不齐;对于气喘具有特效,其效大于天突、膻中、尺泽、丰隆等穴。

天士、地士、人士穴的排列连线符合《黄帝内经》手太阴肺经"循臂内上骨下廉"的循行规律。臂内上骨,指桡骨。廉,指侧边。下廉,即下边。也就是指桡骨的下边,恰恰是天地人士所在之处,临床比较,治疗胸闷咳喘,此条线的针刺效果远远优于桡骨的桡侧取穴。三士穴对于气喘、心脏无力、心律不齐、心跳过速具有特效。由此可见三士穴在董公心中确具治心、肺两经之功。请注意三士穴治疗肺系疾病只要浅刺五分左右即可,治疗心系疾病则要深刺一寸至一寸五分。这又是"穴位空间论",也符合肺经比起心经而言是较为浅层的经络之理。

邹本领医师以此治疗老年人肺心病气喘者,大多应针而解。

16. 曲陵穴

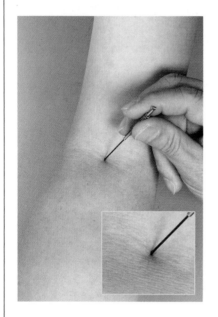

[部位] 在肘窝横纹上，试摸有一大筋，在筋之外侧。

[解剖] 有肱二头肌腱，为后臂皮神经及桡骨神经、正中神经之分布区，有桡骨动脉、头静脉、心之支神经、肺之分支神经。

[主治] 抽筋、阳霍乱、气喘、肘关节炎、心跳。

[取穴] 平手取穴，在肘窝横纹上，在大筋之外侧以大指按下，肘伸屈时有一大凹陷处是穴。

[手术] 针深三分至五分。

[运用] 用三棱针刺曲陵穴内侧之静脉血管，使其出血，可治阳霍乱、干霍乱、心脏麻痹。

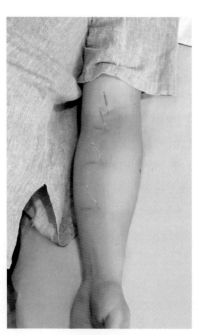

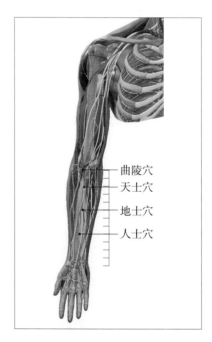

曲陵穴
天士穴
地士穴
人士穴

解说及发挥

赖金雄师伯说本穴放血治咽喉炎,亦能平喘。胸闷气欲绝者本处放血可以防止心脏麻痹。曲陵配灵骨穴治委中外筋紧。杨维杰老师说本穴配七七部位的肾关穴可以治疗小便频数。

按照部位的说明,曲陵穴百分之百为尺泽穴,主治方面与尺泽穴的主治并无两样,视曲陵穴为尺泽穴绝不为过,而且临床应用更为灵活广泛。胡文智医师将本穴定位在尺泽穴直下一寸五分,以强调董氏奇穴不同于十四经,但这定位根本违背董公原著,而且本穴应用以点刺放血为主,小静脉是不会规规矩矩地在固定部位呈现乌黑青筋等你点刺的。

《内经》有两肘、两腋、两髀及两腘为人体放血最重要的部位,左右共八处称为八虚,《灵枢·邪客》:"黄帝问岐伯曰:人有八虚,各何以候? 岐伯答曰:以候五脏。黄帝曰:候之奈何? 岐伯答曰:肺心有邪,其气留于两肘;肝有邪,其气流于两腋;脾有邪,其气留于两髀;肾有邪,其气留于两腘。凡此八虚者,皆机关之室,真气之所过,血络之所游,邪气恶血,固不得住留,住留则伤筋络骨节,机关不得屈伸,故拘挛也"。《黄帝内经》此段文字可以为委中穴及尺泽穴放血治疗疾病作出最好说明。两腋及两髀放血也甚重要,但因部位不便之故,现代之医师较少应用。

高原反应胸闷憋气者以此处淤青点刺出血皆喘息平复,胸闷消除。头晕、头疼、恶心呕吐者则加以总枢穴点刺而愈。

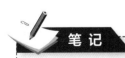

笔 记

第四章　四四部位

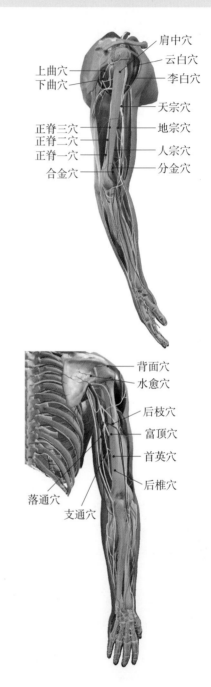

肩中穴

云白穴

上曲穴

下曲穴

李白穴

天宗穴

正脊三穴

地宗穴

正脊二穴

正脊一穴

人宗穴

合金穴

分金穴

背面穴

水愈穴

后枝穴

富顶穴

首英穴

后椎穴

落通穴

支通穴

1. 正脊一穴

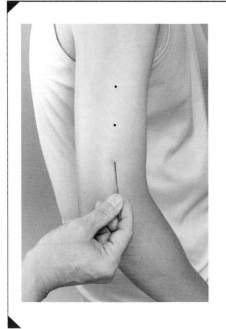

[部位] 手臂肱骨上正中央,肘横纹直上二寸为正脊一穴。

[解剖] 肝副神经、心之副神经、脊椎神经。

[主治] 脊椎骨膜炎(骨刺)、退化性脊椎骨增生症、强直性脊椎不能弯曲症、坐骨神经痛、颈椎骨刺、慢性肾盂炎。

[取穴] 手臂肱骨上中央线上,当肘横纹上二寸处是穴,手臂自然下垂取之。

[手术] 直刺五分至一寸。斜刺一寸至一寸半,由下往上刺。

2. 正脊二穴

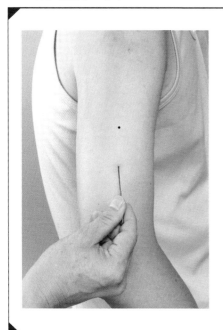

[部位] 正脊一穴直上二寸处,在肱骨上。

[解剖] 肝副神经、心之副神经、脊椎神经。

[主治] 同正脊一穴。

[取穴] 手臂自然下垂取之,在正脊一穴直上二寸肱骨上处是穴。

[手术] 直刺五分至一寸。斜刺一寸至一寸半。

3. 正脊三穴

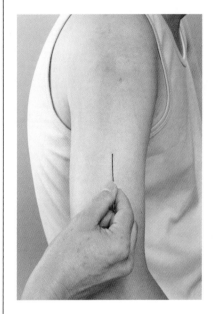

[部位] 正脊一穴直上四寸处,在肱骨上。

[解剖] 肝副神经、心之副神经、脊椎神经。

[主治] 同正脊一穴。

[取穴] 手臂自然下垂取之,在正脊一穴直上四寸肱骨上处是穴。

[手术] 直刺五分至一寸。斜刺一寸至一寸半。

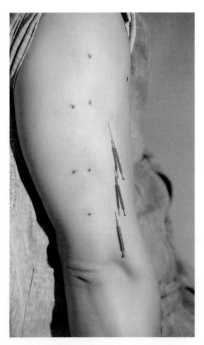

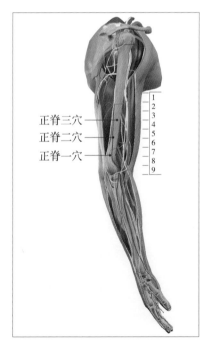

正脊三穴——
正脊二穴——
正脊一穴——

解说及发挥

此三穴成一穴组,沿着肱骨外侧缘在皮下贴骨进针,为手上臂的消骨针,与小腿部分的消骨针上下相对,与肱骨外侧的后椎穴、首英穴并旁(正脊三个穴是皮下针贴肱骨,而后椎穴、首英穴是直针贴肱骨),均用来治疗骨刺、骨骼肿大、脊椎骨病变,作者早年在天津曾大量使用。

2017年重庆彭家勇献方曰:颈椎病主方用正脊三穴配合正筋穴、正宗穴,进针即效,读者可以仿效。

ER-9 正脊一二三穴讲解及操作演示

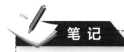

4. 分金穴

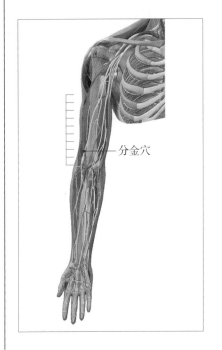

分金穴

[部位] 在后臂肱骨之前侧,距肘窝横纹一寸五分。

[解剖] 有肱二头肌,为后臂皮下神经、正中神经之分布区,有肱动脉、头静脉、心之分支神经、肺之交叉神经。

[主治] 感冒、鼻炎及喉炎之特效针。

[取穴] 手抚胸取穴,当后臂肱骨之下部中央,去肘窝横纹一寸五分处是穴。

[手术] 针深五分至一寸。合金穴与分金穴倒马应用,穴在分金穴下0.5寸。

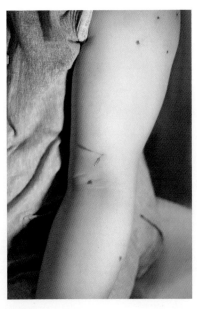

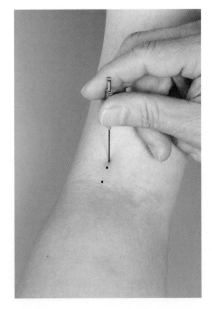

赖金雄师伯用本穴配火腑海治一般感冒。配镇静穴治慢性喉炎或咳嗽。

本穴正确位置应该在肱骨外上髁往上约一寸五分处的肘部弯陷处，抚胸取穴。

段胜德医师及陈翔峰医师用分金穴或加曲陵穴成倒马针治疗慢性咽炎多例，均取得明显效果。慢性咽炎似乎是国人的"通病"之一，可以多用此穴组来治疗，但一般要治疗十多次才能显效。又反流性食道炎导致的咽喉不适，不可以一概认为咽炎即是肺系疾病，应该考虑治疗胃病，可以针足千金、足五金来治疗。

5. 后椎穴

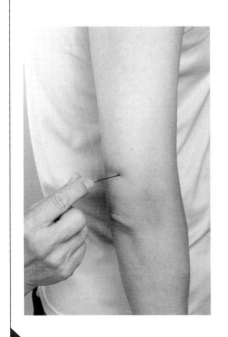

[部位] 在后臂肱骨之外侧，距肘横纹二寸五分。

[解剖] 肝副神经、心之副交叉神经、直属脊椎骨神经。

[主治] 脊椎骨脱臼、脊椎骨胀痛、肾脏炎、腰痛。

[取穴] 手臂下垂，在后臂肱骨之外侧，距肘横纹二寸五分是穴。

[手术] 针深三至五分。

6. 首英穴

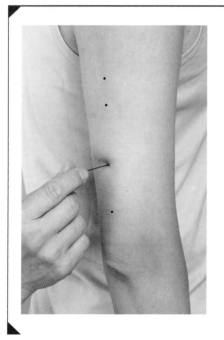

[部位] 当后臂肱骨之外侧,距肘横纹四寸五分。

[解剖] 同后椎穴。

[主治] 同后椎穴。

[取穴] 手臂下垂,在后臂肱骨之外侧,距肘横纹二寸处是穴。

[手术] 针深三分至五分。

[运用] 后椎、首英两穴通常同时用针[(即所谓回马针)赖氏有此内容],效率迅速而佳。赖金雄师伯认为后椎、首英治腰椎扭伤有时甚具特效。一般使用灵骨、大白、正宗、正筋、委中、承山等穴无效时,使用后椎、首英二穴有意想不到的效果。首英穴治臂臑麻延及肩关节者有效。

7. 富顶穴

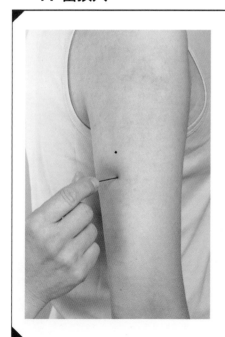

[部位] 当后臂肱骨之外侧,去首英穴二寸五分,距肘横纹七寸。

[解剖] 肝之副支神经、心之分支神经。

[主治] 疲劳、肝弱、血压高、头晕、头痛。

[取穴] 手臂下垂,在后臂肱骨之外侧,距首英穴二寸五分。

[手术] 针深三分至五分。针浅扎治疲劳、肝弱;针深扎治头痛、头昏及高血压。

8. 后枝穴

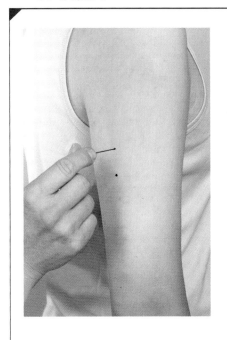

[部位] 当肩中与肘之直线上,距富顶穴一寸,离肘横纹八寸。

[解剖] 心之分支神经。

[主治] 血压高、头晕、头痛、杀菌、皮肤病、血管硬化。

[取穴] 手臂下垂,在后臂肱骨之外侧,距富顶穴一寸处是穴。

[手术] 针深三分至七分。

[运用] 富顶、后枝两穴同时下针,可治颈头疼痛扭转不灵及面部麻痹。

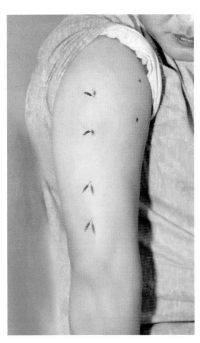

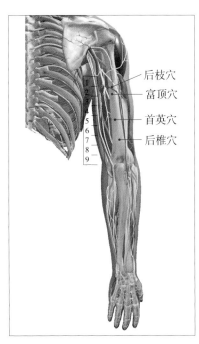

后枝穴
富顶穴
首英穴
后椎穴

1
2
3
4
5
6
7
8
9

解说及发挥

后椎穴、首英穴、富顶穴及后枝穴都在上臂肱骨之外侧,进针时均紧贴肱骨外侧,与下述的人宗穴、地宗穴、天宗穴的紧贴肱骨内侧对应。

杨维杰老师认为此穴组在三焦经上,透过肾与三焦通之理,治疗肾脏疾病和脊椎骨疾患。

作者认为本穴组四个穴为上臂消骨针,可治颈椎骨刺等骨头胀大之病,与七七部位在小腿外侧的消骨穴上下对应。

后椎穴等若由上臂沿肱骨后缘斜刺,则与正脊三针由上臂沿肱骨外侧缘斜刺均为贴骨针法,专治脊椎骨病。

9. 肩中穴

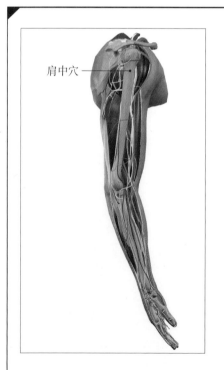

肩中穴

[部位] 当后臂肱骨之外侧,去肩骨缝二寸五分。

[解剖] 此处为三角筋部,头静脉后,有回旋上膊动脉,腋窝神经、心之分支神经。

[主治] 膝盖痛(特效针)、颈项皮肤病有特效、小儿麻痹、半身不遂、血管硬化、鼻出血、肩痛。

[取穴] 手臂下垂,自肩缝正中央向下二寸半中央是穴。

[手术] 针深五分至一寸。

[运用] 左肩痛扎右穴;右肩痛扎左穴。

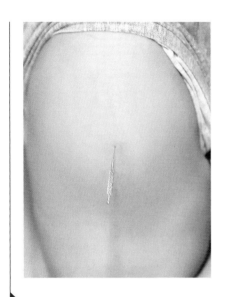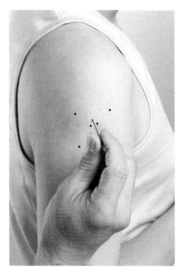

解说及发挥

　　赖金雄师伯认为本穴治膝膑骨疼痛,针后觉患部发热则病速愈;若重症,可加内关、太冲以加强效果;本穴亦治下肢无力,可配上曲、云白,或下曲、李白;本穴配中、下白或灵骨、大白治坐骨神经痛效果甚佳;本穴配云白治小腿肚疼;治膝盖痛特效,针时患部须运动;治皮肤病(颈项部)、半身不遂、小儿麻痹、肩痛(同侧);本穴治效可及于脚踝骨(尤其内踝)。

　　本穴适当肩部三角肌中央,由于范围大,取穴说法不一,作者是取肩缝下二寸五分一针,再下约五分,左右旁开也约五分,左右各一针,三针形成一底边在下的三角形。由于肩峰下滑囊在手臂自然下垂时大部分位于三角肌之下,故肩中穴亦不宜深扎以免扎到滑囊内,扎针后手臂不可大幅移动,避免万一扎到滑囊再因移动而划裂更大。本穴治膝盖疼痛,针后患部觉得有热感则病愈较速。若为重症可加针内关穴、太冲穴以加强效果。加内关穴及太冲穴是以内关穴强心,太冲穴为牵引(同时也是循经治疗)。作者2008年8月在贵州讲述董氏正经奇穴,晚上香港几位中医同道带一朋友来访,该先生右膝屈伸时会喀喀作响,想试试董针的疗效,作者为其扎左侧肩中穴,并一扎三针,十数分钟后即觉轻松,三十分钟后取针,再屈伸膝部已不作响。

说来凑巧，此时一位曾跟作者师弟左常波医师学习过董针的麻醉科医师也来访，他跟左医师学习后觉得以往所学的方法都不如董针，用董针来治病最为灵验，但个人工作需长时间站立而患膝痛，自扎内关穴、太冲穴并未见效，作者觉其人正当壮年，并无心脏衰弱之象，乃为其扎肩中一针，隔天此位麻醉科医师自谓已痊愈七八成。此例可印证虽有所谓治某病之特效穴，但最后取效仍需以辨证为要。

原在日本行医的马医师于2014年11月到北京参加作者的董针学习班，课后来信曰：2014年5月初来北京时，买了一本邱老师的书，依着葫芦画瓢，在临床治疗中试了一把。开始将信将疑，使用肩中穴配太冲治疗膝关节疾病。日本的老太太因为她们习惯跪坐的姿势膝关节病是非常多的。在一个多月里治疗了十四例患者，除一关节积液患者效果较差外，十三例无一不在三十分钟内关节活动幅度大为改善，疼痛消失或锐减，数次治疗，痊愈者过半。

肩中穴董公原书说治疗"颈项皮肤病有特效"，作者一直没有机会使用，2016年学生孙志祺治疗一患者患有十多年的神经性皮炎，瘙痒难忍，生不如死，多方治疗无效，改用针足驷马穴、肩中穴，并以肩中穴下一寸为倒马，及曲池穴、血海穴（此两穴若有效，为何病程十多年？故可不用）。治疗15天后大为改善，前后照片对比判若两人。

大连杜莹莹医师的母亲，71岁，患高血压20余年，有皮肤过敏史，血糖偏高，前一周因感冒艾灸大椎穴，灸后皮肤微红，次日灸处皮肤发痒，面积逐渐扩大，第三日大椎方圆7cm遍布水疱，皮肤红痒难耐。针取肩中，因考虑其感冒尚未完全恢复，加针灵骨、大白。次日晨起，皮肤平复如常。距针刺仅9小时，发来图片，大呼针灸之神奇！为董针之奇效折服！

ER-10-1　肩中穴讲解

ER-10-2　肩中穴操作演示

10. 背面穴

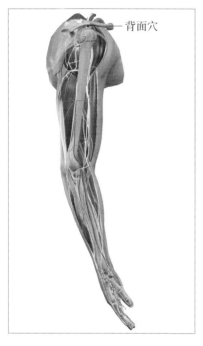

背面穴

[部位] 在肩骨缝之中央,举臂时有空陷处。

[解剖] 有三角筋、回旋上膊动脉、头静脉支、锁骨神经支、丹田神经。

[主治] 腹部发闷、发音无力。

[取穴] 举臂时,肩骨连接缝之空陷处中央取之。

[手术] 针深三分至五分。

[运用] 用三棱针可治全身疲劳、双腿发酸、呕吐、干霍乱、阳霍乱、阴阳霍乱。

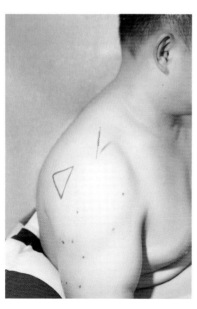

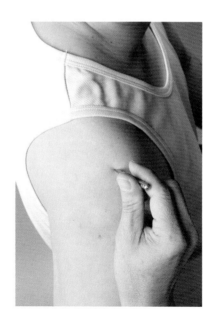

解说及发挥

赖金雄师伯说三棱针点刺出血可治全身疲劳、讲话声音细小无力及小腿无力,确实有效。

本穴按照部位及取穴说明实与肩髃穴部位相符,治疗呕吐、霍乱(应为一般下痢)与大肠经穴位的主治相关。另外董公说主治腹部发闷、发音无力,可视为肺与大肠相表里的应用。李文宪医师说肩髃、曲池"二穴皆属手阳明大肠经,大肠为肺之腑,故是法有调理肺气之特效"。

本穴若用三棱针点刺只在其周边点刺即可,不必拘泥穴位,也就没什么与十四经穴位完全不同的困扰了。

学生治疗60岁女性,突然早晨发音低沉嘶哑无力,乃感冒引起,无其他症状,取背面穴配曲池穴果然速效,病人自觉嗓子清利。此例印证赖金雄医师说本穴可以治讲话声音细小无力之说。后亦有数例声音发出费力者都有很好的效果。

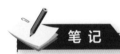
笔 记

11. 人宗穴

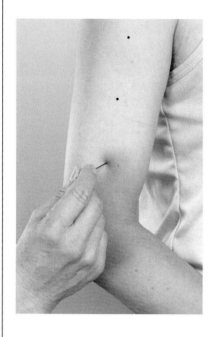

[部位] 在后臂肱骨内缘与肱二头肌间之陷处,去肘窝横纹三寸。

[解剖] 在二头膊筋之旁,有桡骨副动脉、头静脉及内膊皮神经、肺之副神经、心之分支神经、肝之副支神经。

[主治] 脚痛、手痛、肘臂肿痛难动、面黄(胆病)、四肢浮肿、脾肿大、感冒、气喘。

[取穴] 屈肘测量,以手拱胸,在后臂肱骨内缘与肱二头肌间之陷处,去肘窝横纹三寸是穴。

[手术] 用毫针,针深五分治感冒气喘,针深八分治臂肿,针深一寸二分治肝、胆、脾病。

[注意] 下针时,偏外伤肱骨,偏里伤肱二头肌,扎针部位应准确。

解说及发挥

　　赖金雄师伯说此穴配三叉三穴治坐骨神经痛。可以治膝内侧曲泉穴、然谷穴一带疼痛。

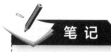
笔 记

12. 地宗穴

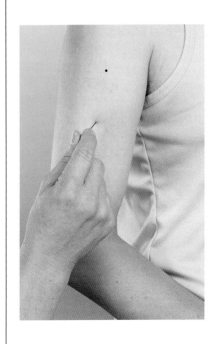

[部位] 在人宗穴上三寸处,距肘窝横纹六寸。

[解剖] 在头静脉后,有回旋上膊动脉、腋窝神经、心之支神经。

[主治] 能使阳症起死回生,治心脏病及血管硬化。

[取穴] 屈肘测量,以手拱胸,当后臂肱骨之中部内缘与肱二头肌间之陷处,亦即人宗穴上三寸是穴。

[手术] 针深一寸治轻病,针深二寸治重病,两臂之穴同时下针。

[注意] 下针时,偏外伤肱骨,偏里伤肱二头肌,扎针部位应特别准确。

解说及发挥

赖金雄师伯说本穴对肩胛冈以上疼痛有效,对舌强亦有效。

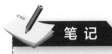
笔记

13. 天宗穴

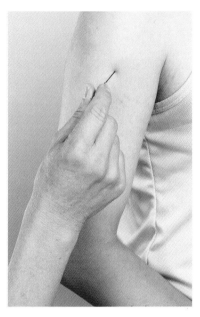

[部位] 在后臂肱骨内缘肱二头肌间之陷处,距地宗穴三寸,距肘窝横纹九寸。

[解剖] 在头静脉,有回旋上膊动脉、腋窝神经、六腑神经、小腿神经。

[主治] 妇科阴道炎、阴道痛、赤白带下(具有速效)、小腿痛、小儿麻痹、狐臭、糖尿病。

[取穴] 屈肘测量,以手拱胸,当后臂肱骨内缘与肱二头肌后部间之陷处,距地宗穴上三寸处是穴。

[手术] 针深一寸至一寸五分。

[注意] 下针时,偏外伤肱骨,偏内伤肱二头肌,取穴必须准确。

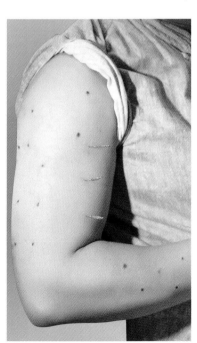

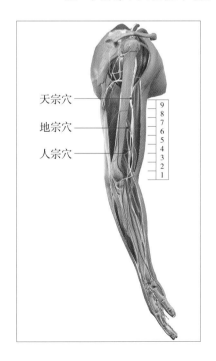

天宗穴
地宗穴
人宗穴

9
8
7
6
5
4
3
2
1

解说及发挥

　　赖金雄师伯说三宗穴同用治肩胛冈以上疼痛,不分经络(即不必分小肠经、三焦经、胆经)皆有效。治大腿内侧痛及小腿肚胀痛。治心脏衰弱引起的头痛。

　　董公说人宗穴、地宗穴及天宗穴下针时,偏外伤肱骨,偏里伤肱二头肌,扎针部位应准确。这三个穴显然是位于肱骨及肱二头肌长头之间,所谓骨与肉之间,也可视为上臂由大肠经刺向肺经内层在线的下焦、中焦及上焦,形成一个全息大倒马。

　　地宗穴能使阳症起死回生,治心脏病及血管硬化。所谓能使阳症起死回生,推测是严重晕针,或胡文智医师所提的脑出血、心脏麻痹、心绞痛、肝性脑病及脑血管阻塞等的急救。天宗穴单用的主治比较接近下面将提到的云白穴治妇科阴道炎、赤白带下等,即其部位也相接近(由此再次印证董公极重视某区段可治某疾病,而不单纯是某穴可治某疾病)。董公原著治疗狐臭的穴位除了天宗穴外尚有李白穴、后背部位的分枝上穴及分枝下穴,这些穴可以同用以治狐臭,读者可以试用。

　　地宗穴主治能使阳症起死回生较抽象难明,作者挚友邵永立先生提供一段古书以作参考:刘纯《医经小学·卷五》:"有晕针者,夺命穴救之,男左女右。取左不回,却再取右,女亦然。此穴正在手膊上侧,筋骨陷中,即是虾蟆儿上边也,从肩至肘,正在当中"(此就是肩髃穴到尺泽穴连线的中间点),此夺命穴与地宗穴相符,则地宗穴可使阳症起死回生之意,即有可能表示地宗穴能解除重度晕针体克之危。

　　学生杜杨玲报告针刺董针地宗穴(起死回生)病例如下:2018年大年初九上午11时,在海南三亚南山寺海上观音108米平台上,有一名约70岁,体型偏胖的东北阿姨(后家属反映患者有高血压、心脏病等心脑血管疾病)在登上平台瞬间出现晕倒,呼之不应,家属进行心肺复苏,无果,10分钟后当地医生赶到注射副肾上腺素,继续心肺复苏(未用其他药物),5分钟后测量血压为0,心率为0,无自主呼吸(倒气状态),无意识,5分钟后我因得知平台上有心脏病人需医生抢救的信息,赶上平台,诊查后急用20ml注射器针头深针刺患者右侧地宗穴,3~5 分钟后,患者血压迅速升至约 145mmHg/100mmHg,心率 72~110次 / 分,有自主呼吸,压迫患者眉尖神经,有轻微抗拒意识,监控 10 分钟未再出现其他异常,家属万分感谢,8 分钟后 120 急救医务工作人员赶到拉至医院。

邹本领医师以地宗穴治疗心脏病突发患者数例,皆有良效。然在此嘱读者:医生治病以安全第一,不可孟浪为之。

14. 云白穴

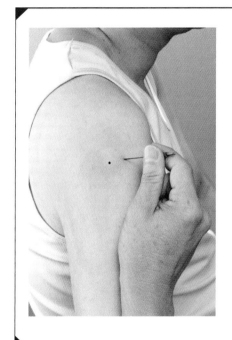

[部位] 在肩尖前约二寸,背面穴向胸方向斜下开二寸。

[解剖] 有三角筋、回旋上膊动脉、头静脉支、锁骨神经支、六腑神经、肺之副支神经。

[主治] 妇科阴道炎、阴道痒、阴道痛、赤白带下、小儿麻痹。

[取穴] 垂手取穴,当肩关节前方,骨缝去肩尖约二寸许处是穴,亦即背面穴向胸方向斜下开二寸。

[手术] 针深三分至五分。

解说及发挥

赖金雄师伯说本穴配上白治足外踝及踝关节炎。本穴配肩中治小腿肚胀痛有效。

15. 李白穴

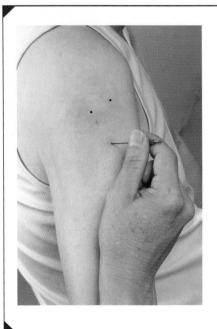

[部位] 在云白穴稍向外斜下二寸。

[解剖] 头静脉后,有回旋上膊动脉、腋窝神经、肾之副支神经、肺之支神经。

[主治] 狐臭、脚痛、小腿痛、小儿麻痹。

[取穴] 在臂外侧,从云白穴稍向外斜下二寸处是穴。

[手术] 针深三分至五分。

16. 上曲穴

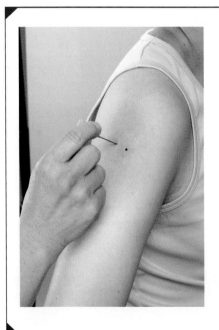

[部位] 在上臂后侧,肩中穴后开一寸。

[解剖] 有三角筋、后回旋上膊动脉、头静脉、后膊皮下神经、肾之支神经、肝之副神经。

[主治] 小儿麻痹、坐骨神经痛、臂痛、血压高、小腿胀痛。

[取穴] 在上臂后侧,即肩中穴向后横开一寸是穴。

[手术] 针深六分至一寸五分。治左臂取右穴;治右臂用左穴。

[运用] 用三棱针出血治肝硬化及肝炎。

17. 下曲穴

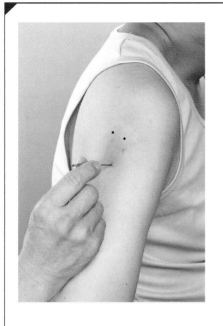

[部位] 在上臂后侧,即后枝穴后开一寸。

[解剖] 有后回旋上膊动脉、头静脉、后膊皮下神经、腋下神经、肺支神经、肝之支神经。

[主治] 血压高、坐骨神经痛(肺与肝两种机能不健全所引起者)、半身不遂、小儿麻痹、神经失灵及神经失灵而引起之骨头脱节症。

[取穴] 在肩端后直下,即后枝穴向后横开一寸是穴。

[手术] 针深六分至一寸。

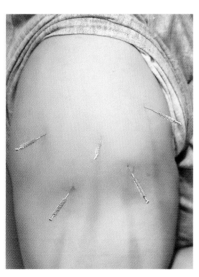

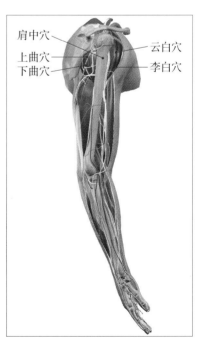

肩中穴
上曲穴
下曲穴
云白穴
李白穴

解说及发挥

1962、1963 年前后台湾小儿麻痹盛行，董公将云白、李白、上曲、下曲及肩中五穴分成上下两组（即上曲、云白、肩中及下曲、李白、肩中二组）轮扎，效果颇佳。

云白穴、李白穴、上曲穴及下曲穴可视为以肩中穴为中心，环绕着三角肌的穴群，有这种认识再配合穴位图就不难取穴。各穴除了自己的主治外，最重要的疗效为治疗小儿麻痹后下肢无力或肌肉萎缩，赖金雄师伯言"该穴组亦治任何下肢无力症"。邹本领医师依言以云白穴、李白穴、上曲穴及下曲穴、肩中穴每次取三穴，交替使用，治疗中风后遗症及其他下肢痿软无力者大有裨益，有取针即效之能。

陆建中医师及刘约翰医师说李白穴配云白穴再配地宗穴治急慢性膀胱炎，曾治英国航空公司一位空中小姐，经五次治疗即痊愈。云白穴、李白穴治妇科阴道炎、阴道痒、赤白带下有效，移治膀胱炎一定是相关性疾病。

又说李白穴配云白穴为治疗脚扭伤之特效穴，此说与上述赖金雄医师用肩中治脚踝骨扭伤相似。我们治脚扭伤一般以小节穴或配五虎穴，用肩中穴、李白穴及云白穴治脚扭伤可为另一选择。

李白穴可以治疗狐臭之说，作者并未深信，但这两年来已接触四例报告确有良效，请读者再试。邹本领医师以李白穴治疗男性阴囊潮湿、异味及龟头发痒者数例皆效。

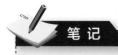

笔记

18. 支通穴

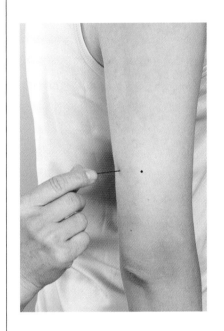

[部位] 在上臂后侧,首英穴向后横开一寸。

[解剖] 有头静脉、后回旋上膊动脉支、后膊皮下神经、肝之副支神经、肾之副支神经、后背神经。

[主治] 高血压、血管硬化、头晕、疲劳、腰酸。

[取穴] 自肩后侧直下,去肘横纹四寸五分,即首英穴向后横开一寸。

[手术] 针深六分至一寸。

[注意] 贴近肱骨后缘扎针。

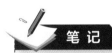

笔 记

19. 落通穴

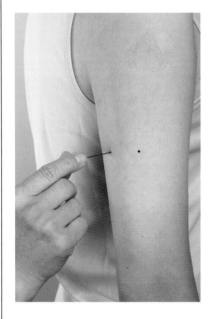

[部位] 在上臂后侧,即富顶穴向后横开一寸。

[解剖] 有头静脉、后回旋上膊动脉支、后膊皮下神经、肝之副支神经、肾之副支神经、后背神经。

[主治] 高血压、血管硬化、头晕、疲劳、四肢无力、腰酸。

[取穴] 自肩端后侧直下,距肘横纹上七寸,即富顶穴向后横开一寸是穴。

[手术] 针深六分至一寸。

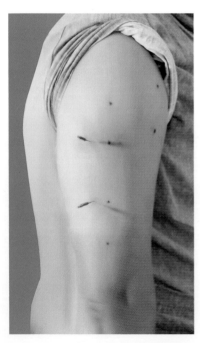

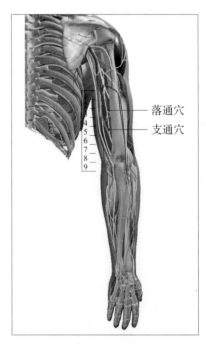

落通穴
支通穴

20. 水愈穴

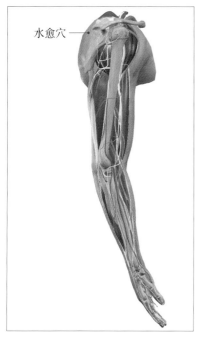

水愈穴

[部位] 在上臂之后侧,即背面穴向后横开(稍斜下)二寸。

[解剖] 有三角筋、后回旋上膊动脉、头静脉、后膊皮下神经、腋下神经、肾之支神经。

[主治] 肾脏炎、肾结石、腰痛、腿酸、全身无力、蛋白尿、臂痛、手腕手背痛。

[取穴] 自肩后直下,即背面穴向后横开(稍斜下)二寸是穴。

[手术] 针深三分至五分。

[运用] 用三棱针扎出黄水者主治肾脏之特效针。用三棱针扎出黑血者主治手腕手背痛(同侧取穴)。用三棱针扎左边穴治左臂痛,扎右边穴治右臂痛(直接治疗)。

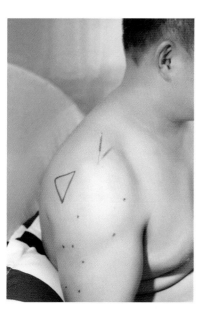

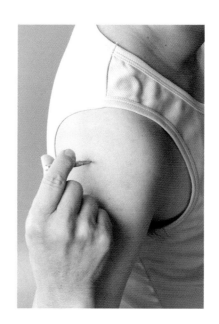

解说及发挥

　　赖金雄师伯经验："本穴在十四经肩髎穴、臑俞穴以下至臑会一带,为区域穴位,放血治灰指甲甚效,每五天或七天放血一次,约五六次即愈。"灰指甲为常见疾病,但少见病患找针灸医师治疗此病,各位读者可以试用。沈阳周志军先生谓曾实验治疗多例,效果良好。作者亦亲见其中一位病患,确实有效。运用三棱针扎出黄水者,主治肾脏之特效针。用三棱针扎出黑血者,主治手腕手背痛(同侧取穴)。

笔 记

第五章　五五部位

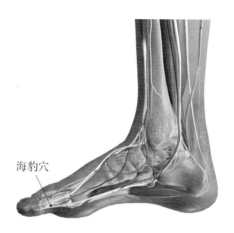

海豹穴

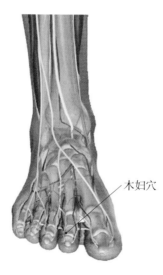

木妇穴

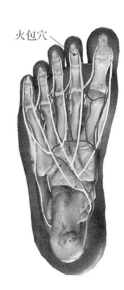

火包穴

1. 火包穴

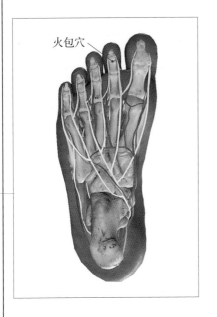

火包穴

[部位] 在足第二趾底第二道横纹正中央。

[解剖] 心之神经、肝之神经。

[主治] 心痛、肝病、难产、胎衣不下。

[手术] 用三棱针扎出黑血立即见效。用毫针针深三至五分。

[注意] 禁灸,孕妇禁针。

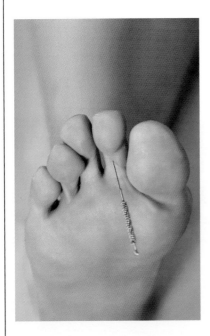

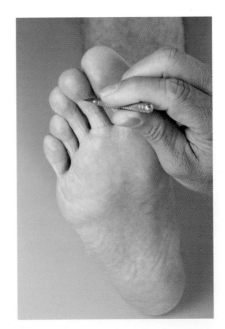

解说及发挥

赖金雄师伯说心绞痛其痛位置在膻中穴偏左,即心脏痛,其痛甚剧,在床上打滚,满头大汗。余曾治一邻妇得此病,半夜邀余往诊,未带针具,仅以手指甲用力掐穴,痛即缓解,约十五分钟即告痊愈。当时其亲戚为一西医,束手无策,见余仅用指甲掐之即治愈此疾,甚赞针灸之神奇。台湾某总医院实验认为此穴放血治疗外伤之流血不止特效,又可治心痛、肝病、难产、胎衣不下。

火包穴与奇穴的独阴穴完全一致,独阴穴亦治小肠疝气,穴位对应于一一部位的中间穴,中间穴也治小肠疝气,请读者对比一下。

作者与天津胡光初见面即传授他用此穴治心绞痛,他用之甚效,才开启了作者训练并聘他在天津专以董针治病的因缘,作者很有可能是两岸解冻后最早(1993 年)来祖国大陆以中医为业的人。

作者学生马来西亚吕小德医生来信说:"去年 12 月 15 日,我太太在家生产,我自己接生,生产后 1 个小时左右,不见胎盘出来(胎衣不下)。独取'火包穴',用大拇指抠足第二趾底,由下向上抠,大约十分钟。太太说有小便之意,去了厕所,胎盘就轻松地出来"。

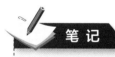

笔 记

2. 海豹穴

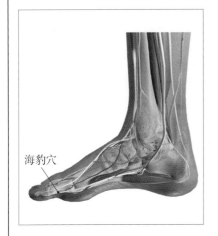

海豹穴

[部位] 在大趾之内侧,本节正中央。

[解剖] 有长大趾伸筋、浅腓骨神经、心之分支神经。

[主治] 眼角痛(角膜炎)、疝气、大指及食指痛、妇科阴道炎。

[取穴] 当大趾之内侧(即右足之左侧,左足之右侧),大趾本节正中央部(脚趾甲后)是穴。

[手术] 针深一分至三分。

[运用] 右手痛取左足穴;左手痛取右足穴。

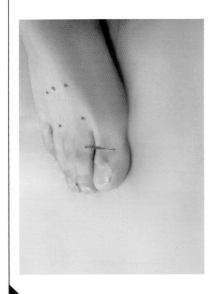

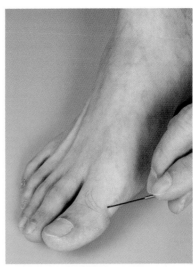

[注:垂直贴骨进针]

解说及发挥

　　邹本领医师以此穴治疗眼红目赤、小便频急者大有效验。又遇头痛恶心之症亦用此穴,应手而解。

3. 木妇穴

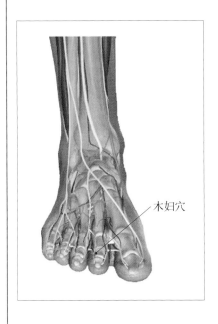

木妇穴

[部位] 在足第二趾中节正中央外开三分。

[解剖] 心之副神经。

[主治] 妇科赤白带下、月经不调、痛经、子宫炎、输卵管不通。

[取穴] 当第二趾第二节正中央向外开三分是穴。

[手术] 针深二分至四分,贴趾骨下针(用细毫针比较不痛)。

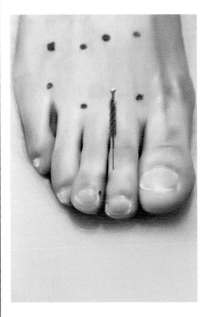

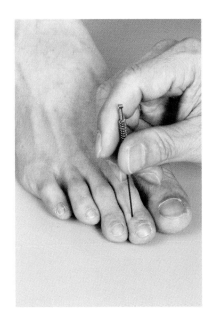

解说及发挥

赖金雄师伯说:"本穴为治白带特效穴,余之学生吴家熙喜用此穴治白带,对其疗效甚是称道"。三军总医院实验亦证明其效,誉为"妇科圣穴"。本人以其穴扎针太痛,治白带用阳陵泉,赤带用曲泉,效果甚佳。

作者则治疗此类病症喜用妇科穴及还巢穴,再配用其他对证穴位,如气虚者加灵骨穴、大白穴;痰瘀、血瘀者加足三重穴。

武汉市张丛旺医师就用此穴组配肾关穴治疗小便淋沥不尽,湿热下注的病例。如韩某,女性,75岁,自述疝气手术后四个月来,不明原因出现小便次数多且淋沥不尽,近来觉小便发热。考虑为七情内伤之惊恐伤肾,肾气不固夹湿热下注,针左海豹穴、右木妇穴、双侧肾关穴,每日一次,三次后小便数减少,热感减少,针十次后基本痊愈,两月后随访未复发。此症若是作者,可能马上考虑用大间穴、小间穴、外间穴、浮间穴,但张医师用海豹穴、木妇穴,配上治年老肾虚的肾关穴,也取得良效,真是治病无定方,以见效为要。

作者弟子吴海洲认为木妇穴治疗妇女白带要比妇科穴及还巢穴灵效。作者弟子治疗一35岁病患,此妇女20岁时曾经产下一女,2015年来做过一次人工流产,现以两侧输卵管不通来诊。针刺木妇穴、妇科穴、还巢穴、重子穴、重仙穴、三阴交、足三重(取两侧),每次择几穴施针,嘱咐其自行艾灸关元、八髎四十分钟至一个小时,共治疗两个半月,第四个月B超提示宫内妊娠,2017年5月顺产一男婴,夫妇感恩不尽。

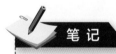

笔 记

第六章　六六部位

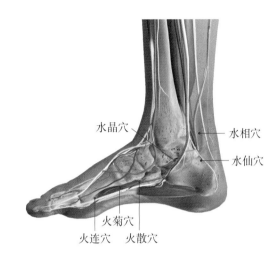

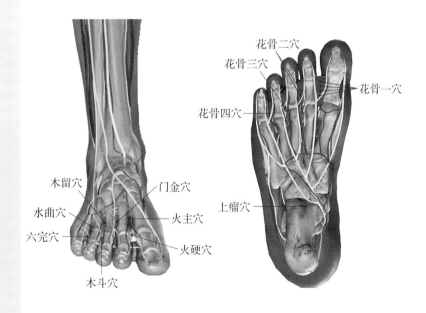

1. 上瘤穴

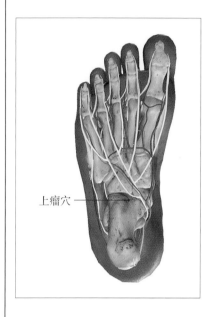

上瘤穴

[**部位**] 在足底后跟前缘正中央。

[**解剖**] 后脑(小脑)总神经。

[**主治**] 脑瘤、脑积水(大头瘟)、小脑痛、脑神经痛、体弱。

[**取穴**] 平卧,当足底后跟硬皮之前缘正中央是穴。

[**手术**] 针深三分至五分。

[**注意**] 针深过量(超过五分)会引起心中不安,忌之。

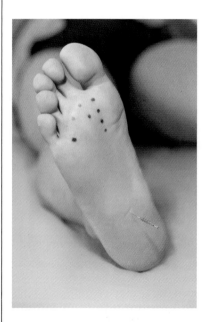

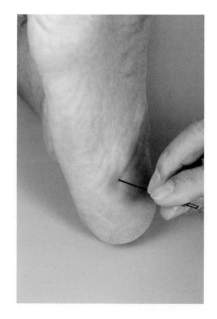

解说及发挥

赖金雄师伯说本穴对于脑震荡昏迷不醒者有效,他的李姓学生之嫂车祸脑震荡昏迷三天不醒,从台南来电话询以治法,嘱其针本穴、正筋穴,并在然谷穴附近放血,约四个小时后即醒来。

本穴正在脚底足踵前缘,董公原著将之放入五五部位,现将其归入六六部位。

本穴针深过量会引起心中不安,但对昏迷不醒之病人正好有醒脑开窍的作用。日本人的失眠穴在本穴后约一寸,以浅刺短暂留针治疗失眠,一深刺以醒脑,一浅刺以促眠,颇有意思。

陆建中医师及刘约翰医师曾治一印度籍妇人服安眠药十二年,用本穴配五花穴(脚踵正中央一穴,前后左右离开一寸各一穴,共五穴,名为五花穴。前面一穴即是前述的失眠穴)、镇静穴(即印堂穴)及地宗穴,一次痊愈,疗效可谓神奇。

作者朋友何先生车祸昏迷不醒,昏迷指数仅为3,在台北最有名的医院住院,该院医师并不看好其苏醒可能性,作者假借探病之名为其扎上瘤穴、足三重穴,隔天何先生即苏醒。上瘤穴、三重穴、正筋穴及正宗穴为董针中治疗脑震荡后遗症的要穴。《黄帝内经》对于堕坠跌伤的治疗有《素问·缪刺论》:"人有所堕坠,恶血留内,腹中满胀,不得前后,先饮利药,此上伤厥阴之脉,下伤少阴之络,刺足内踝之下,然骨之前血脉出血,刺足跗上动脉,不已,刺三毛上各一痏,见血立已。"其中取的"然骨"就是前述赖师伯用的然谷穴,《黄帝内经》尚有饮以活血化瘀快利之药、刺足跗动脉、刺三毛(即大敦穴)等治法,请读者参照取用。

李传真师伯曾用上瘤穴治疗因吸食"天使尘"(angel dust)过度而昏迷的男性患者,针后即恢复意识。上瘤穴醒脑开窍的功能真是不容忽视。

作者学生将此穴教给患者自己或者家人按摩对于失眠、头晕皆有良效。

ER-11　上瘤穴讲解及操作演示

2. 火硬穴

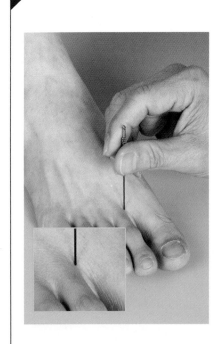

[部位] 在第一跖骨与第二跖骨之间，距跖骨与趾骨关节后五分。

[解剖] 心脏支神经、肝之副神经。

[主治] 心跳、头晕、胎衣不下、骨骼胀大、下颌痛(张口不灵)、强心(昏迷状态时使用)、子宫炎、子宫瘤。

[取穴] 当第一跖骨与第二跖骨之间，距跖骨与趾骨关节后五分处是穴。

[手术] 针深三分至五分。

[注意] 孕妇禁针、禁灸。

3. 火主穴

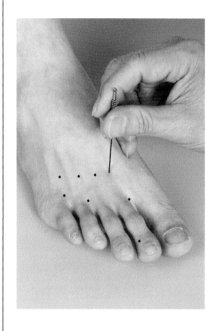

[部位] 在火硬穴上一寸。

[解剖] 心脏支神经、心脏动脉、有感腓骨神经支、前胫骨筋。

[主治] 难产、骨骼胀大、心脏病引起之头痛、肝病、胃病、神经衰弱、心脏麻痹、手脚痛、子宫炎、子宫瘤、唇喎、咽喉肿痛、癫头痛。

[取穴] 当第一跖骨与第二跖骨连接部之直前陷中取之,即距火硬穴后一寸处取之。

[手术] 针深三分至八分。治手脚痛时,左用右穴;右用左穴。

[注意] 禁灸;孕妇禁针。

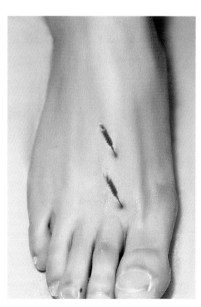

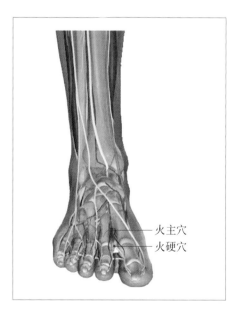

火主穴
火硬穴

解说及发挥

赖金雄师伯认为如膝肿、目痛、小便不通,在火硬穴找青筋放血。耳鸣、鼻塞及肝脾两经之病用针刺。五岭放血后,扎此穴无论收缩压、舒张压均能立降,对已中风者亦有帮助。赖金雄师伯认为火主穴对尿道痛非细菌性者、子宫出血、心下胀、膝股痛有效。口眼㖞斜配灵骨、颊车、地仓等穴。配曲池治咽喉肿痛特效。

火主穴与火硬穴的位置正好对应于掌背灵骨穴及大白穴,传统取穴中"开四关"也就是取合谷穴与太冲穴。太冲穴的取穴法为:"正坐垂足,按取第一、第二跖骨连接部之前凹陷中取之。或以指从踇趾次趾之间,循歧缝上压,压至尽处"。这种取穴法不正是火主穴吗!强调董氏正经奇穴的穴位与十四经穴位一定不同的人,说火主穴是太冲穴上五分,请问骨间尽处往上五分,针要如何进入?合谷穴也有称合骨穴者,作者偏向取此,盖为第一掌骨与第二掌骨连接部之前凹陷处,与灵骨穴相符。《素问·缪刺论》描述然谷有称然骨者,谷与骨音同也。行间穴有取第一跖骨关节前,也有取第一跖骨头后弯曲处,第二种取法与火硬穴的部位也相符,故作者以为强调董针的穴位一定不符合十四经之穴位是不必要的执着,重要的还是董氏针法,如倒马、贴骨、区域取穴等的应用,赖金雄医师在其著作上开宗明义地说明董氏正经奇穴多以段或区域取穴,不需太拘泥于尺寸。附带提一下,取用这些穴位时,理论上应针贴第一跖骨,这是因为肝经起于大趾内侧的大敦穴。

火硬穴与火主穴与十四经的行间穴与太冲穴在治疗妇科病、肝病、咽喉肿痛、口眼㖞斜等疾病基本相同。行间穴可以治心下满,而《标幽赋》:"心胀咽痛针太冲而必除"。《卧岩凌效应穴》:"神门去心内之呆痴,应在太冲",古人也有用治心病。杨维杰老师于此两穴说明甚详,例如:"本穴取名火硬,即指对心脏病变有很强的治疗作用,主治项内说强心昏迷状态时使用,临床应用确有特效""本穴位于足厥阴肝经,肝经环绕阴部,与妇科病有关,针此穴治妇科之子宫炎,子宫瘤及多种妇科病皆有效"。针对火主穴说:"本穴取名火主,即心主,盖足厥阴通手厥阴,同名经相通",火主为心主之说,揣测董公之原意可以接受,但说手足厥阴相通,与心包经有关即可为心主稍嫌勉强,因为如此说可行,那么内关穴不是更该被董公视为心主吗?

　　火硬穴为治疗颞颌关节紊乱症的特效穴,李传真师伯曾治一男性病患,两年来口不能张,只能饮流体食物度日,经针一次火硬穴,配涌泉穴、上瘤穴及涌泉、上瘤两穴连线中一穴点(即三穴成一倒马),当晚即能食用牛排,再针两天痊愈。

　　中风后尿潴留非常难以治疗,学生根据赖金雄师伯之说,在火硬穴放血,二十分钟后即生大效。

　　邹本领医师以火主、火硬解剖皆有"心脏支神经"之说,将此二穴用于心脏病、高血压的治疗,效果显著。又以火主穴配合重子、重仙用以治疗下颌关节炎疼痛,张口困难者,大都应手即瘥,甚信董针之神奇效验。

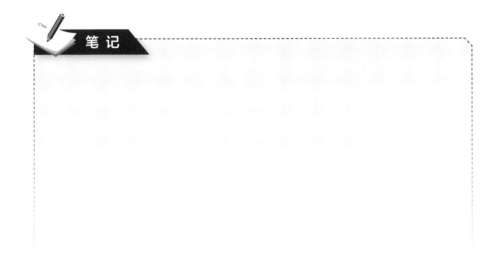

笔记

4. 门金穴

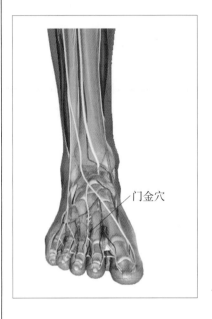

门金穴

[部位] 在第二跖骨与第三跖骨连接
部之直前陷中。

[解剖] 短总趾伸筋、第一骨间背动
脉、趾背神经、十二指肠神
经、胃之支神经。

[主治] 肠炎、胃炎、腹部发胀及腹
痛、盲肠炎。

[取穴] 当第二跖骨与第三跖骨连接部
之直前凹陷中,与火主并列。

[手术] 用细毫针,针深五分(具有
特效)。

[注意] 禁双脚同时取穴。

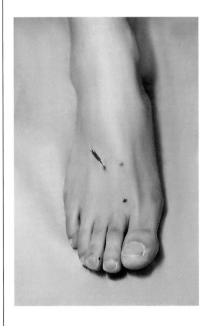

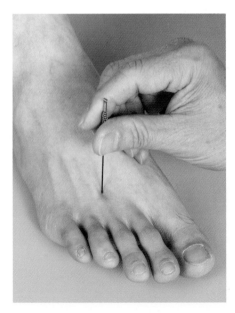

解说及发挥

赖金雄师伯说本穴为治疗急慢性肠胃炎之重要穴道,尤其夏天暑邪所致之肠胃炎最具特效,一般与腑肠穴合用,也可视状况加用肝门穴、肠门穴。赖金雄医师治一老妪轻微脱肛,针刺本穴及本穴前一寸(即内庭穴)倒马针,三次而愈。同样的倒马针用法也治偏头痛以及耳鸣、鼻炎、手中指麻木、痢疾。门金穴配合阑尾点及小腿外侧放血,是治疗急慢性盲肠炎的有效方法。

本穴与陷谷穴之部位及主治基本相同,按董针惯例,若把内庭穴也引入形成倒马可能更佳。可见董针取穴时重视节段区域,形成倒马针,拘泥在穴位与十四经穴同与不同是一种执迷。

本穴针深可透达涌泉穴,故治颠顶痛而又无针刺涌泉穴的剧痛。《肘后歌》:"顶心头痛眼不开,涌泉下针定安泰"。本穴为治疗偏头痛的特效穴,李传真师伯曾治一位11岁正值青春期的女孩,患剧烈偏头痛,针下后即痛止而不再嚎哭。

本穴治鼻塞及腹胀有效,配灵骨穴尚可治腹痛。本穴可以治疗肩前部痛不可忍者,盖与解溪穴治疗肩周炎的道理一样吧。本穴医治太阳穴痛、肠鸣、四肢厥冷及散热消肿,其效能数之不尽,皆取其穴在足阳明,而有升阳疏散之功。

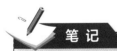

笔 记

5. 木斗穴

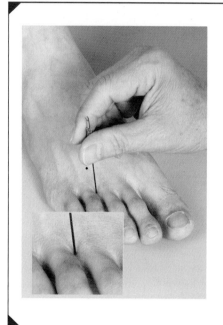

[部位] 在第三跖骨与第四跖骨之间，距跖骨与趾骨关节五分。

[解剖] 脾神经、肝神经。

[主治] 脾肿大(硬块)、消化不良、肝病、疲劳、胆病、小儿麻痹。

[取穴] 当第三跖骨与第四跖骨之间，距跖骨与趾骨关节五分处是穴。

[手术] 针深三分至五分。

6. 木留穴

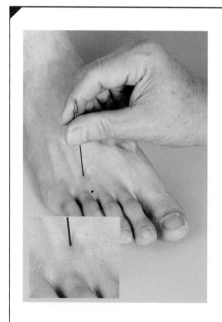

[部位] 在第三跖骨与第四跖骨连接部之直前陷凹中，距跖骨与趾骨关节一寸五分。

[解剖] 肝神经、脾神经。

[主治] 白血球症、脾肿大、消化不良、肝病、疲劳、胆病、小儿麻痹。

[取穴] 当第三跖骨与第四跖骨连接部之直前陷凹中，距木斗穴后一寸处是穴。

[手术] 针深三分至五分。

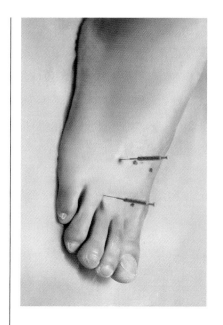
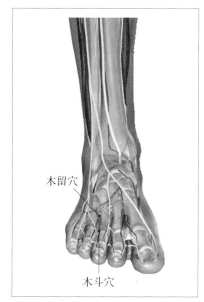

木留穴

木斗穴

解说及发挥

　　董公曾治一妇人锁骨窝里长一癌瘤(西医检查如此说),为针上穴配腑肠一二,仅一次即消,约八次愈,未再复发。所以说此穴对锁骨及肩髃部癌瘤有特效。

　　赖金雄师伯治疗舌强言语困难,针本穴配合三重穴有良效;中指、无名指不能弯曲,针本穴有效;白细胞增多症、脾肿大、舌强难言,本穴与木斗回马针,左右二侧同取;治全身任何地方之麻木属气血不通者特效(属血虚者无效);扎针数日后,麻觉未除者扎此穴即解;配合足三重治三叉神经痛(即第二叉,张口会痛者),非常特效;耳中神经痛扎之立效;又治缺盆上下疼痛特效。

　　十四经在此部位未标示穴位,仅有胃经支脉经过,主治亦以脾胃之病为主。近代韩国人有脾大穴者,号称能治肝脾肿大,实则为剽窃木斗穴及木留穴而来。韩国人极重视董针,有董氏正经奇穴韩文版,每穴附一图,并有真人针刺照片，又有韩国人说董氏正经奇穴学是杨维杰老师首传至韩国，再传到美国，又由美国辗转传至中国的，在此作者就此做正式声明：杨维杰老师早在所著《董氏奇穴针灸学》由中医古籍出版社1995年出版发行之前即在中国传播董针。杨老师确实曾去韩国讲课数次，但董针并非从韩国传回中国。杨老师又往返于世界各地，才使董氏正经奇穴学风靡于世界，在董针的推广上杨维杰老师是当之无愧的第一人，也可谓功劳第一！

木斗、木留在胃经的分支上，董公原书说可用来治疗白血球症（不清楚所指为何病）、脾肿大等，但赖金雄师伯指出此穴位治疗耳中神经痛（不清楚所指为何病），刺此有立竿见影之功。通辽王庆文医师精通耳鼻喉科，循此思维用木斗、木留来治疗耳痛：患者剧烈耳痛，耳镜下可见鼓膜呈紫蓝色，此为血性物质进入鼓膜夹层，形成血疱刺激神经引起剧痛。第一例患者为王医生的表妹，因为有孕在身，坚不用药，无奈之下乃试针对侧木斗穴、木留穴，针后痛止。次日不复诊，电话追问，得知针后未再疼痛，未服任何药物。以后有几例小儿患者均针后痛止，相约再来诊治，鲜有践约者，盖均不再疼痛。偶有再诊者，耳镜下见血疱平复，没有用药的必要。以上用木斗、木留治疗"耳中神经痛"的案例供读者参考。

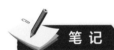

笔 记

7. 六完穴

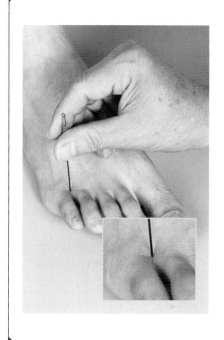

[部位] 在第四跖骨与第五跖骨之间,距跖骨与趾关节五分。

[解剖] 肺之分支神经、肾之支神经。

[主治] 止血(包括跌伤、刀伤出血或是打针血流不止)、偏头痛。

[取穴] 当第四跖骨与第五跖骨之间,距跖骨与趾关节五分处是穴。

[手术] 针深三分至五分。

[注意] 单脚取穴,孕妇禁针。哮喘、肺病、痰多、体弱均禁用此穴。

解说及发挥

　　董公医治王先生左半身不遂,曾用本穴合三重穴,针三次后,腿有力且能弯曲,六次后可由家人搀扶助行,两个月后已能自行走至董公诊所治疗。

　　赖金雄师伯说本穴可治耳聋眩晕不能言语(梅尼埃综合征)、脑充血、肺充血(胸胁支满)、咯血等症,依症状配穴治之。本穴有止血之功,拔牙后出血不止者,针之尤见特效,但牙龈内残留牙齿碎片而造成出血者无效,仍要请牙医将碎片取出为是。若出血量多不止者,可能伤及动脉,宜尽速请牙医处理。本穴配驷马穴治肩后侧痛。

8. 水曲穴

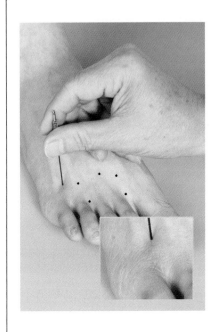

[**部位**] 在六完穴后一寸处。

[**解剖**] 肺之分支神经、肾之支神经。

[**主治**] 腰痛、四肢浮肿、腹胀、颈项
　　　　神经痛、妇科子宫多病。

[**取穴**] 当第四跖骨与第五跖骨之
　　　　间,距六完穴一寸处是穴。

[**手术**] 针深三分至一寸。

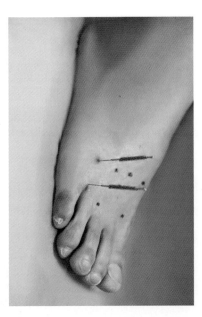

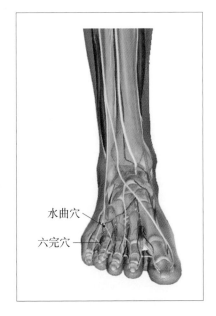

水曲穴

六完穴

解说及发挥

赖金雄师伯说本穴对手腕无力有特效。台湾某总医院则认为本穴能用于减肥,请读者参考应用。

杨维杰老师主张水曲穴应与临泣穴相符,但临泣穴是在小趾伸肌腱外侧,水曲穴应位于小趾伸肌腱内侧的地五会穴略后方,两跖骨交合处,与足临泣穴隔小趾伸肌腱相对。对本穴的应用主要参照临泣穴的主治,故治耳鸣;又认为本穴为木经木穴,祛风的效果很好,可处理神经痛、筋紧之病;又引《灵枢·经脉》说:"少阳主骨",本穴为胆经俞穴,又贴骨进针,故治疗骨痛效果良好。

作者学生以六完、水曲治疗腹泻,并配合阴陵泉等用治减肥,疗效颇佳。

四川王国刚医师以六完、水曲双侧取穴,在皮肤裂伤清创缝合中应用,止血效果明显,对四肢部的止血效果等同于止血带压迫,这样的病例有 30 例左右。又针双侧肩中、六完、水曲对鼻出血(尤其是常规止血不明显的)止血作用显著,针下 10 分钟内能止血,这样的病例在小学生中有 100 例以上,顽固性的 10 例以上,均未辅助其他方法。王医师说他的单位临近学校,他对于学生的针灸都是免费的,所以学生的病例很多。

邹本领医师曾治疗一月经淋漓不净月余的患者,针六完、水曲后,阴道流出脓血样液体近 10 毫升,之后经血遂渐止。

作者弟子湖北黄石的胡军医师治一男青年,30 岁,大腹便便,该病人颈腰不适,仅针水曲一针,留针 40 分钟,取针后,颈椎舒适,腹部居然明显小了,那人非常高兴,觉得太不可思议。以后如果把水曲以及前述的土水穴,后面七七部位的足三重穴合用来治疗大腹便便也许可以为针刺减肥创出一套方法。

9. 火连穴

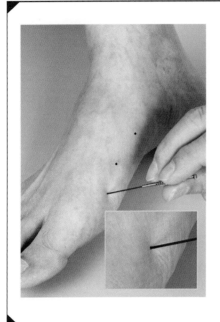

[部位] 在第一跖骨内侧,距趾骨与跖骨关节后一寸五分。

[解剖] 心之分支神经、肾之副支神经。

[主治] 血压高而引起之头晕眼昏、心跳、心脏衰弱。

[取穴] 当第一跖骨内侧,距趾骨与跖骨关节后一寸五分。

[手术] 针深五分至八分,针沿第一跖骨底缘扎入,与跖骨成直角。

[注意] 单脚取穴,孕妇禁针。

10. 火菊穴

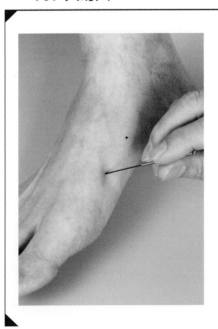

[部位] 在火连穴后一寸。

[解剖] 心之分支神经、肾之副支神经。

[主治] 手发麻、心跳、头晕、脚痛、高血压、头脑胀、眼昏、眼皮发酸、颈项扭转不灵。

[取穴] 当第一跖骨内侧,距火连穴后一寸处是穴。

[手术] 针深五分至八分,针与跖骨成直角,沿跖骨底缘扎入。

[注意] 单脚取穴,孕妇禁针。

解说及发挥

　　赖金雄师伯说火连穴治高血压(肝阳亢进)及中风后神志不清有效。火连、火菊治前头痛、后头痛、颈部痛有效。

11. 火散穴

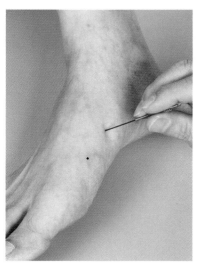

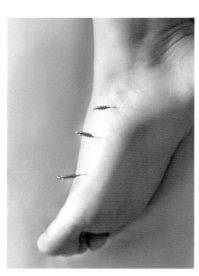

[部位] 在火菊穴后一寸。

[解剖] 心之分支神经、肾之分支神经、六腑副神经。

[主治] 头痛、脑胀、眼角痛、肾亏、头晕、眼花、腰酸、背痛。

[取穴] 当第一跖骨内侧,距火菊穴后一寸处是穴。

[手术] 针深五分至八分,针横沿跖骨底缘扎入。

[注意] 单脚取穴,孕妇禁针。

[运用] 火连、火菊、火散三穴可同时下针,立治以上各症及脑瘤、脑膜炎。但注意单脚取穴,不可双脚同时下针。

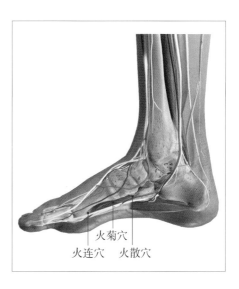

火菊穴

火连穴　　火散穴

解说及发挥

赖金雄师伯说火连、火菊、火散诸穴均贴骨下针。本穴治脑瘤、脑膜炎有效。

12. 水相穴

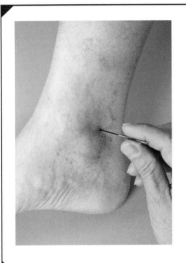

[部位] 在内踝骨之后,跟筋前缘陷处。

[解剖] 肾之支神经、脑神经。

[主治] 肾脏炎、四肢浮肿、肾亏而引起之腰痛、脊椎骨痛、妇科产后风、白内障。

[取穴] 在跟筋前缘陷处,当内踝骨尖之直后二寸处是穴。

[手术] 针深三分至五分,或过量针亦可(即针沿跟筋前缘扎透过去)。

13. 水仙穴

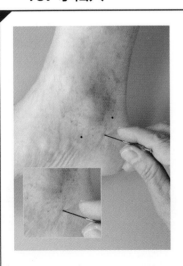

[部位] 在内踝骨直后之下二寸,跟筋前缘陷处。

[解剖] 同水相穴。

[主治] 同水相穴及肾亏之背痛。

[取穴] 在水相穴直下二寸处取之(即太溪穴下2寸处取之)。

[手术] 针深五分。

14. 水晶穴

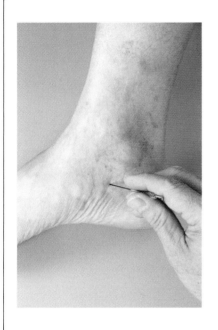

[部位] 在内踝尖之直下二寸。

[解剖] 子宫神经。

[主治] 子宫炎、子宫胀、子宫瘤、小腹气肿胀闷。

[取穴] 当内踝尖直下二寸处是穴。

[手术] 针深五分至一寸。

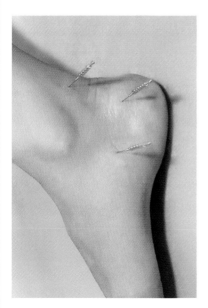

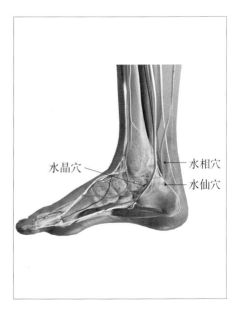

水晶穴　　水相穴　　水仙穴

解说及发挥

　　赖金雄师伯说水相配中白治前额痛;配正宗、正筋治后头痛;配肾关、人皇治视物双影及飞蚊症。

　　水相取穴位置与十四经的太溪穴无异,不必争论,董公对此穴用法另有发挥也是事实。太溪穴为重要大穴,各家发挥甚多,张士杰教授以此穴治百病,有张太溪之誉。

　　武汉刘丽医师及陈翔峰医师验证此穴治疗颈痛、手麻,效果显著,疗效确切,对于一般颈椎病手麻症状,基本可以当场见效,严重者也可减轻手麻症状,治疗病例较多,一般运用时配合复溜穴、水泉穴或水仙穴,针刺时要求有麻感。如治刘某,女性,40岁,颈痛伴一侧手指麻木数月,夜间尤甚,给予对侧水相穴配水仙穴针刺,嘱其活动患侧颈部,当即觉颈部放松,手指麻木减轻。此穴近照海穴,照海取穴正坐垂足或仰卧位,照海穴位于人体的足内侧,内踝尖下方凹陷处。

　　邹本领医师以水相、水仙、水晶、肩中、上曲、下曲等穴位交替使用用于中风后遗症的下肢活动不灵,治疗十余例疗效显著。

15. 花骨一穴

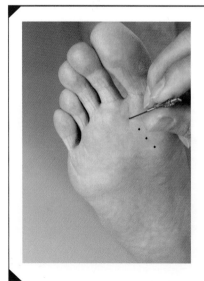

[部位] 在足底第一与第二跖骨之间。

[解剖] 脾、肺、肾神经。

[主治] 沙眼、眼角红、眼皮炎、眼迎风流泪、怕光、眉棱骨痛、鼻骨痛、头痛、牙痛、耳鸣、耳聋。

[取穴] 当足底第一与第二跖骨之间,距趾间叉口五分一穴,又五分一穴,再五分一穴,再八分一穴,共四穴。

[手术] 针深五分至一寸。

16. 花骨二穴

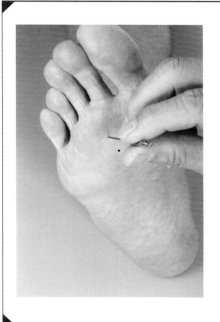

[部位] 在足底第二与第三跖骨之间。

[解剖] 脾之神经。

[主治] 手指无力、手臂痛。

[取穴] 当足底第二与第三跖骨之间,距趾间叉口一寸一穴,又五分一穴,共二穴。

[手术] 针深五分至一寸。

17. 花骨三穴

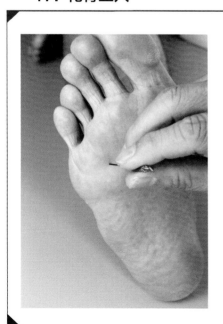

[部位] 在足底第三与第四跖骨之间。

[解剖] 脾之神经。

[主治] 腰痛、坐骨神经痛、脊椎骨痛。

[取穴] 当足底第三与第四跖骨之间,距趾间叉口二寸处是穴。

[手术] 针深五分至一寸。

18. 花骨四穴

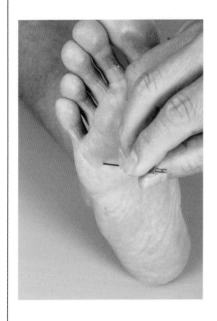

[**部位**] 在足底第四与第五跖骨之间。

[**解剖**] 肺之神经。

[**主治**] 脊椎骨痛、坐骨神经痛、小腹痛、胃痛、止血。

[**取穴**] 在足底第四与第五跖骨之间,距趾间叉口一寸处是穴。

[**手术**] 针深五分至一寸。

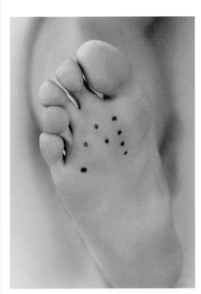

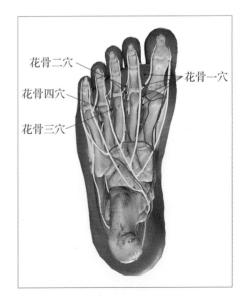

花骨二穴
花骨四穴
花骨三穴
花骨一穴

以上穴位均在足底,针之甚痛,作者从不取用,为尊重原著,仍然录入。

第七章　七七部位

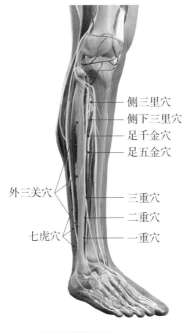

側三里穴
側下三里穴
足千金穴
足五金穴
外三关穴
三重穴
二重穴
七虎穴
一重穴

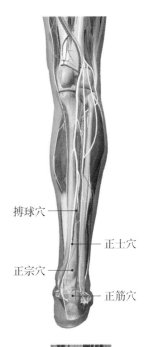

搏球穴
正士穴
正宗穴
正筋穴

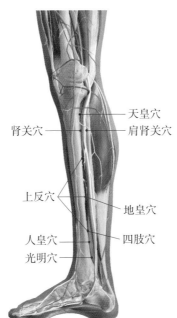

天皇穴
肾关穴
肩肾关穴
上反穴
地皇穴
人皇穴
四肢穴
光明穴

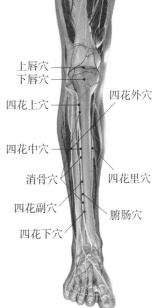

上唇穴
下唇穴
四花上穴
四花外穴
四花中穴
消骨穴
四花里穴
四花副穴
腑肠穴
四花下穴

1. 正筋穴

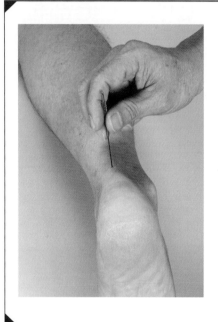

[部位] 在足后跟筋中央上，距足底三寸五分。

[解剖] 脊椎骨总神经、脑之总神经。

[主治] 脊椎骨闪痛、腰脊椎痛、颈项筋痛及扭转不灵、脑骨胀大、脑积水。

[取穴] 当足后跟筋之正中央上，距足底三寸五分是穴。

[手术] 针深五分至八分(针透过筋效力尤佳)，体壮可坐姿扎，体弱者应侧卧扎。

2. 正宗穴

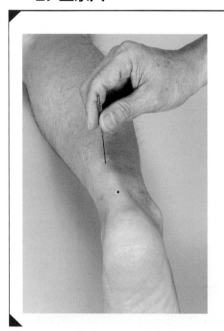

[部位] 在正筋穴上二寸处。

[解剖] 同正筋穴。

[主治] 同正筋穴。

[手术] 同正筋穴。

[取穴] 当足后跟筋之正中央上，距正筋穴上二寸处是穴。

[运用] 正筋、正宗两穴相配用针。

3. 正士穴

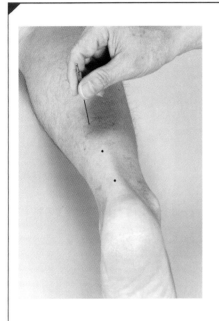

[部位] 在正宗穴上二寸处。

[解剖] 肺之分支神经、脊椎骨总神经。

[主治] 肩背痛、腰痛、坐骨神经痛。

[取穴] 当足后跟筋之正中央上，距正宗穴上二寸处是穴。

[手术] 针深五分至一寸。

（注：正筋、正宗、正士合称三正穴。）

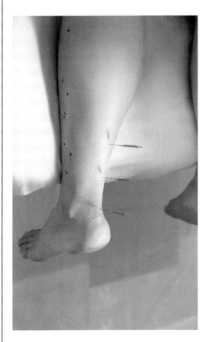

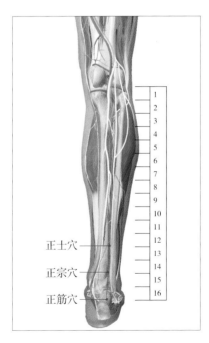

正士穴

正宗穴

正筋穴

1
2
3
4
5
6
7
8
9
10
11
12
13
14
15
16

解说及发挥

　　赖金雄师伯说正筋穴的正确位置在两踝尖连线中央跟腱上,为治疗脑震荡之特效穴。正宗、正筋二穴对腰扭伤有良效。对落枕具特效。对后项痛、后头痛有效。赖金雄师伯说正筋、正宗、正士一般仅取正筋、正宗二穴,但对于重症背痛、腰痛、后头痛则可三穴同时取用。本穴组有疏通脑部及脊椎气血之作用(非补穴),配上瘤穴可治脑瘤。本穴组亦治脊椎长软骨、颈部长软骨。

　　作者在上瘤穴的解说中曾引《素问·缪刺论》说人有所堕坠可饮以活血破血之利药,并在然谷穴处放血,故治脑震荡可先在然谷穴附近血络放血,再扎本穴组。赖金雄师伯赴美国参加加州针灸医师考试,其友人与墨西哥人开玩笑,被一拳中头,跌倒后头部又撞到柱子,经过十来分钟开始头晕呕吐,赖医师认为是脑震荡,针正筋穴一次而愈。读者可试从小凳子般的高度跃下,并以足跟着地,感觉传递至腰部、颈椎以及头部的震荡,一定可以体会到董公以此穴组治疗脑震荡等头颈病之意。

　　本穴组正确位置在跟腱上,正对在两踝尖连线与跟腱相交处为正筋穴,其上两寸为正宗穴,再上两寸为正士穴。正确取穴位置是患者俯卧,双脚置于床缘之外,这样患者舒适,术者便于取穴。

　　董公治右耳后长瘤的患者,针正筋穴后半小时即消失,想必是瘀血停留或气瘤一类,否则不可能半小时即消。

　　本组穴治疗腰部及两板筋疼痛有效。

　　李传真师伯在应用本穴组时有精彩的发挥,作者大略翻译以飨读者。"一位22岁男性患者,4年前车祸导致颈椎断裂,并自颈部以下瘫痪,双手也越来越无力,用尽所有方法之后来求我(李传真医师)治疗,其枕骨部风府穴附近时觉剧痛非常,因此认为此处仍有瘀血阻碍阳气之流通,经扎治本穴组(即正筋穴、正宗穴)两次后,枕部剧痛稍减,三次后病人自觉呼吸较顺畅,四五次后病人自觉身体较暖和,数星期后已不需热水以温其手。基于此例,我认为此穴组与督脉有关,并可增加身体的阳气。从此我治疗脊椎或颈椎病兼有阳气不足及身体欠温者,均配以此穴组,病人大都反映身

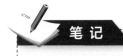体加温并觉舒适。"

李传真师伯另一病例:"一 50 岁伐木工人被树木击中,颈椎猛烈后仰,自此发生剧烈头痛,服食止痛药已无效,仅能每 3 小时注射吗啡一次,如此连续两年,曾经发生五次心脏病,此乃为止痛药所引起的。最后有一医师建议他来找我诊治。经扎此穴组 45 分钟后,我要求他轻轻摇头,病人不觉疼痛,我再要求他大力摇头,病人也不觉疼痛,取针后病人仅觉头晕,乃针足三里穴以补其元气。病人起床后直呼不可思议,他的太太进来后得知此状况也直呼不可思议。我要求病人以后不可做粗重的工作,但病人在家中因觉无聊去整理花圃,而再感头痛,只得再来求治,经扎数次后就此痊愈。"

邹本领医师以正筋、正宗针治落枕、颈椎病引起的眩晕、颈项不适,下针皆可症状大减,效验者不计其数。

ER-12　正筋正宗正士讲解及操作演示

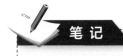笔记

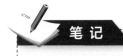

4. 搏球穴

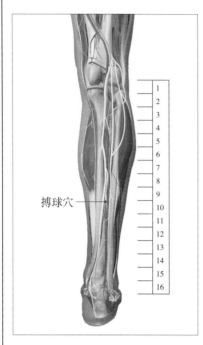

搏球穴

[部位] 在正士穴上二寸五分。

[解剖] 心之分支神经、肺之副支神经。

[主治] 腿转筋、霍乱、腰酸背痛、鼻出血。

[取穴] 平卧，脚跟用软垫垫高，当下腿后侧，在正士穴正上二寸五分，即腓肠肌之下缘是穴。

[手术] 针深一寸至二寸，以针尖抵骨效力最佳。

[运用] 与四花中穴配用，主治霍乱转筋及肾亏。

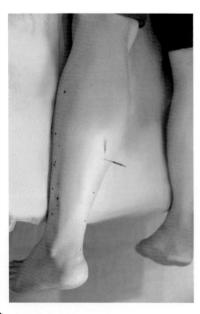

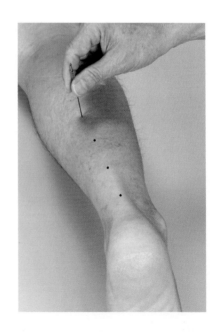

解说及发挥

赖金雄师伯以本穴为治膏肓穴处痛之要穴,百分之五十患者针之有效,尤其是外伤引起者,其效更佳。本穴为治破伤风及肌肉痉挛之要穴。1983年5月,台中县易先生因坐骨神经痛至沙鹿某医院治疗,经医师诊断疑为软骨压迫神经,打药至脊椎中照相以确定病因,未料药物过敏,引起坐骨神经痛更严重,痛至小腿腓肠肌颤动(跳动)不已,既不能坐,也不能卧,腰也伸不直,弄得家人惶惶不可终日。医师告以此药物过敏须半年后方能消失,转至台北某外科治疗,亦告无效。后来经人介绍至余在台北之诊所,经用各种穴组治之亦不能缓解其痛苦。最后想起小腿肌肉跳动亦属痉挛之严重者,乃为针双搏球穴,当场病减,能卧下,留针两小时后回医院,晚上由林石蜂医师至医院为针本穴,留针睡觉。以后林医师每日早上去医院为他扎针,留针二至三小时不等,由其家人取下;晚上再至医院扎针,留针睡觉,经三星期左右之治疗,遂告痊愈。

作者按,前辈有言膏肓穴附近疼痛以此为要穴,有五成的显效率,其中以外伤造成者尤见其效;但依作者多年的经验仍然认为重子穴及重仙穴最好,有效率在80%以上。

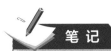

笔 记

5. 一重穴

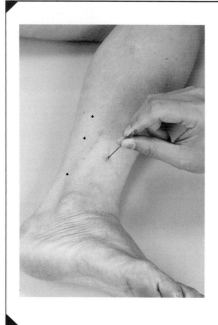

[部位] 在外踝骨尖直上三寸,向前横开一寸。

[解剖] 心之分支神经、肺之分支神经、脾神经。

[主治] 甲状腺肿大(心脏病引起)、眼球突出、扁桃体炎、口喝眼斜(面神经麻痹)、偏头痛、痞块、肝病、脑瘤、脑膜炎。

[取穴] 当外踝骨尖直上三寸,向前横开一寸处是穴。

[手术] 针深一寸至二寸。

6. 二重穴

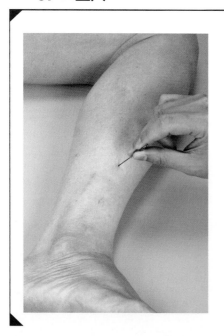

[部位] 在一重穴上二寸。

[解剖] 同一重穴。

[主治] 同一重穴。

[取穴] 当一重穴直上二寸处是穴。

[手术] 针深一寸至二寸。

7. 三重穴

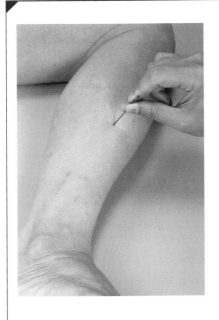

[部位] 在二重穴直上二寸。

[解剖] 同一重穴。

[主治] 同一重穴。

[取穴] 当二重穴直上二寸处是穴。

[手术] 针深一寸至二寸。

[运用] 一重、二重、三重穴同时下针
（即所谓回马针），为治上述各
症之特效针。

（注：一重穴、二重穴、三重穴
合称亦名三重穴。以下云三
重穴均指此合称穴组而言。）

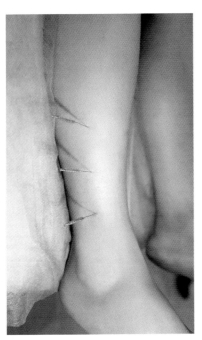

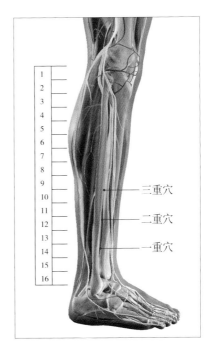

解说及发挥

董公用三重穴治乳瘤、食管癌、舌下腺癌之初期皆有良效(但癌症愈后忌食鱼虾)。

赖金雄师伯说三重穴为董师治中风之重要穴道。配木留穴治舌强言语困难;配六完穴治半身不遂;治偏头痛、三叉神经痛具有神效;治脑震荡头痛后遗症有神效。在台北诊所曾治一印尼小孩,五岁大,四肢挛急,只会讲"OK"等简单语言,为扎三重约十余次后,语汇增多,并较顽皮。又用三重治一患瘰痫病童,针后亦较会"作怪"。这可能是三重穴能改善脑细胞之故。上腹部胀大者易罹中风,可扎三重穴即会变小,且预防中风。配通天、通关、通山治甲状腺功能亢进特效,亦治疗甲状腺肿大;治疗乳房硬块特效(二十次以内可愈);鱼刺鲠喉针三重穴极效;也治胁下痛;鼠蹊骨上三四寸之小腹生疮有效(作者按:鼠蹊骨应是指曲骨);用于治髂骨下痛可用木留穴,若长硬块疮瘤则配三重穴以破气血之结;三重穴治肩关节痛、上臂痛、下臂痛、手腕痛有效;三重穴治小儿睡中咬牙。治皮肤病、瘀块用双侧;口眼㖞斜用健侧。

一重穴的穴位为外踝尖上三寸,往前一寸,紧贴腓骨进针,此处腓骨与胫骨相距甚近,进针较难。作者常用的手法是以手指模着腓骨往胫骨方向推,觉指下陷凹处进针,一般均可顺利将针刺入约一寸半至二寸,若进针时觉针尖碰触骨头,宜稍稍退针,认准方向再进针。二重穴及三重穴因穴位处的腓骨与胫骨距离较宽,只要坚持贴腓骨进针,刺入二寸甚易。一重穴的位置与悬钟穴相符(悬钟穴位一向有所争议,作者认为悬钟穴在腓骨前缘,与一重穴相符),二重穴与光明穴、三重穴与外丘穴相符,但董公均三穴同取,主治与十四经所言并不相符。董公认为三重穴同用为治中风之重要穴道,具有破气行血之功,尤其对于脑部具有强烈作用。"破气行血"为应用三重穴的眼目,破气行气以化痰瘀,行血以活血破血,为活血化瘀重要穴组,应用得手可治疗多种疾病,不仅限于中风后遗症。赖金雄师伯最擅长应用此穴组。

因为本穴有活血化瘀、改善脑部血液循环之功,作者治疗中风后遗症、一氧化碳中毒、老年痴呆等都是以三重穴为主穴,另配补气的灵骨穴、大白穴,补肾的肾关穴,舌强失音、语言困难、吞咽困难、流涎可加配八八部位的失音穴,视病症灵活配穴,不必拘泥。

陈渡人师伯曾亲自经历董公的治疗:"余(陈渡人本人)在北投新星窑业公司开会时,突感喉部不舒服,一小时之后,口液如注,口腔难开,肿痛及耳,知为喉蛾,处方制药,势已不及,乃急乘小包车到台北市某喉科医师求治,检查后,断定为"单蛾",将封喉……余师董景昌在耳部、颈部、四花穴部放出黑血十余滴,加针三重穴,留针二十分钟,病势立舒,面色恢复为正色,口又能言。"

胡文智师伯说用三重穴搭配八八部位的三泉穴治疗口喎眼斜病患 316 例中,除两例是属先天性的仅有减轻,其他 314 例全部痊愈。

作者印象中最觉不可思议的为一患口眼喎斜已 30 年的病患,虽杨维杰老师直言无法治疗,但患者坚持一试,经扎足三重穴 3 个月,并服用对证中药,竟然不再喎斜,此为作者亲见之奇迹,到今天作者仍觉得难以置信。

作者在天津曾治一男性中风后遗症病人,患有错语症,答非所问,例如问其吃饭否,可能回答去看戏了,经用上述穴组治疗一段时间后,他女儿说:父亲开始会吵着要回老家,作者说:你不是有进步吗? 为何要回去呢? 病人竟回答说感觉进步不大,当下旁观众人均哄然大笑,盖其回答已不错语了。也曾经治疗一氧化碳中毒后遗症不能自理生活的病人,最后进步到能自理大小便。

作者 2011 年治一妇女,T_4、TSH 指数均正常,TBG 徘徊于 100ng/ml 处(正常应小于 25),超声检查左侧甲状腺上生一肿瘤(不是甲状腺本身肿大),3 年来发展成 3cm 大,右侧约 1cm,服药两年余,每三个月检查一次,似有增大之势,经作者以足三重穴配外三关穴(左右交替)针治两个半月(未停服西药),TBG 降至 31ng/ml,接近正常,其主治西医说以后半年检查一次就好了,患者自行触摸肿块也有变小趋势,原来经年承受的癌变压力,一下子几近解除,印证了三重穴的功效。因为有此经验又收治另一妇女,状况类似,左侧已做手术,右侧又增大,截至 2011 年 9 月治疗 10 次左右,肿块明显变小。

池琛师伯曾治一患三叉神经痛的陈姓妇人,经西医久治无效,数度自杀未遂,后经池医师以三重穴治疗十余次而获痊愈。陆建中医师及刘约翰医师应用本穴也治愈不少奇症。如治南非一妇女甲状腺肿大,采用三重穴配驷马穴等,经十余次治疗,甲状腺素平均值恢复正常,肿块消失,自称不可思议。治刘姓男子高烧后失眠、头晕、坐立不能，求诊时需两人扶持，使用三重穴及上瘤穴后情况渐佳，后期加上三黄等穴，连血糖也稳定，生活起居一切归于正常。池琛师伯治疗保加利亚人 Lili，患视神经萎缩，取用本穴配上三黄穴、光明穴、眼球周围穴位及耳穴的视神经穴(此穴为程德欣医师所创程氏耳穴中之一穴，穴近标准耳穴枕穴与顶穴之间)，近半年诊治，恢复正常。

总之，三重穴之效不能尽述，但以活血化瘀之功为其运用心法。

董公说中耳炎可以在三重穴与丘墟穴附近寻青筋放血，或针指驷马穴，或针外三关穴，或在外踝四周散刺出血，可以与以上案例对照。某学生前段时间治疗一 71 岁病妇，双侧化脓性中耳炎三年余，经多方治疗效果不理想，用董针足踝周围放血，双侧共放血约 300 毫升，仅放一次，以后针双足三重穴治疗十天，已有一个多月没再出脓，病人说真是神针啊！

又有一学生治疗 82 岁男性病患，27 年前罹患脑中风，留下嘴角向左喎斜及讲话语速缓慢的后遗症，近年渐渐出现老年痴呆症状。8 月下旬因长期便秘久服西药无效，前来就诊，予重灸神阙穴、气海穴、关元穴等穴位，便秘缓解。10 月下旬试着每周三次给患者针足三重穴、外三关穴、肾关穴等穴，以治疗中风后遗症，一个月后发现患者的嘴开口说话不像原来那么喎了，回答问题反应速度也快了，继续治疗后，目前神智清楚，精神良好，老年痴呆症状也逐渐消失。

有学生以此组穴治疗小儿及成人睡中咬牙，颇有疗效，经对比，较针刺足三里、阴陵泉效果显著。

邹本领医师因文中有"上腹部胀大者易罹中风"之语，观察到上腹部胀大的多是糖尿病、心脏病、高血压的"胖子"居多，并施以足三重、土水配以下三皇、四花诸穴治疗多例此类患者，观察"三高"指标有所降低，有效降低了此类患者心脏病及中风的发病率。

弟子彭家勇治疗 50 多岁男患者十几年的胸夹脊痛，诸法治疗无效，针足三重，针下顿感轻松，六次痊愈。此例结合足少阳经筋走行路线挟脊的特色，可谓董氏与十二经之智者也(请读者参考足太阳与足少阳的经筋循走路线)。彭氏又以足三重穴治一女乳房下如枣一样大包块，针一次，七天后全消。

ER-13 一二三重讲解及操作演示

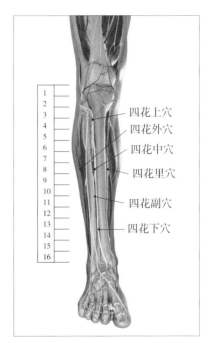

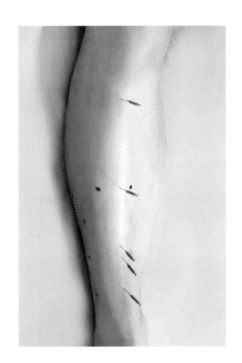

四花诸穴示意图

上图中针刺部位依次为四花上穴、四花中穴、四花副穴、腑肠穴、四花下穴，四花中穴外侧为四花外穴、内侧为四花里穴。

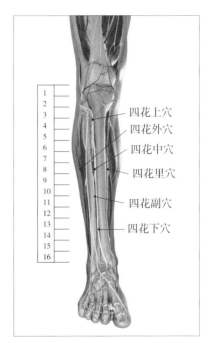

8. 四花上穴

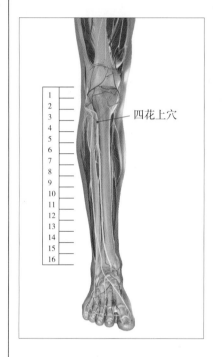

四花上穴

[部位] 在膝眼下三寸,胫骨外廉。

[解剖] 肺支神经、心支神经。

[主治] 哮喘、牙痛、心悸、疮(赖金雄书中为口内生瘤)、头晕、心脏病、转筋霍乱。

[取穴] 当外膝眼之下方三寸,在前胫骨肌与长总趾伸肌起始部之间陷中是穴。

[手术] 针深二寸至三寸,针深二寸治哮喘,针深三寸治心脏病。

[运用] 四花上穴可治转筋霍乱须配搏球穴,此时四花上穴须针深三寸。

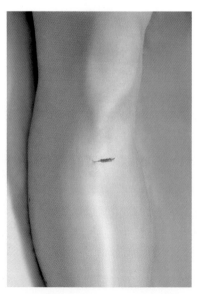

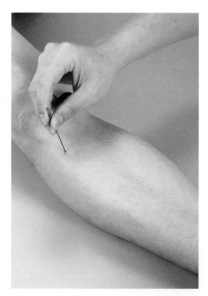

解说及发挥

赖金雄师伯说本穴大能补气,促进肠胃消化吸收,且能升能降,具有调气之功。消化不良,舌苔厚,针本穴配天皇、大陵能使舌苔渐化而恢复正常。针刺本穴用补法能补土以生金,故对肺虚所引起之疾患有效。治各种鼻炎可配驷马穴以增强效果。治牙疼、头晕、心律不齐、心脏衰弱、转筋霍乱、口腔炎。

四花上穴的部位在膝眼下三寸,胫骨外廉;杨甲三教授取足三里穴的方法为犊鼻穴下三寸,距离胫骨前嵴一横指(中指)处;《针灸大成》三里:膝下三寸,胫骨外廉,大筋内宛宛中,两筋肉分间,举足取之,极重按之,则跗上动脉止矣;另有取穴法:医者食指沿胫骨前缘向上摩至胫骨微隆起处,在该处外侧约一寸的肌肉陷中;日本经穴委员会则为胫骨粗隆下缘高度,胫骨前缘与腓骨头垂线之间的胫骨前缘取之。总之,各家定义虽稍有不同,但差异就在是否贴胫骨下针。董氏主张紧贴胫骨,在胫骨与胫骨前肌间下针,而主张往胫骨前嵴一横指者,恐就得针在胫骨前肌肌块上了,两者之间约差五分宽。作者曾做过实验证实贴胫骨进针在取针后,其经皮逸出增加的二氧化碳延续的时间比非贴骨进针者增长很多,表示两种进针法造成的效果确实是有分别的,作者及董针使用者取四花上穴时均贴胫骨进针,与一般针足三里穴略有不同。董公对四花上穴的解剖着重在肺支神经与心支神经,主治在咳喘与心脏病。但董门弟子应用四花上穴者亦参照足三里穴的功能,没有忽略足三里穴理脾胃、扶正培元的功能。作者个人认为四花上穴可包括足三里穴,而效力更为宏大,习用足三里穴者改采四花上穴之法贴骨进针,疗效可以提高。另外本穴及以下将提及的四花中穴、四花副穴、四花外穴、四花下穴等均可采点刺出血,效果亦佳。

董针不讲究补泻法,赖师伯提到用补法,是何手法并未交代,作者常采的补法为针入至天部与人部之间,当针下觉沉紧有得气之感后即缓缓进针至地部,轻轻捻针,一飞离手。

作者治过敏性鼻炎常用驷马穴、迎香穴,如能加配本穴效果更好。李传真师伯也曾治一5岁小女孩,因急性气喘住院。其父母知道李医师每天早上五点半即开始看诊,故一早即向医院请假来求诊,经以两寸半针在四花上穴深针后,呕出黏稠如石头般痰块,两年后再见此女孩时,得知经此次治疗后从未再发气喘。李氏也曾治一年轻大学生记忆力衰退,李氏认为痰阻心窍,乃深针四花上穴配三阴交穴并加曲池穴、合谷穴、列缺穴以导痰瘀,冀望痰瘀经由大肠从粪便排出,此大学生经治疗后成绩大进。李又治一80岁老人口干以至不能吃面包,经在四花上穴点刺出血三次后痊愈。

据陆建中医师及刘约翰医师说本穴配肾关穴及明黄穴可治过敏性哮喘。2004年曾治一位保加利亚少女,经治疗三十余次痊愈,其间曾另配地宗穴、曲陵穴。陆、刘两位医师在1988年治台湾东吴大学刘姓学生肩臂不举(因心脏病变所引起),配肺心穴即可举起。请读者留心注意此例所谓"因心脏病变所引起"的辨证思维,肺心穴也有心脏及肺分支神经,如此才能灵活应用董针,否则四花上穴及肺心穴可没提及治肩臂不举的功能。再去思考中平穴、条口穴也治肩臂不举,两穴都在胃经范围,凡此种种,文字不能尽述,请覃思深考。另请注意本穴治疗哮喘肺部疾病应深至二寸,治心脏病常需深至三寸,否则效果不彰。针深至此已至胫后动脉、足部深层静脉、胫后神经部位,神经与血管密布,与针入此部效果的关系值得我们深思。

邹本领医师以其"能升能降,具有调气之功"在治疗中风后遗症时常深刺此穴,以期灌注气血于患腿,疗效与不针的对比恢复提高很多。

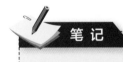

笔记

9. 四花中穴

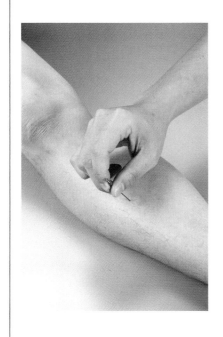

[部位] 四花上穴直下四寸五分。

[解剖] 心之分支神经、肺之支神经、六腑之副神经。

[主治] 哮喘、眼球病、心脏炎、心脏血管硬化(心两侧痛)、心脏麻痹(心闷难过,坐卧不安)、急性胃痛、骨头之肿胀。

[取穴] 当四花上穴直下四寸五分。

[手术] 三棱针出血治心脏血管硬化、急性胃痛、肠炎、胸部发闷、肋膜炎。用毫针针深二寸至三寸治哮喘、眼球痛。

解说及发挥

　　赖金雄师伯治肋膜炎、肺结核、肺瘤、肺气肿、肺积水、肩胛痛、肘痛、食指痛双侧同时取穴。

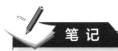
笔记

10. 四花副穴

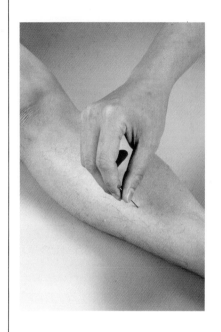

[部位] 在四花中穴直下二寸半。

[解剖] 同四花中穴。

[主治] 同四花中穴。

[取穴] 当四花中穴直下二寸半处是穴。

[手术] 三棱针出血治心脏血管硬化、心脏麻痹、急性胃痛、肠胃炎。

[运用] 四花副穴与四花中穴配合使用,治以上诸症立即见效,但扎针时应对正血管,以见黑血为准。

解说及发挥

　　赖金雄师伯说本穴能治上臂肿痛。治肠胃炎、胸腹闷。四花中穴与四花副穴以三棱针刺出血治肺部疾患(如肋膜炎、肺结核、肺瘤、肺气肿、肺积水),亦能处理肩胛痛、肘痛、食指痛等。

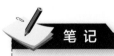

笔记

11. 四花下穴

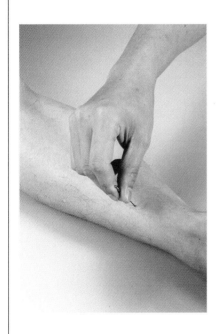

[部位] 在四花副穴直下二寸半。

[解剖] 六腑神经、肺之副神经、肾之
副神经。

[主治] 肠炎、腹胀、胸胀、胃痛、浮
肿、睡中咬牙。

[取穴] 当四花副穴直下二寸五分处
是穴。

[手术] 针深五分至一寸(用细毫针)。

解说及发挥

赖金雄师伯以此穴配四花副穴、腑肠穴主脊椎间盘突出压迫神经所引
起之坐骨神经痛(左腿较佳)。四花中穴自膝眼下七寸半,四花副穴自膝眼下
十寸,但改以自外踝尖上六寸较好取穴。依此方法,四花下穴自外踝尖上三
寸半。

一般而言,用四花中、副、下诸穴治疗以上各症均以三棱针放血为主,而
且不必拘执于穴位,但见小腿外侧有青筋明显处即可放血;小腿外侧放血有
直舒胸胁之功。这些穴位若不用点刺,则下针至少要二寸才能见效。

12. 腑肠穴

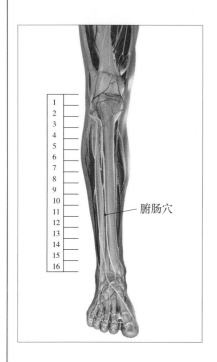

腑肠穴

[部位] 在四花下穴直上一寸半。

[解剖] 六腑神经、肺之副神经、肾之副神经、心脏之副神经。

[主治] 同四花下穴。

[取穴] 当四花下穴直上一寸五分处是穴。

[手术] 针深五分至一寸(用细毫针)。

[运用] 通常为四花下穴之配穴,效力迅速,但不单独用针。

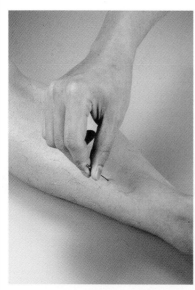

解说及发挥

赖金雄师伯用腑肠配门金治各种肠炎、腹泻,尤其夏日中暑引起者效佳。腑肠配外三关治脸部疮疖、"特大号青春痘",但对小而黑头之青春痘无效。

[腑肠四穴]

本人以腑肠穴、四花下穴、肝门穴、肠门穴组成"腑肠四穴",专治肠胃诸症,尤其以治慢性结肠炎有特效;腑肠四穴是作者组合董公治疗腑肠疾病而成的灵验穴组,不敢居功,仍以董公腑肠穴起头命名。多年来应用此穴组取得疗效之例不计其数,用腑肠四穴治疗腹痛、腹泻的患者,常常是一次知,两次愈,确实有不可思议的疗效,略述几例较突出者如下:

广西松平市李德进医师说:"今天有一中年妇女来诊,自诉上腹部及前胸下部胀痛不适,时有反酸,予针'腑肠四穴',30 分钟左右已无任何不适"。

通辽王庆文医师治 62 岁耿姓男性,主诉:全腹撑胀,微喘。检查:面萎黄,巩膜黄染,全腹膨胀,脐微凸,腹肌紧窄。彩超示:肝硬化腹水,无癌变。予"腑肠四穴"针 10 分钟,肠鸣如奔雷,撑胀大减,喘息无。两日后针上三黄、火枝,意在软化肝脏,祛黄疸,次日复诊,竟言针后小便大畅,夜间不及如厕(北方农村厕在室外),室内置一桶,一夜竟下小便半桶之多。神情愉悦,无电解质紊乱现象。腹部触诊确认宽松许多。针三日,腹水全消。

新加坡吴丽珍医师治疗来自巴厘岛的德国女性西医,腹泻 3 年,日行 10次,水状,味臭,饭后尤甚,西医检查不出特别原因,诊断不是大肠燥激综合征,但含有艰难梭菌,畏寒且全身肌肉易抽筋,舌淡红,苔白腻,脉细,用"腑肠四穴"加门金穴、内庭穴,共四次而腹泻止,其他症状改善,该德国西医诧异非常,而我则觉得甚为简单合理。

太原学生余某 67 岁之母亲,直肠癌术后行腹部造瘘术,经 2 个化疗疗程后无法忍受痛苦而中止治疗,后来发现脐上部造瘘处出现两个包块,包块质地软,推之不移,无压痛,大便日十余次,针腑肠四穴、足三重穴、外三关穴十余次,小包块消失,大包块缩小至40%,大便每日2次,便量正常。用腑肠四穴治疗各类肠胃疾病效果显著,疗效可靠。

学生杨帆治疗八十多岁女性因饮食过度消化不良,呕吐、腹胀痛难忍,既往有类似病史,西医诊断为不完全性肠梗阻,本次以腑肠四穴加腹部热敷,随即痛减,后大便一次,病愈。

汪洋医师说他们医院治疗胃大部术后不排气的一般都在足三里穴注射"新斯的明",后来用"腑肠四穴"六例,除一例胃癌术后的没有效果,其余都很快恢复肠蠕动。

作者应用此穴组对胃癌术后四天不排气者亦有疗效,对大肠癌术后者亦有疗效。上述无效之胃癌术后不排气者可能情况严重或另有其他原因。

13. 四花里穴

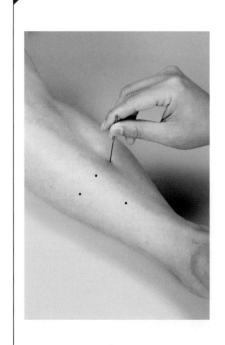

[部位] 在四花中穴向里横开一寸二分,当胫骨之外缘。

[解剖] 心之支神经、肺之区支神经。

[主治] 肠胃病、心脏病、心悸、转筋霍乱(呕吐)、心脏麻痹。

[取穴] 当四花中穴向里横开一寸二分,至胫骨之外缘处是穴。

[手术] 针深一寸五分至二寸。

注:按原书,有人理解本穴应贴胫骨,与本书四花中穴之位置相符。四花里穴偏外1.2寸方为四花中穴,而四花中穴偏外1.5寸为四花外穴。这些穴位均为刺血穴位,不必拘泥。

解说及发挥

赖金雄师伯说本穴有强心作用,治心律不齐、肠胃病。

14. 四花外穴

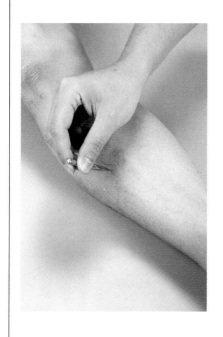

[部位] 在四花中穴向外横开一寸五分。

[解剖] 肺之支神经、六腑神经。

[主治] 急性肠炎、牙痛、偏头痛、脸部神经麻痹、肋膜痛。

[取穴] 当四花中穴向外横开一寸五分处是穴。

[手术] 针深一寸至一寸五分。用三棱针出黑血,治急性肠胃炎、肋膜痛、胸部发胀、哮喘、坐骨及其神经痛、肩臂痛、耳痛、慢性鼻炎、头痛、高血压。

解说及发挥

赖金雄师伯说本穴配肾关治髋骨后上嵴痛约需五六次之治疗。治肩冷(对侧强刺激)、足冷(双侧轻刺激)、气喘(双侧强刺激)、肠炎(点刺极效)、偏头痛(健侧)、坐骨神经痛、缺盆胀,以上诸症亦皆可以区域放血取效。小腿外侧放血有直抒胸臆之功。一般而言,用四花诸穴放血以治各症,但见小腿外侧有青筋明显处即可放血,而不必拘泥于穴位。一般而言,上牙痛在小腿外侧放血,下牙痛在足跗放血,可收速效。但仍以青筋明显为取穴标准,不必拘泥于上下牙之与小腿足跗之对应也。

张丛旺医师验证点刺放血治疗偏头痛有效,曾治张某,女性,52岁。主诉近一周来左侧偏头痛,日轻夜重(每晚子丑之时痛剧)。诊查发现,左小腿四花外穴处有一青筋(静脉)突起,色紫黑,遂用三棱针点刺,黑血喷涌而出,一次而愈。此案深得董氏观察特异点放血之要,故收效迅速。

明代医家楼英曾治疗一老妇人偏头痛年余,前医曾效张子和、秦鸣鹤在太阳、头顶点刺放血之法无效,楼英查此老妇足寒至踝,乃取手足及小腿瘀络点刺,瘀血尽出而愈。此方与张丛旺医师的上述病案相类,堪称相得益彰,古今一脉。

15. 侧三里穴

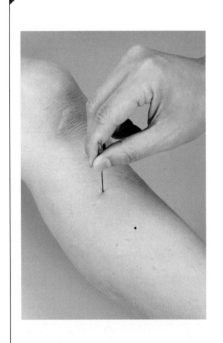

[部位] 在四花上穴向外横开一寸五分。

[解剖] 肺之分支神经、牙神经。

[主治] 牙痛、面部麻痹。

[取穴] 在腓骨前缘,即四花上穴向外横开一寸五分处是穴。

[手术] 五分至一寸深。

赖金雄师伯认为本穴针治牙痛与侧下三里同用有良效;治偏头痛配侧下三里亦有良效。

16. 侧下三里穴

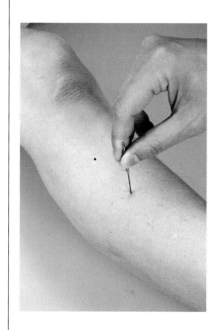

[部位] 在侧三里穴直下二寸。

[解剖] 同侧三里穴。

[主治] 同侧三里穴。

[取穴] 在腓骨前缘,即侧三里穴直下二寸处是穴。

[手术] 针深五分至一寸。

[运用] 侧三里穴与侧下三里穴同时取用,但单足取穴。治左取右穴;治右取左穴。

此处透明解剖图显示的侧三里穴及侧下三里穴,限于观看角度为小腿正面观,所以导致穴位似乎是在腓骨上,实际情况观看角度应该是侧面 45°角,此时侧三里穴及侧下三里穴就会在腓骨及胫骨之间,请大家参考真人针刺图。

赖金雄师伯说侧三里、侧下三里能治偏头痛、舌下肿及甲状腺肿大。

侧三里穴、侧下三里穴常同时取用,但在同一腿上取穴,患左取右穴,治右取左穴。两穴连线在胃经线与胆经线之间,能治偏头痛,尤以痛处在胃经与胆经之间者特效,此为董氏正经奇穴分经细腻之处。也治舌下肿及甲状腺肿大,但使用频率不如足三重穴及外三关穴。用侧三里穴、侧下三里穴临床作为牙疼、三叉神经痛的特效穴使用,疗效颇佳。

三叉神经痛的病因及发病机制,至今尚无明确的定论,各学说均无法完全解释其临床症状。目前为大家所认同的是三叉神经微血管压迫导致神经脱髓鞘学说及癫痫样神经痛学说。最好的方式是手术,但是仍有风险。针刺则可以采用侧三里、侧下三里深针久留针,或用中脘、曲池、合谷、足三里、陷谷。

贺普仁老前辈认为中脘穴可以治疗三叉神经痛,作者按"阳明之脉荣于面"之思维,于中脘穴(胃之募穴,胃属足阳明经)之外再加曲池穴、合谷穴(手阳明)、足三里穴、陷谷穴(足阳明)成功治愈亲人的三叉神经痛(配服赵锡武老前辈之三叉汤)。作者的学生亦采取此法,也成功治疗重症眼肌痉挛病患。

苏州市中医医院神经外科贡志刚主任医师应用侧三里穴、侧下三里穴深针久留针,配合通窍活血汤加减,采此方合芍药甘草汤,将此方之芍药以及甘草剂量加大,去掉大枣、老葱、生姜、麝香,加全蝎、蜈蚣。贡志刚医师运用此法治愈三叉神经痛病患极多。但方药若非经验良好的医师不可随便按方使用。

今将其他疗法较有效者也录于此,供读者参读。

(1)三叉神经痛可以在眶上孔、眶下孔、颌下孔分别扎入两针(每个孔扎入两针)以穴位电疗机接两针柄后通电至不能忍受为止,持续通电30分钟,若中途自觉能够忍受,可以再加强电流。反复几次治疗即可使痛阈提高,减轻痛苦。

(2)在枕大穴、枕小穴以及眼眶上寻找条索,使用韧针或刮痧板等方式消除条索,可以降低疼痛。按"有诸内而形之于外"的道理,除上述部位外,其他部位均可尝试寻找条索、结节,然后消除之。

ER-14　侧三里和侧下三里讲解及操作演示

17. 足千金穴

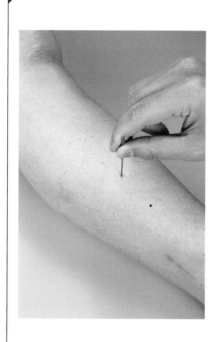

[部位] 在侧下三里穴外(后)开五分，再直下二寸。

[解剖] 肺之支神经、肾之分支神经、喉侧(甲状腺)神经。

[主治] 急性肠炎、鱼骨刺住喉管、肩及背痛、喉咙生疮、喉炎(火蛾病)、扁桃体炎、甲状腺肿。

[取穴] 在腓骨前缘，即侧下三里穴向后横开五分再直下二寸处是穴。

[手术] 针深五分至一寸。

18. 足五金穴

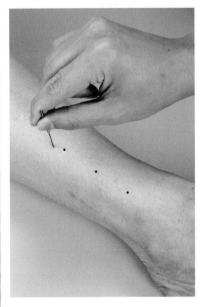

[部位] 在足千金穴直下二寸。

[解剖] 同足千金穴。

[主治] 同足千金穴。

[取穴] 在腓骨前缘,即足千金穴直
下二寸处是穴。

[手术] 针深五分至一寸。

[运用] 足千金与足五金穴通常同时
取穴,除治甲状腺炎可双足
取穴下针外,其他各症均单
足取穴下针。

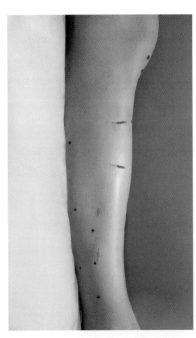

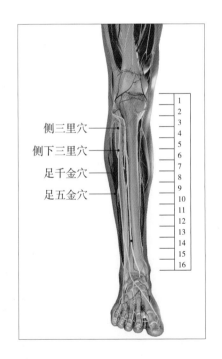

側三里穴

側下三里穴

足千金穴

足五金穴

1
2
3
4
5
6
7
8
9
10
11
12
13
14
15
16

解说及发挥

　　此处透明解剖图显示的足千金穴及足五金穴,限于观看角度为小腿正面观,所以导致穴位似乎是在腓骨上,实际情况观看角度应该是侧面45°角,此时足千金穴及足五金穴就会在腓骨及胫骨之间,请大家参考真人针刺图。

　　赖金雄师伯认为足千金配足五金治鱼刺鲠喉及扁桃体炎有特效,若再少商放血,其效更佳。赖金雄师伯说本组穴位能治肩关节后侧痛;肩、后脑及太阳穴联成一线之疼痛,针之有效。杨维杰老师认为肩臂不能上举用肾关穴,不能前后则用此穴组。

　　虽然各家均说足千金穴配足五金穴治鱼刺骨鲠喉特效,但作者以为此穴组或可松弛喉头紧张及异物感,若鱼刺等异物鲠喉,仍以经由耳鼻喉科医师取出为妙,以免硬吞割破喉道,甚至划破曲张之食管静脉(肝硬化等患者常有此现象),造成大出血,而遗无可弥补之憾事。

　　邹本领医师治疗自肩及后脑前伸至太阳穴连成一片的疼痛,按照教科书的常规辨证所得疗效不佳,运用足千金穴、足五金穴数十例,无不立效,惊叹董针之神奇。将此组穴位治疗各种原因引起的咽喉不适者皆应针而效,治疗过程中发现此组穴位对于烧心、腹胀者更有妙用。

　　通辽王庆文医生治疗一患者自述鱼刺鲠喉,额镜下见咽部红肿,扁桃体肿大,初检未见鱼刺,丁卡因表麻剂又用尽,无法表麻检查,乃针足千金穴、足五金穴,半小时后再查,喉腔确有鱼刺。此例可以说明足千金穴、足五金穴或有松弛喉头紧张之功效。

ER-15　足千金足五金讲解及操作演示

19. 七虎穴

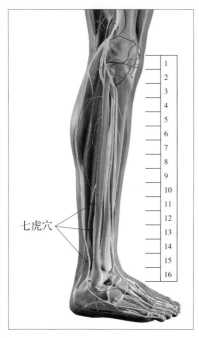

[部位] 在外踝后一寸半之直线上。

[解剖] 腓肠神经、胸肋神经。

[主治] 肩骨痛、锁骨炎、胸骨痛及肿胀、肋膜炎。

[取穴] 在外踝后一寸半之直线上取之：当外踝尖直后一寸半之上二寸一穴，又上二寸一穴，再上二寸一穴，共三穴。

[手术] 针深五分至八分。

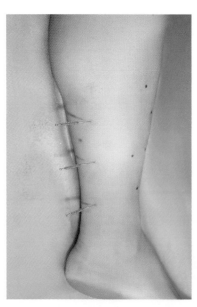

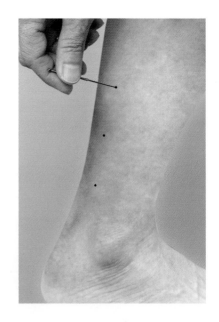

解说及发挥

　　本穴组可说是与正筋穴、正宗穴、正士穴相对,本穴组由外侧针入跟腱,而正筋穴等则由跟腱正中扎入抵骨。也是穴位空间论的又一组穴。作者学生参照原书提到的治疗范围将七虎穴引申治疗乳腺增生引发的疼痛及耳后痛效果也不错,可见举一反三的学习较填鸭的方式要好得多。

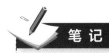

笔 记

20. 外三关穴

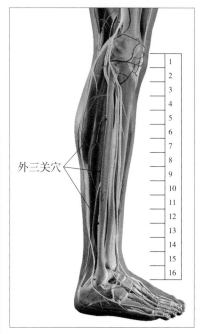

[部位] 在外踝尖与膝盖外侧高骨之直线上。

[解剖] 肺之神经。

[主治] 扁桃体炎、瘤、癌、喉炎、腮腺炎、肩臂痛、各种瘤。

[取穴] 当外踝尖与膝盖外侧高骨连线之中点一穴,中点与该高骨之中点又一穴,中点与外踝之中点又一穴,共三穴。

[手术] 针深一寸至一寸半。

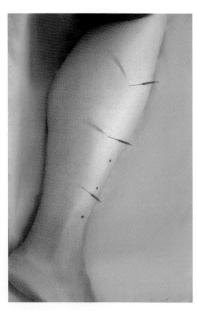

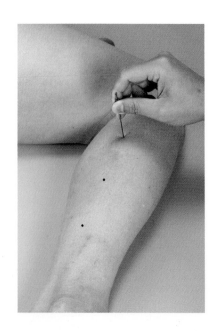

解说及发挥

董公治一病人,因患脑瘤,不能行走,行则歪斜,脚步不稳,针十余次行动即能安稳。由此可见外三关对于良性脑瘤具有特效。

赖金雄师伯认为本穴为董氏要穴之一,治肩背痛之特效穴,可治搭背疮。治疗一切臂痛无力、乳癌、手臂麻、手臂酸痛可与三重穴交替用之。治瘰癌、扁桃体炎,对腹部瘤肿尤具特效(双侧取穴),治中耳炎及红肿青春痘有特效。

作者按:本穴部位在外踝尖与膝盖外侧高骨之直线上,外踝尖很容易定位,膝盖外侧高骨应为腓骨小头,外踝尖与腓骨小头连线的中点取一点,此点分别与腓骨小头及外踝尖的中点各取一点,总共三点称为外三关穴,穴贴腓骨后缘进针,与足三重穴的贴腓骨前缘进针不同。两穴组一贴腓骨前缘,一贴腓骨后缘,占据足少阳胆经重要区域,同为董氏要穴。

胡文智师伯亦称用外三关穴配妇科穴治疗子宫瘤43人全部痊愈;治疗瘰疬、恶性肿瘤233例中有209人治愈,另24人死亡。胡医师的案例作者仅列出给读者参考,请读者自行斟酌。

林永明医师以外三关穴配制污穴治疗10例伤口久不愈合患者,10例完全痊愈,伤口完全愈合平均22天。

作者用外三关穴配足三重穴治疗甲状腺肿瘤亦收良效。作者学生曾经用外三关治疗淋巴结肿大伴有牙痛的患者,加用患侧灵骨牵引,几天后肿消,牙痛痊愈,最高兴的是两个月未来之月经已经来临,可见外三关活血化瘀消肿瘤的作用极为强大。

ER-16　外三关讲解及操作演示

21. 消骨穴

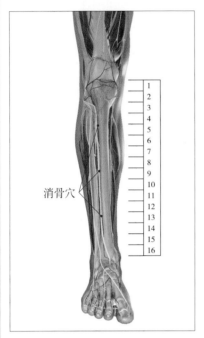

消骨穴

1
2
3
4
5
6
7
8
9
10
11
12
13
14
15
16

[部位及取穴] 在外膝眼至解溪间二等分处一穴,再各二等分处各取一穴(或其上下三寸各取一穴),共三穴;自上而下依次称为消骨一穴、消骨二穴及消骨三穴。贴胫骨外缘,自前往后直刺。本穴组针感很强,最好采卧姿取穴。

[主治] 全身各部骨节肿大(例如膝关节、指关节肿大)皆效。

注:本穴为赖金雄医师独有,他家未曾见之。

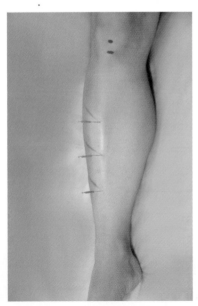

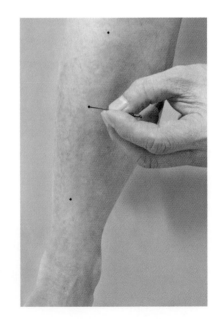

解说及发挥

消骨穴治疗各种骨头的疾患疼痛可以视身体状况酌加各种穴位,如元气不足可以加四花上,瘀血停滞可以加足三重,脾肾两虚可以加下三皇等,无法拘泥于固定穴位,盖自体免疫失调,新陈代谢疾病等变化多端,无法胶柱鼓瑟也。作者曾经单以下三皇治疗一严重的类风湿关节炎患者,最后此患者身体素质大为改善,虽然变形的关节无法恢复,但疼痛大减,精神体力恢复正常。

22. 上唇穴

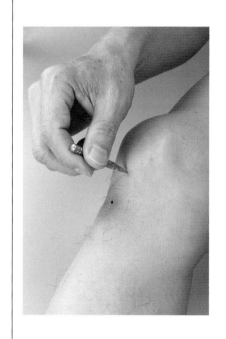

[部位] 在膝盖下缘。

[解剖] 经外奇穴。

[主治] 唇痛、白口症。

[取穴] 当膝盖正下缘,髌骨韧带上。

[手术] 用三棱针刺膝盖下缘髌骨韧带上及其邻近区,使出黑血,立即见效。

23. 下唇穴

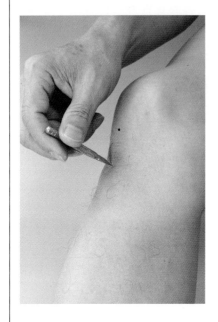

［部位］在膝盖下缘约一寸。

［解剖］经外奇穴。

［主治］同上唇穴。

［取穴］当膝盖下缘约一寸处。

［手术］同上唇穴。

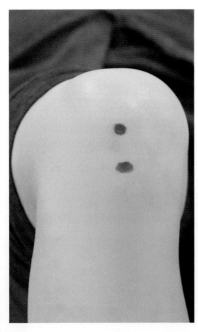

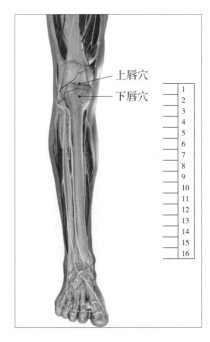

解说及发挥

　　赖金雄师伯说上唇穴能治舌强语难,认为上、下唇穴三棱针出血,再针刺本穴,其效更佳。若顽固者可配外劳宫甚效。上、下唇穴治口腔炎;分别用治上下唇生疮。针三分,不留针,起针时挤出血或点刺。

　　李传真师伯在上、下唇穴点刺出血,据云可治生殖器疱疹,减少疼痛并加速愈合。生殖器疱疹为病毒性疾病,目前尚无法根治,仅能减低发作时疼痛感并促使加速愈合。

　　陆子平医师曾用制污穴、手解穴及指骊马穴治疗疱疹,前后七次即痊愈,但不知根治否。

三皇穴及肾关四肢光明诸穴示意图

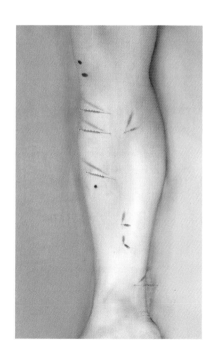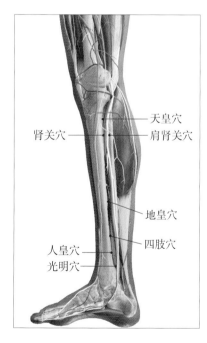

　　上图针刺部位从上至下依次为天皇穴、肾关穴(内侧为肩肾关穴)、地皇穴、四肢穴、人皇穴、光明穴。

24. 天皇穴

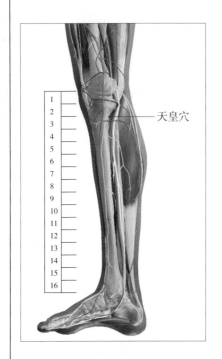
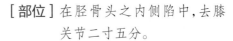

天皇穴

[部位] 在胫骨头之内侧陷中,去膝关节二寸五分。

[解剖] 肾之神经、六腑神经、心之分支神经。

[主治] 胃酸过多、反胃(倒食病)、肾脏炎、糖尿病、蛋白尿。

[取穴] 当膝下内辅骨下陷中,在胫骨头之内侧,去膝关节二寸五分是穴。

[手术] 针深五分至一寸。

[注意] 不宜灸,孕妇禁针。

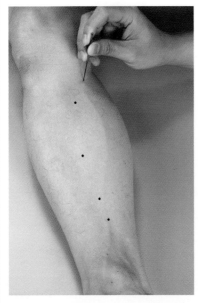

解说及发挥

董公治严重冠状动脉狭窄病患,病人面呈紫黑色,烦躁不安,董公只针此穴,不久病人即能顺利呼吸,面色变红,此为李传真医师曾亲眼目睹,李医师回忆此病例时直叹神效。

赖金雄师伯治心脏所引起之头痛、头晕、臂痛、失眠、高血压、颈两侧大筋痛。治肩痛、后项痛有良效。本穴治第一、二胸椎两旁足太阳膀胱经第一行筋紧有效。

本穴部位在胫骨头之内侧陷中,去膝关节二寸五分。胫骨头之内侧陷中的说法应与阴陵泉穴无异。去膝关节二寸五分,则因所谓膝关节所指确切位置不明而难定。若此关节为股骨与胫骨交会处,则往下二寸五分也与阴陵泉穴无异。杨维杰老师主张本穴就是阴陵泉穴,且谓阴陵泉穴为脾土经合水穴,土水两治,脾肾合补,更能补土制水,所治疗的病多属脾肾两虚之病。印证天皇穴主治,确实合拍。故作者均以天皇穴为阴陵泉穴,而不采胡文智师伯所谓穴在阴陵泉下一寸之说。何况此穴可与其下一寸半的肾关穴倒马应用,或与地皇穴、人皇穴成大倒马应用,斤斤计较其穴位,反而忘掉了董公常用节段、区域取穴之意。

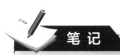
笔　记

25. 肾关穴（即天皇副穴）

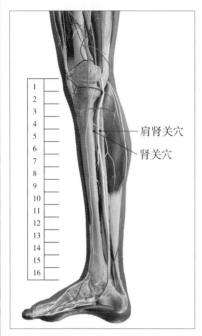

肩肾关穴
肾关穴

[部位] 在天皇穴直下一寸五分。

[解剖] 六腑神经。

[主治] 眼球歪斜、散光、贫血、癫痫病、神经病、眉棱骨痛、头晕、头痛、肾亏所引起之坐骨神经痛、腰酸（若诊断正确，下针即刻见效）、近视、多泪、两腿无力、臂麻、心刺痛、胸口痛、胃酸过多、倒食症、鼻骨痛。

[取穴] 当天皇穴直下一寸半，胫骨之内侧。

[手术] 针深五分至一寸。

[运用] 治胃酸过多、倒食症，为天皇穴之配针。

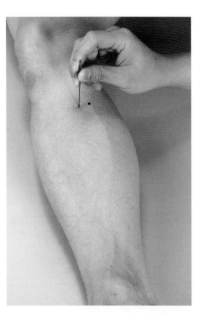

解说及发挥

董师治疗的病人陈某,因在北市某名针灸师处针刺睛明穴,造成眼球内斜之症,董公为其针肾关,一次即愈。

赖金雄师伯说本穴主治一切肾亏病,为大补肾气肾阳之穴道,与三阴交补阴者不同。对肾虚头晕者有特效。膏肓附近痛由于肾亏者针之有效。治糖尿病、肾亏、半身不遂(为半身不遂之主穴,先针健侧后针病侧)、头昏(30秒内见效)、癫痫症、贫血、晕针急救、上星穴痛。配合复溜治飞蚊症、复视。本穴取离胫骨内缘五分之处,治肩痛有效。向外侧针刺治肾虚眉棱骨痛等肾亏之病;向后侧直刺治胸口疼,是强心开胸理气之法。

本穴取穴及针刺方向,各家说法不同,必须特别注意。杨维杰老师说本穴直刺治胸口闷、胸口痛、强心,斜刺治眉棱骨痛、前头痛、补肾。

直刺按惯例为针与皮表成 90° 刺入;斜刺应如下述地皇穴手术法所说"针与脚成 45°扎入"。斜刺针由脾经线上扎入,针向肝经、肾经方向,可视为一针透脾肝肾三经内层。斜刺也可理解为病人仰卧,施术者以针贴胫骨,针尖直下与病床面垂直扎入,读者请参考附图再以自己体位观察即可明了了。

董公另一亲传弟子池琛医师则说治疗胸闷时,下针方向要与床垂直,此针刺法与赖金雄师伯所谓的向后侧直刺治胸口疼,与强心开胸理气之法相同,与杨老师所言似乎不同。作者除了治疗肩臂不举时另用其他刺法,一般情况均采斜刺,取其脾肝肾同治也。至于治疗肩臂不举的针刺法,各家均一致,赖师伯说本穴取离胫骨内缘五分之处,治肩痛有效。请注意此时进针点已不在脾经线上,应该离开原点往内五分至一寸(向床面方向),用二寸至三寸针,针尖刺向小腿外侧足少阳经部位,针体应贴在胫骨下缘。读者若熟悉平衡针法的中平穴(或称肩痛穴),可以比对此穴与肾关穴在小腿的水平高度是否相符? 再思考中平穴要求深针进入抵达的内层空间,与肾关穴针治肩痛时针尖抵达的空间是否同一空间? 有没有可能两针的针尖几近相触? 肾关穴从阴面针向阳面,中平穴由阳面针向阴面,同样都治肩痛。穴位的空间性,针治有效的立体空间性,阴阳变化,从阴引阳,从阳引阴,发人深思。本穴常与地皇穴、人皇穴倒马使用，董公取穴在阴陵泉下一寸半至二寸间，不必过于拘泥。

赖金雄师伯言所述本穴取离胫骨内缘五分之处，治肩痛有效，2011年作者在长春讲课时为学生示范此针刺法，本不知该学生患有肩臂不举之症，针此穴仅为示范穴位所在，针入后即往其他学生处另做示范，忽闻有人呼喊，以为发生什么事，一问之下才知该学生手臂可以举起来了，他是喜悦非常，作者则是无心插柳柳成荫。之后作者则是在肾关离胫骨内缘五分之处，针尖朝足少阳经刺入，针体贴胫骨下缘作为治肩痛肩臂不举之特效穴，下针即效者无数，作者欣喜之余以此处名为"肩肾关穴"。

新疆冯静平提供医案：女，80岁，2017年2月19日就诊，自述左肩痛不能抬举近一月，于仰卧位为之针右天皇、肾关，针入即右肩臂已能大幅抬起，仍觉肩背后侧牵伸时痛，加针右腕顺一穴，痛立减，嘱其继续活动患侧肩臂，动气留针半小时，一次而已。

20年多前，作者在杨维杰老师处学习时亲见一年纪较大的先生常常尿急上厕所，杨老师请其自针肾关穴，一个月之后，该先生已经不再尿频尿急了，此为补肾阳之功也。

武汉东湖医院段圣德医师等人以肾关穴治疗肩周炎、夜尿多验案甚多，疗效确实，推肾关穴为治疗此等病症首选穴位。

作者治中风后遗症习用木火穴、灵骨穴、大白穴、足三重穴，均用健侧，另配肾关穴用双侧，多年来深觉此穴组疗效甚佳，在此再次介绍。

又此穴治反胃吐酸、打嗝均有良效。作者20多年前曾治一妇人经常胸腹中气逆打嗝，若不打嗝则头必摇晃，作者当时为之针肾关穴，打嗝反胃的现象消失，可惜头部摇晃之症未能治愈，回忆当年竟疏忽未用八八部位的上三黄穴，针肾关穴也只直刺，没有斜刺透脾肝肾三经，实在是医术不精，深觉惭愧。

四川鲍自体医师用肾关加患侧鱼际治疗肱二头肌痛。

ER-17 肾关肩肾关讲解及操作演示

26. 地皇穴

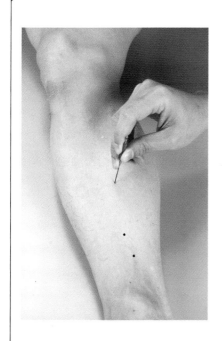

[部位] 在胫骨之内侧,距内踝骨七寸。

[解剖] 肾之神经。

[主治] 肾脏炎、四肢浮肿、糖尿病、淋病、阳痿、早泄、遗精、滑精、梦遗、蛋白尿、尿血、子宫瘤、月经不调、肾亏之腰痛。

[取穴] 当胫骨之内侧后缘,距内踝上七寸处是穴。

[手术] 针与脚成四十五度扎入,针深一寸至一寸八分。

[注意] 孕妇禁针。

27. 人皇穴

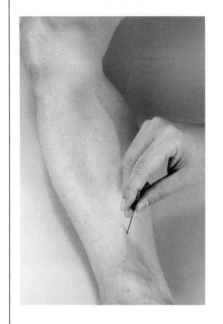

[部位] 在胫骨之内侧后缘，距内踝上三寸。

[解剖] 肾之分支神经。

[主治] 淋病、阳痿、早泄、遗精、滑精、腰脊椎骨痛、脖颈痛、头晕、手麻、糖尿病、蛋白尿、尿血、肾脏炎、肾亏之腰痛。

[取穴] 当胫骨之内侧后缘，距内踝上三寸处是穴。

[手术] 针深六分至一寸二分。

[注意] 孕妇禁针。

附：天皇、地皇、人皇合称三皇穴或下三皇（又天、地、人之次序应改为天、人、地较合理，但因多年习用，在此仍从原说）。

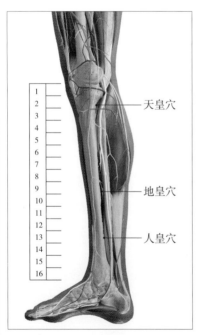

天皇穴

地皇穴

人皇穴

解说及发挥

赖金雄:三皇穴为补肾强壮穴,凡一切肾亏所引起之病皆有效。因其补肾,故能增强体力,使人精神旺盛;又能治疗阳痿,增强性能力,但用以治病则有益健康,若用以逞能纵欲则戕害本原,又非三皇穴之过也。三皇穴是妇人美容要穴,针之皮肤细嫩,白中透红。但也要注意自我身心调适,起居有常,才能长久竟其全功。三皇穴同针治眼球歪斜(斜视)百分之六十以上有效。三皇穴治糖尿病长久针之有效。

下三皇穴治糖尿病,取肾关穴及地皇穴时均应斜刺以透脾肝肾三经,人皇穴与三阴交穴相符,本就是脾肝肾三经交会,此穴无法斜刺,仍以贴胫骨直刺。糖尿病的治疗必须有恒心,曾在成都听两位学生说他们看书后应用下三皇穴治糖尿病取得良效。

ER-18　天皇地皇人皇讲解及操作演示

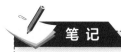

笔 记

28. 四肢穴

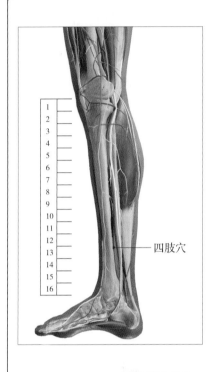

四肢穴

[部位] 当胫骨之内侧,在内踝上四寸。

[解剖] 心之支神经、四肢神经、肾之分支神经。

[主治] 四肢痛、颈项痛、糖尿病。

[取穴] 当胫骨之内侧后缘,距内踝上四寸处是穴。

[手术] 赖氏为针深六分至一寸二分。

[注意] 孕妇禁针。

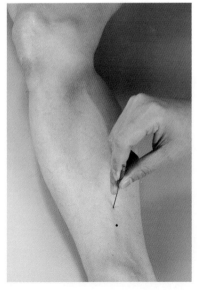

解说及发挥

赖金雄师伯说四肢穴加倒马针,治四肢疼痛具有良效,由手到脚之诸痛症皆可采用。曾治一人手指被机器压断,经西医治疗仍疼痛不堪,使用本穴配人皇倒马,其痛立刻减轻。手三里附近麻痛,针四肢穴配天皇穴有特效。

29. 上反穴

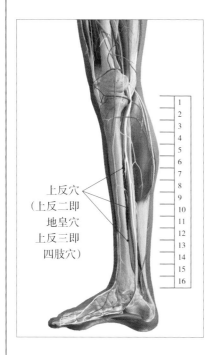

上反穴
(上反二即
地皇穴
上反三即
四肢穴)

[部位及取穴] 在下三皇穴线上,取地皇穴为基准点,其上下三寸各加一穴,共三穴。自上而下依次为上反一穴、上反二穴及上反三穴,合称三反穴。沿胫骨由内侧往外侧进针。

[主治] 此为甲状腺功能亢进之特效穴。此症女性患者为多,针本穴有镇静作用,可治愈其病,亦可缓和其暴躁之脾气,故亦名"温柔穴"。

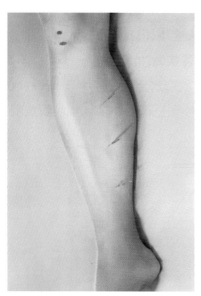

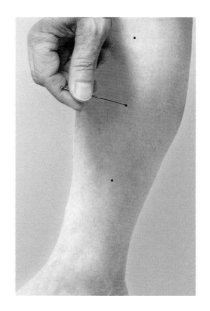

解说及发挥

赖金雄师伯验治甲状腺功能亢进各穴之分野如次,但是否必然如此,不敢确定,仅供参考:①三反穴治向内长者。②驷马穴治眼突出者。③三重穴治往外长者。④曾治内外皆长者以三重穴取效。

本穴为赖金雄医师独有,他家未曾见之,按其取穴法可视为下三皇之辅助穴组。按此组穴位,上反二穴即地皇穴,上反三穴即四肢穴,但进针方向与皮肤垂直,即沿胫骨由内侧往外侧进针。

邹本领医师因此组穴位近下三皇,只是针刺方向不同,而肾精是激发促进天癸生成的必要物质,女性更年期综合征的主因即是雌激素降低所致,上反穴又以治疗脾气暴躁为主,故以此组穴位配合上三黄(女子以肝为用)、足三重(破气行血)用于治疗女性更年期综合征,收到良好疗效。

四川鲍自体医师治疗一75岁老年女性,甲状腺肿大五年,其侄儿已不主张手术治疗(病人侄儿为县人民医院外科主任),右侧10cm×8cm,左侧8cm×5cm,机械性压迫气管致呼吸困难,长期张口呼吸致口干无津,前三天取穴驷马穴、指肾穴,效不显。第四天至今十日,针上反穴、水金穴、水通穴、失音穴、指肾穴,每日一次,每次留针60分钟(期间足三重放血1次),现呼吸顺畅,口干症状好转,病人自觉甲状腺肿大变小(但我触摸感觉变小并不明显,实事求是)。初期按常规取驷马治甲状腺疾病,指肾治口干,效果并不好。第四天经过触诊发现甲状腺向内生长多一些,水金、水通部位淤青,故取穴上反、水金、水通,口干取指肾,又忆及邱老师主张取失音(应该是看成咽部对应),上述穴位治疗效果满意!

30. 光明穴

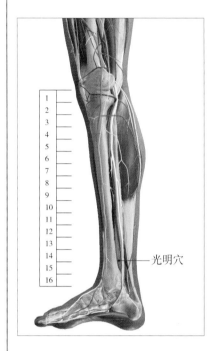

光明穴

[部位] 在内踝尖直后一寸之上二寸处。

[解剖] 肝脾肾神经、眼分支神经。

[主治] 眼皮神经麻痹、睁开无力（肌无力）、散光及内障。

[取穴] 当内踝尖直后一寸又直上二寸处是穴。

[手术] 针深五分至一寸。

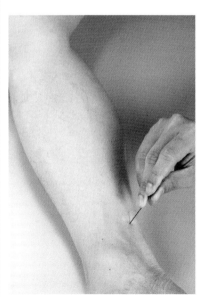

解说及发挥

赖金雄师伯用本穴配肾关、人皇治飞蚊症、复视（视物双影）具有特效。

杨维杰老师多年来均定位本穴为复溜穴，但近年则称本穴应系复溜穴往前贴胫骨下缘处，如果这样本穴就是交信穴了。不过董公原书称穴在内踝尖直后一寸之上二寸处，看来还是复溜穴，如果要求本穴贴骨，则穴位应在内踝尖直后一寸（内踝骨后缘），斜前上方二寸才是。胡文智医师强调本穴在内踝骨后上缘，与复溜穴相距一寸，但却不敢说这样本穴与交信穴就无法区分了（按董公取穴常贴骨的原则，又按本穴常与肾关穴、人皇穴倒马应用，则本穴应该贴骨，也就是本穴与交信穴部位相符）。总之前辈书上定位常有不清楚的地方，我们宜以临床验证为实。

[七七部位记忆方法]

作者按：七七部位的分布看起来较为凌乱，且不易查找，以线记忆如下：

（1）正筋、正宗、正士、搏球在小腿正后方，为一线。

（2）足三重与外三关以腓骨为参照标志，一贴腓骨前缘，一贴腓骨后缘。足三重穴贴腓骨前缘进针，外三关穴贴腓骨后缘进针。

（3）足千金与足五金穴在外膝眼外开 2 寸一线，即外膝眼外开 2 寸处向下 7 寸是足千金，外膝眼外开 2 寸向下 9 寸处是足五金。

（4）侧三里穴、侧下三里穴在外膝眼外开 1.5 寸一线，即外膝眼外开 1.5 寸处向下 3 寸是侧三里，外膝眼外开 1.5 寸处向下 5 寸是侧下三里。

（5）四花上、中、下、副、内、外、腑肠诸穴以胫骨为参照标志，贴胫骨外则极其容易。依赖金雄医师说："一般言，用四花诸穴放血以治各症，但见小腿外侧有青筋明显处即可放血，而不必拘泥于穴位"，则更为简单明了。

（6）肾关、下三皇、四肢穴、光明穴、消骨穴、上反穴诸穴则以胫骨为参照标志，贴胫骨内侧取穴。也就是说四花系列和下三皇系列是以胫骨为参照标志，四花系列在胫骨外侧，下三皇系列在胫骨内侧。

（7）七虎穴在外踝后一寸半之直线上取之。

（8）上、下唇穴在膝盖下缘处。

如此则非常简单明了，易于取穴。以上是作者在多年教课过程中整理的经验，以飨读者。

笔记

第八章　八八部位

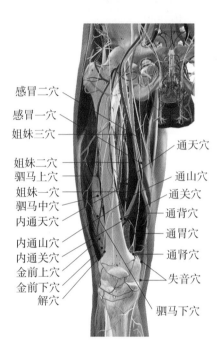

感冒二穴
感冒一穴
姐妹三穴
　　　　　　　通天穴
姐妹二穴
驷马上穴
姐妹一穴　　　　通山穴
驷马中穴　　　　通关穴
内通天穴　　　　通背穴
内通山穴　　　　通胃穴
内通关穴　　　　通肾穴
金前上穴　　　　失音穴
金前下穴
解穴　　　　　驷马下穴

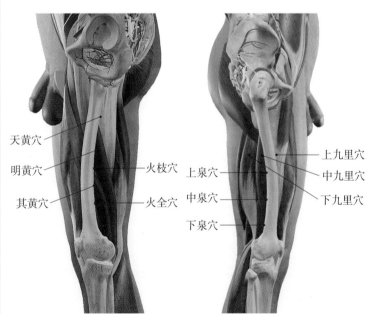

天黄穴
明黄穴　　　火枝穴
其黄穴　　　火全穴

上泉穴　　　　　上九里穴
中泉穴　　　　　中九里穴
　　　　　　　　下九里穴
下泉穴

1. 通关穴

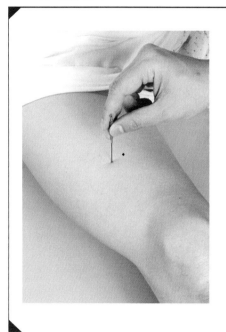

[部位] 在大腿正中线之股骨上距膝
盖横纹上五寸。

[解剖] 心之总神经。

[主治] 心脏病、心包络(心口)痛、
心两侧痛、心脏性之风湿病、
头晕、眼花、心跳、胃病、四肢
痛、脑贫血。

[取穴] 当大腿正中线之股骨上,距
膝盖横纹上五寸处是穴。

[手术] 针深三分至五分。

2. 通山穴

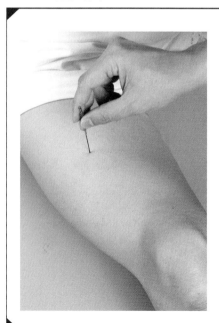

[部位] 在通关穴直上二寸。

[解剖] 心之总神经。

[主治] 同通关穴。

[取穴] 当大腿正中线之股骨上,距
通关穴上二寸处是穴。

[手术] 针深五分至八分。

3. 通天穴

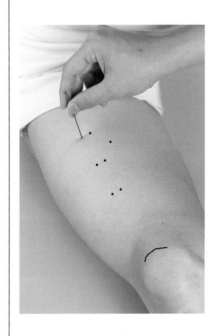

[部位] 在通关穴直上四寸。

[解剖] 心之总神经。

[主治] 同通关穴。

[取穴] 当大腿正中线之股骨上，距通关穴直上四寸处是穴。

[手术] 针深五分至一寸。

[注意] 通关、通山、通天三穴不能双足六穴同时下针，仅能各取一穴至二穴下针；高血压者双足只许各取一穴。

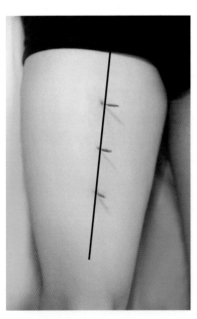

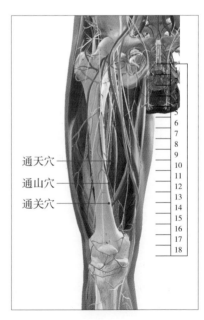

通天穴 —

通山穴 —

通关穴 —

解说及发挥

赖金雄师伯说通关、通山为治神经性呕吐之要穴,亦为治妊娠呕吐之妙穴,通常妊娠呕吐只要针一次即可,重症二次必愈(双足取穴)。亦为治疗消化不良之要穴。任取两穴加四肢穴,可治感冒后之四肢酸痛有特效。通关、通山、通天任取二穴配上三黄治癫痫病,久扎会好。治上肢疼痛(尤其肩关节疼痛不能举)属心脏衰弱者甚效。

通关穴、通山穴及通天穴位于膝盖骨正中央线往大腿方向,与长裤中央褶线一致,极为容易定位。作者臆测大腿正面为阴面,因为人类祖先爬行时大腿正面朝下,足太阳在大腿后面,与背部一样受太阳直晒,故归于阳面。那为何足阳明胃经也在大腿正面为阴面呢? 此疑问与胃经也行经腹部阴面一样,杨维杰老师所编的《针灸经穴学》中有一段话说:"由于胃经属戊土,在生数中为五,土具坤德而为万物生化之母,其位居中央,而有统领四维的作用,所以虽为阳经而实在具有坤母的阴性意义,这就是胃经在腹的理由。"对应之法,将手上臂之阴面对应在腿之阴面,如此则手太阴肺经对应在大腿外侧之驷马穴;手厥阴心包经对应在大腿正面中线的通关穴、通山穴、通天穴;手少阴心经就对应在内通关穴、内通山穴、内通天穴。而且驷马穴主治肺部诸疾与肺经主治有关;通关穴等主治心脏诸疾与心包经和心经主治有关。这种对应有点趣味,但轻松看待就可,拘泥硬套则不可。

董公称此穴组的解剖为心之总神经,可以确定主治全在与心脏有关的疾病。作者临床见心力衰弱、脉有结代者均以此穴组治疗,效果尚可。治疗因心力衰弱而导致的下肢浮肿自然也用此穴组。中医认为补火生土,此穴组确为治疗消化不良之要穴。董师曾治一老太爷,患消化不良症,下利清谷,百治不效,从云林到台北求医,经董师针此穴组,只针八次便愈,诚神妙也。

新加坡学生来信请教:曾经在多年前手术治疗膝髌骨病患,现在病人觉身体虚弱而且全身疼痛,尤其是膝痛最甚,另外双小腿由中午至晚上开始自下而上水肿至膝盖处,经用通肾穴、通胃穴、通背穴等无效,请教如何治疗。作者认为其水肿是由下午才开始,可能是心脏不好,建议用通关穴、通山穴、通天穴从心论治,每天一次,五天后水肿情况好转 50%。请读者注意下肢水肿若睡醒即肿,大部分为肾脏问题,若由下午开始肿,则可能为心脏问题。当然亦有状况复杂不能一概而论之情况。另一学生问病患心脏期前收缩两年,最近发病必须施行电击才能救治,作者建议天天针通关穴、通山穴、通天穴,任取两穴,扎了一段时期后,不再发作。

邹本领医师以此治疗妊娠呕吐 30 余例,的确可以达到一次即安,重者两次即愈的神奇功效,信董针之真实不虚。以通关、通山、通天配合正会、上三黄、足三重交替使用治疗七例癫痫。开始每星期针三次,连续针二十次左右,则改为半月一次,逐渐改为一、二个月针一次,其中三例坚持三年未见复发。另外四例均有疗效,但不能坚持治疗,亦不知所终。方知前辈所说"久扎会好"并非虚言。

ER-19 通关通山通天讲解及操作演示

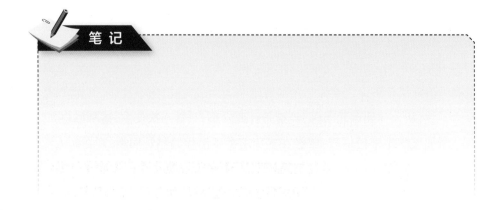

笔记

4. 内通关穴

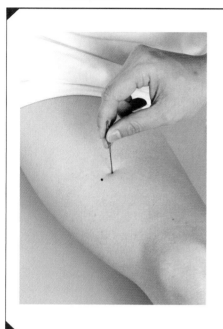

[部位] 在通关穴向内横开五分。

[解剖] 心之总神经。

[主治] 半身不遂、四肢无力、四肢神经麻痹、心脏衰弱、中风不语。

[取穴] 当通关穴向内横开五分处是穴。

[手术] 针深三分至五分。

5. 内通山穴

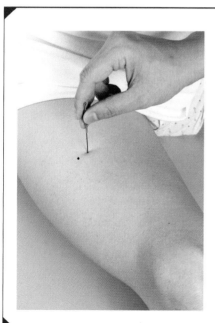

[部位] 在通山穴向内横开五分。

[解剖] 心之总神经。

[主治] 同内通关穴。

[取穴] 当通山穴向内横开五分处是穴。

[手术] 针深五分至八分。

6. 内通天穴

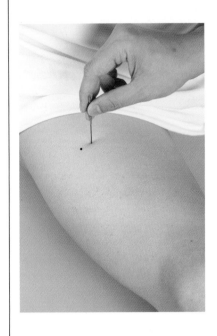

[**部位**] 在通天穴向内横开五分。

[**解剖**] 心之总神经。

[**主治**] 同内通关穴。

[**取穴**] 当通天穴向内横开五分处是穴。

[**手术**] 针深五分至一寸。

[**注意**] 见通关、通山、通天穴各条。

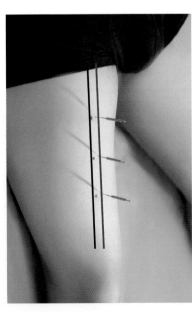

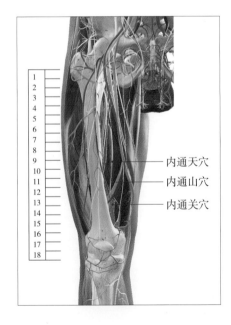

内通天穴

内通山穴

内通关穴

　　赖金雄师伯认为可以治心病引起之腰脊酸痛、肩痛、手不能举。

　　内通关穴、内通山穴及内通天穴一般作为通关穴等三穴之替代穴。此穴组一般不能左右六针齐下,仅能各取一穴至二穴下针,高血压者双足只能各取一针,但目前临床用针均较以往为细,左右各取两针无妨。

7. 姐妹一穴

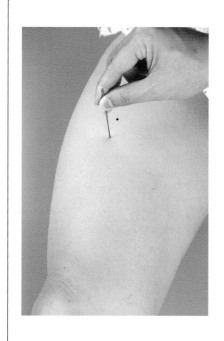

[部位] 在通山穴向内横开一寸后向上一寸。

[解剖] 六腑神经、肾分支神经。

[主治] 子宫瘤、子宫炎、月经不调、经期不定、子宫痒、肠痛、胃出血。

[取穴] 当通山穴向内侧横开一寸,再直上一寸处是穴。

[手术] 针深一寸半至二寸半。

8. 姐妹二穴

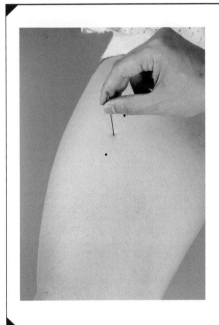

[部位] 在姐妹一穴直上二寸半。

[解剖] 同姐妹一穴。

[主治] 同姐妹一穴。

[取穴] 当姐妹一穴直上二寸半处是穴。

[手术] 针深一寸半至二寸半。

9. 姐妹三穴

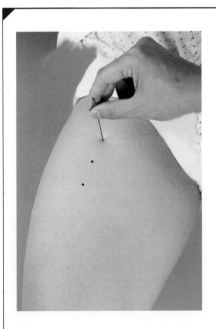

[部位] 姐妹二穴直上二寸半。

[解剖] 同姐妹二穴。

[主治] 同姐妹二穴。

[取穴] 在姐妹二穴之直上二寸半处是穴。

[手术] 针深一寸半至二寸半。

[运用] 三姐妹穴两腿六穴通常同时取穴下针。

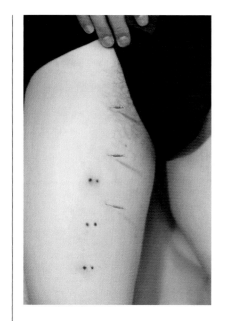

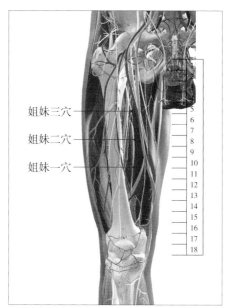

姐妹三穴

姐妹二穴

姐妹一穴

解说及发挥

　　赖金雄师伯说姐妹一、二、三穴对于胃肠慢性出血具特效。一般赤白带（非细菌性者）具有特效。治妇科病大效，但为取穴方便起见，常以手针之妇科三穴取代之。治手掌指筋伸张不如意。

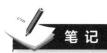

笔 记

10. 感冒一穴

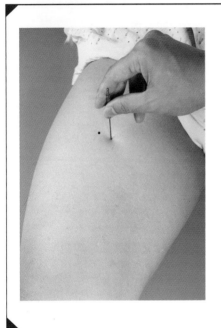

[部位] 在姐妹二穴向里横开一寸。

[解剖] 六腑神经、肺之分支神经。

[主治] 重感冒、高烧、发冷、感冒头痛。

[取穴] 当姐妹二穴向里横开一寸处是穴。

[手术] 针深八分至一寸半。

11. 感冒二穴

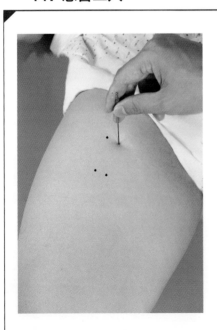

[部位] 在姐妹三穴向里横开一寸。

[解剖] 同感冒一穴。

[主治] 同感冒一穴。

[取穴] 当姐妹三穴向里横开一寸处,亦即感冒一穴直上二寸半处是穴。

[手术] 针深八分至一寸半。

[运用] 感冒一、感冒二穴同时取穴,针向腿中心斜刺。

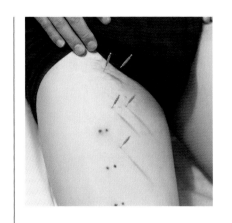

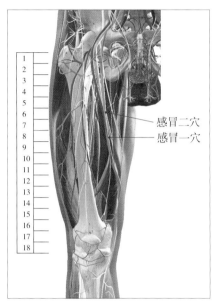

感冒二穴
感冒一穴

解说及发挥

　　赖金雄师伯认为感冒穴治感冒发高烧配合大椎、少商放血有特效。治感冒头痛配风池、合谷特效。治感冒引起之肠胃病。

　　姐妹三穴及感冒二穴取穴较不方便,故作者少用,原书及赖金雄师伯经验录于此,希望对读者有所帮助。

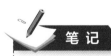

笔记

12. 通肾穴

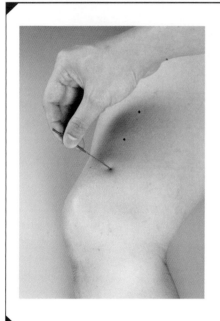

[部位] 在膝盖内侧上缘。

[解剖] 肾之总神经(赖氏为肾之神经)。

[主治] 阳痿、早泄、淋病、肾脏炎、糖尿病、肾亏之头晕腰痛、肾脏性之风湿病、子宫痛、妇科赤白带下。

[取穴] 当膝盖内侧上缘之陷处是穴。

[手术] 针深三分至五分。

13. 通胃穴

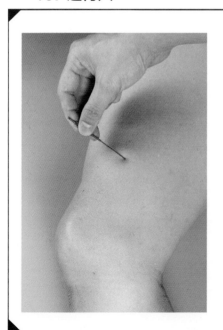

[部位] 在通肾穴上二寸。

[解剖] 肾之神经。

[主治] 同通肾穴,又治背痛。

[取穴] 在膝盖内侧上缘之上二寸,即通肾穴之上二寸处是穴。

[手术] 针深五分至一寸。

14. 通背穴

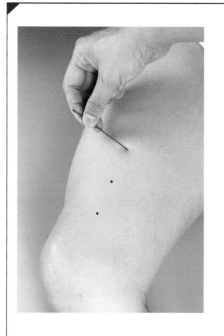

[部位] 在通肾穴上四寸。

[解剖] 肾之神经。

[主治] 同通胃穴。

[取穴] 在通肾穴直上四寸,即通胃穴直上二寸处是穴。

[手术] 针深五分至一寸。

[运用] 通肾、通胃、通背三穴可任取二穴(两腿四穴)配针,禁忌三穴同时下针。

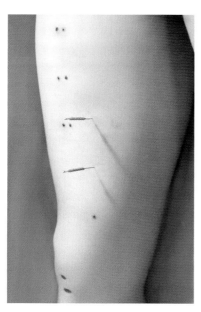

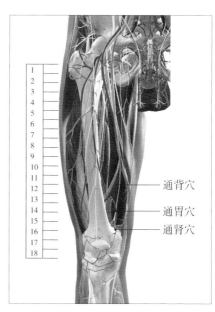

通背穴

通胃穴

通肾穴

解说及发挥

通肾、通胃、通背三穴可任取一穴为治疗其他各症之补针。通肾、通胃、通背三穴可任取一穴为治疗妇人流产之补针,连续治疗半月多可无虞。

赖金雄师伯认为本穴组主治肾脏炎、水肿、蛋白尿、喉干、喉疼、喉瘤、肾亏、阳痿、糖尿病、肾水不足等症,针之立生口水;亦治妇人赤白带下、子宫痛(作配穴用)。通肾、通胃治肠胃炎腹泻有良效。小便浊臭味重者,针通肾、通胃特效。通肾、通胃为清热补肾健脾之要穴,有利水消肿之功,能治肾脏炎、蛋白尿、腹泻呕吐。肾亏性久年头痛者用通肾、通胃有效。足部及小腿处按之凹陷者,扎通肾、通胃可消。

通肾穴在膝髌骨内上侧缘,病人仰卧时针尖朝床面针入,透入脾经,深针可到肝经内层。通胃穴与血海穴两者穴位相符。通肾穴、通胃穴、通背穴三穴可任取两穴(两腿四穴)配针,禁忌三穴同时下针,但临床上三穴同用并无大碍,可能是目前所使用的针具较细,刺激度较小之故。

作者治疗肾脏病的主要穴位为此穴组,每见患者双足水肿,细心针治常见大效。2011年治一70岁妇人,曾中风两次,亦患糖尿病,肾脏功能不佳,双足水肿,皮肤发痒至以梳子搔抓,经针以本穴组,当晚即止痒,再来诊时直谓其痒如被挈去,惜其治疗次数太少,双足水肿等疾尚未见愈。

通肾穴、通胃穴、通背穴同用,可治肾亏阳痿、早泄、腰背痛;亦可治肾亏性膏肓穴附近之疼痛。董针治膏肓穴处疼痛的穴位有重子穴、重仙穴、搏球穴、肾关穴以及本穴组,辨证施用必有大效。

胡文智师伯用通肾穴、通胃穴配通关穴、云白穴、李白穴治脚背红肿痛(草鞋风)特效。段圣德医师曾用通肾穴等治王某,女性,80岁,口干十七八年,吞咽困难,汗多,稍动一下就出汗。十余年前查出有糖尿病,空腹血糖高,餐后血糖正常,降糖药效果不好。就诊时安排离她较近的治疗室的医生替她治疗,处方:焦氏头皮针之血管舒缩区、合谷穴、复溜穴。治疗20次后效果不彰,段医师改予灵骨穴、大白穴、焦氏头皮针之血管舒缩区、下三皇穴、通肾穴(左右交替),起针后再以毫针点刺聚泉穴、海泉穴、金津穴、玉液穴。结果一次治疗后当天即感口内似乎有点口水,两次治疗后明显感到白天口干减轻,3次治疗后一整天都不怎么感到口干,一共治疗了8次,口干基本上缓解,吃东西也能轻松下咽了。钟维慈医生利用通肾穴、通胃穴改善肾功能,曾经治疗一病患,女,67岁,从2015年到2016年共针35次,肌苷酸由1.6进步至1。作者认为在其基本处方下加用水金穴、水通穴效果更好。

王庆文医生治疗一病例,朱某,男,82岁,双小腿部水肿、无力、沉困4年半余,患者4年前患脑梗死,之后不明原因出现双小腿部肿胀,沉重无力,迈不动步,既往有腰椎间盘突出病史,右膝滑膜炎,视小腿部呈凹陷性水肿,皮肤发红,触之皮温明显升高,小腿肚按压感觉发硬,舌质干红,无苔,典型的肝肾阴虚,取双侧通肾穴、通胃穴、通背穴、下三皇穴、太冲穴、侠溪穴、照海穴、背部精枝穴点刺,次日症状明显减轻。守方不变,共治疗8天,小腿肿胀基本消失,皮肤颜色恢复正常,皮温还稍高,嘱用吴茱萸贴敷双侧涌泉穴,嘴干明显减轻,舌质鲜红变暗,有薄薄舌苔,下肢取通胃穴、通关穴、通背穴,上肢取双心膝穴、灵骨穴、大白穴、内关穴、肩中穴,治疗三天,下肢无力、沉重感明显改善。病人亦满意,行走已不让人搀扶。又王医师治疗其亲友,十年前车祸胫腓骨折,内固定术后,创口不愈合,瘫痪,医以糖尿病搪塞,迁延至今,变病百出,见阴囊肿大如足球,阴茎水肿,莹莹然,导尿已十天。一时无措,乃思百会与阴囊有对应关系,试针百会,竟然痛减。两天后阴茎肿消,但全身瘙痒,抓挠至导尿管脱落,针通胃穴、通背穴、通肾穴,十分钟后痒轻而自行小便,当天痒止,三天后阴囊肿渐消。

邹本领医师依董公之言以此组穴位治疗流产先兆有少量阴道出血、腰腹酸坠者十余例,均用针2~5次保胎成功,感恩董公有此神针可以保胎,医患都如同吃定心丸一样,称此组穴为"定海神针"。然在此嘱咐读者,无论是用通关、通山、通天治疗妊娠恶阻,还是用通肾、通胃、通背治疗流产先兆,一定要医生临床经验丰富,辨证准确,并且是医患共同信任,达成协议的情况下方可施针!切记切记!

ER-20　通肾通胃通背讲解及操作演示

15. 明黄穴

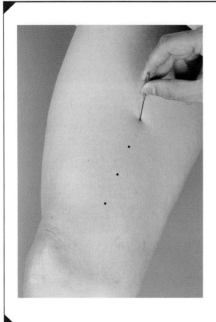

[部位] 在大腿内侧之正中央。

[解剖] 肝之总神经、心之总神经、心脏之动脉、表层属肾之副神经、中层属肝之神经、深层属心之神经。

[主治] 肝硬化、肝炎、骨骼胀大、脊椎长芽骨(脊椎骨膜炎)、肝机能不够引起之疲劳、腰酸、眼昏、眼痛、肝痛、消化不良、白血球症。

[取穴] 当大腿内侧之中央点是穴。

[手术] 针深一寸五分至二寸五分。

16. 天黄穴

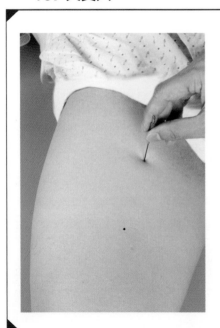

[部位] 在明黄穴上三寸。

[解剖] 同明黄穴。

[主治] 同明黄穴。

[取穴] 当明黄穴直上三寸处是穴。

[手术] 针深一寸五分至二寸五分。

17. 其黄穴

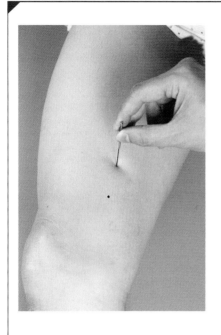

[部位] 在明黄穴直下三寸。

[解剖] 胆总神经、心之支神经、肝之分支神经。

[主治] 黄疸病及明黄穴主治各症。

[取穴] 当明黄穴直下三寸处是穴。

[手术] 针深一寸五分至二寸。

[运用] 天黄、明黄、其黄三穴同时取穴下针，主治肝炎、肝硬化、骨骼肿大、肝机能不够引起之各症、脾硬化、舌疮。

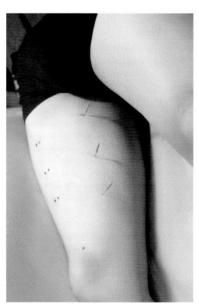

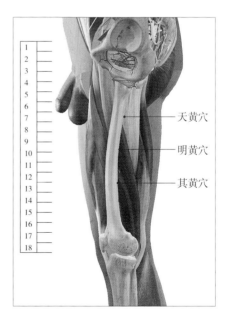

天黄穴

明黄穴

其黄穴

解说及发挥

上三黄是董公治疗脊椎长软骨压迫神经之特效穴,对于椎间盘突出亦有特效。赖金雄医师的师兄林纪先医师在美国加州洛杉矶开业,以上三黄治脊椎长软骨压迫神经及椎间盘脱出而闻名,荣列一九八零年加州名人录。林纪先医师称用上三黄治精神紧张引起之失眠症,效果特佳,功同逍遥散。

赖金雄师伯说天黄、明黄、其黄合称上三黄,为治一切肝经疾病之要穴。上三黄具有可补可泻之特性,凡是一切肝经疾病,不论虚实,都可使用。本穴配十四经的五里穴治白细胞增多症。高棉总统朗诺之小姨子郭玉小姐患此症,每日高热头痛,董师用上述方法将之治愈。余亦曾用此法治愈白细胞增多病患数人。治牙龈出血具有良效。上三黄配百会治梅尼埃病,留针两小时具有特效,可配百会、镇静穴、肾关治帕金森病具有良效。上三黄配耳针降压点,可使血压立刻下降。上三黄配肾关可治血糖过低症。治女人黑斑(输卵管、卵巢结扎或装节育环者除外)有效。治舞蹈病久扎有效(采卧姿为佳,因为卧姿较稳定)。上三黄可调月经,亦治游走性疼痛。肘以下到腕部之手臂外侧痛,此症分经针治无效,唯针上三黄有效。西医治病以病灶为主,而中医治病以整体为着眼点,故西医治肝硬化,用三黄穴初期效果显著,到某种程度后即停顿,中医则根据病人症状加减用穴,若有消化系统症状出现则加增强消化系功能之穴如中脘、天枢、足三里等,若有肾亏症状出现则针对肾阳、肾阴之症状加下三皇或肾俞、复溜、太溪等以补肾。

天黄穴、明黄穴、其黄穴合称上三黄穴,此三穴均在大腿内侧足厥阴肝经线上,此线上自大腿骨内侧上髁上缘到腹股沟为十四寸,其中点即为明黄穴。明黄穴下三寸为其黄穴,穴上三寸为天黄穴。十四经的阴包穴为髌底上四寸,股内侧肌与缝匠肌之间,与其黄穴相符。此三穴若深针,则针体应贴近股骨后缘。

赖金雄师伯说"上三黄治游走性疼痛"。游走性疼痛大有风痹之意,木留穴可治"全身任何地方之麻木属气血不通者特效,但属血虚者无效",此时以上三黄调理肝经补血治风最为合拍。

作者在天津行医时,曾遇一年轻人一进诊室即跪地叩头呼叫"邱医师救命",作者忙说"不可如此,有事大家好好商量"。原来该年轻人患严重癫痫症,每日大发作十多次，小发作难以计数，得知作者曾以针疗方式减缓几例类似患者的发作频率，故来求治，作者对此病患基本上是以上三黄穴为主，下三皇穴、百会穴、镇静穴为辅，治疗一段时间后，西药用药量减少，甚至敢骑自行车了。

2009年治一例70岁左右妇人，经人介绍来诊时全身颤抖，把脉时手仍颤抖不已，虽口齿不清，仍断续说明历经所有西医想到的诊断方法仍无法确诊是何病，有些诊断方法作者甚至未曾耳闻，抛弃找病名的思维，把持住一个"诸风掉眩，皆属于肝"的原则，就以上三黄穴及镇静穴为主针治之，由于此诊为每一星期一次的义诊，故病人也是每星期来针治一次，几星期后身体颤抖基本停止，走起路来虎虎生风，似乎换了个人，众人皆以为奇迹。以后维持了半年多的良好状况，可惜作者出国期间患者感冒住院并发多种危急症状，抢救出院后又再出现颤抖，再用以上穴组已然无效。今日回想，病人身患多病，服用极多西药，其颤抖原因可能为药物中毒，作者初以上三黄治疗有效，后来病人又因急症施用不少西药再发颤抖，作者竟未以解药物中毒的分枝上穴、分枝下穴为其治疗，虽不一定奏效，总是思虑不及，深自悔恨。

董公扎上三黄依下针深浅分浅层属肾，中层属肝，内层属心。但作者还是认为上三黄主治肝经疾患，属肾及属心的用法不明显。因为属肝，所以上三黄可调月经，可治女人黑斑，为妇科美容要穴。

赖金雄师伯认为："肘以下到腕部之手臂外侧痛，此症分经针治无效，唯针上三黄有效。"肘部疼痛作者近期均采腕踝针法或仿效浮针针法，效果良好，常有针下疼痛立除之情况。有一西医师夫人肘部至腕部疼痛，作者以一寸半针，自手三里穴往最疼痛点扎皮下针，并摇动其手肘（动气针法），当下疼痛如被拈去，云散烟消。病人笑称多日来疼痛竟被如此解决，未经惊险过程，似乎不够刺激。可见治病不可偏颇，董针神奇，但其他方法也有神奇之处，学习董氏正经奇穴之人应有宽广心胸，不妄自菲薄，亦不可狂妄自大。

最近又有学生来信说：本人11月29日晚做家务时左手尺侧腕关节处至肘约10厘米范围突然疼痛，左手不能持物，内旋和外旋时疼痛加剧，敷某骨伤膏药24小时，痛不减，患处轻微发胀。30日晚针上三黄穴，进针后疼痛立减50%，留针30分钟，起针后疼痛减80%，今日晨起症状全无，活动如常，并且左手指关节处感觉特别轻松，真的不可思议。

作者以中风之"诸风掉眩，皆属于肝"又多与肝相关，故治疗中风后遗症亦多取上三黄。作者治疗失眠和秽语抽动综合征以正会、上三黄配肾关为一组，与神五针交替使用，效果颇佳。作者曾受邢斌医师邀请去上海治疗一秽语抽动综合征患者，年方9岁，聪明伶俐，但母亲管教甚严格，要求过高，在学习压力太大的情况下患此疾病，谩骂他的母亲，恶语粗言不堪入耳，站在窗户上向外小便，种种丑态令家人焦急而无奈，我针之五次，症状减去七八成，因不能久驻，嘱邢医师代劳，嗣后再见已然痊愈。

ER-21-1　明黄天黄其黄讲解　　　　　ER-21-2　明黄天黄其黄操作演示

18. 火枝穴

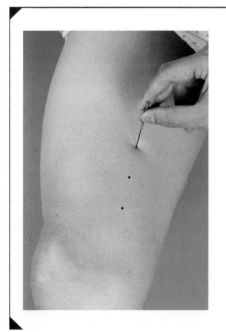

[**部位**] 在其黄穴上一寸半。

[**解剖**] 肝胆神经、心之分支神经。

[**主治**] 黄胆病、黄胆病之头晕、眼花及背痛、胆炎。

[**取穴**] 当其黄穴直上一寸五分处是穴。

[**手术**] 针深一寸五分至二寸。

[**运用**] 明黄、火枝、其黄三穴同时下针治黄胆病及胆炎。

19. 火全穴

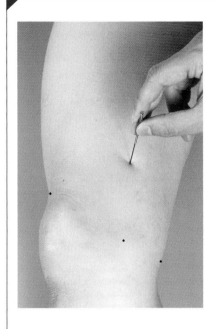

[部位] 在其黄穴直下一寸五分。

[解剖] 肝胆神经、心之分支神经、脊椎神经。

[主治] 同火枝穴,并治脊椎骨痛及足跟痛。

[取穴] 当其黄穴直下一寸五分处是穴。

[手术] 针深一寸五分至二寸。

[运用] 火全穴配合其黄、火枝穴下针,亦可治黄胆病、胆炎及胆结石止痛。火全穴单独取穴治脊椎骨及足跟痛。

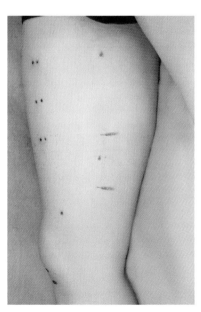

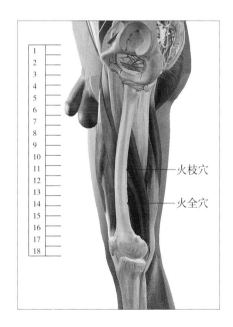

火枝穴

火全穴

解说及发挥

赖金雄师伯用火枝、火全治胆囊炎有殊效。台中某西医其夫人半夜急性胆囊炎发作,此君平日亦研究过董氏正经奇穴,为取火枝、火全针之,疼痛立止;翌日晨起后,再针一次即告痊愈。火枝、火全配土水穴治癫痫症,针一个多月即可断根。火枝、火全治白细胞增多特效,此症多因中暑、食甜食郁热内闭引起,但有淋巴细胞变化属血癌者除外。

作者能力只能控制癫痫减少发作,不敢说断根。因为治癫痫必须久扎,火枝穴及火全穴作为上三黄穴另一替换穴组,可避免单取一穴组久扎导致穴道功能疲乏。

20. 驷马上穴

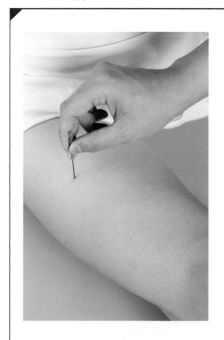

[部位] 在驷马中穴直上二寸。

[解剖] 同驷马中穴。

[主治] 同驷马中穴。

[取穴] 当驷马中穴直上二寸处是穴。

[手术] 针深八分至二寸五分。

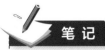
21. 驷马中穴

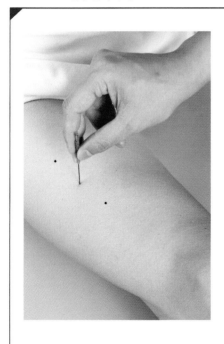

[部位] 直立、两手下垂,中指尖所至之处向前横开三寸。

[解剖] 肺之总神经、肝之分支神经。

[主治] 肋痛、背痛、肺机能不够之坐骨神经痛及腰痛、肺弱、肺病、胸部被打击后而引起之胸背痛、肋膜炎、鼻炎、耳聋、耳鸣、耳炎、面部神经麻痹、眼发红、哮喘、半身不遂、牛皮癣、皮肤病。

[取穴] 直立、两手下垂,中指尖所至之处向前横开三寸处是穴。

[手术] 针深八分至二寸五分。

22. 驷马下穴

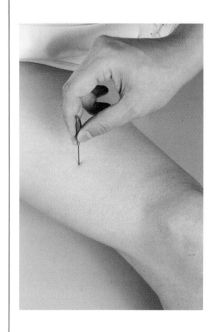

[部位] 在驷马中穴下二寸。

[解剖] 同驷马中穴。

[主治] 同驷马中穴。

[取穴] 当驷马中穴直下二寸处是穴。

[手术] 针深八分至二寸五分。

[运用] 治肋痛、背痛、坐骨神经痛单足取上、中、下三穴,其余各症两脚六针同时取之。

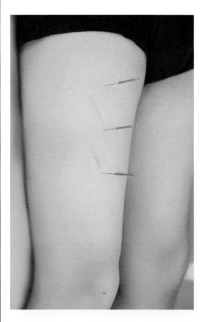

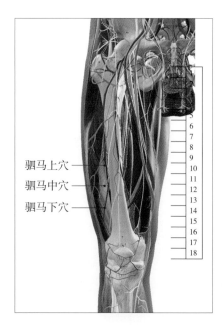

驷马上穴
驷马中穴
驷马下穴

5
6
7
8
9
10
11
12
13
14
15
16
17
18

解说及发挥

　　赖金雄师伯说驷马穴为治呼吸系统疾病之特效穴。凡鼻子过敏、鼻塞、鼻窦炎、气喘等都有效。赖师伯自述他即因鼻窦炎为董师治愈后而拜师学艺的。本穴配气海、关元、足三里等穴治肺气肿有良效，屏东胡先生在某军医院接受针灸治疗，因操作人员技术不良，扎得过深，引起气胸，经手术后变成长年喘咳，每半小时即需以抗过敏药物喷鼻一次，经赖氏针上述穴道约三十余次，即可延长至六小时才喷药一次，患者自认效果满意，未再来继续治疗；本穴治胸胁部跌打损伤具有特效；亦能治下肢、踝关节、手腕扭伤；治手指关节肿大有效；针本穴能根治皮肤过敏、慢性湿疹；治皮肤癣疗效大，治牛皮癣尤大；亦治耳鸣、耳聋；甲状腺功能亢进眼球突出者特效，扎十几次即能恢复正常；感冒引起鼻孔热痛属肺者，针本穴有去风邪、清热作用；并可治疗半身麻痹。

　　驷马穴取穴的方法在董公原著说："直立、两手下垂，中指尖所至之处向前横开三寸"，就等同为十四经风市穴向前横开三寸，事实上以往取风市穴的方法并不妥当，因每个人两手下垂中指所指之处差异甚大，手或长或短，身躯长度均会影响取穴位置。作者认为按骨度法，取坐骨横纹至腘横纹为十四寸，风市适当大腿外侧中线上，腘横纹上七寸之法较好。而驷马中穴为依此法取穴的风市穴位往前三寸（杨维杰老师主张应为往前三寸半，虽然参考董公原著附图，穴在大腿外侧上缘，则往前三寸才对，不过不仅杨氏主张向前三寸半，胡文智医师著作附图驷马穴也从大腿正面可视及，也就是取膝髌骨外上缘直上之线为驷马穴组之经络线，则向前三寸半之说合理。作者临床均由大腿正面下针，也是采风市穴向前三寸半之说。作者的观念是驷马穴组就是在足阳明胃经髀关穴与伏兔穴的连线上。肺经起于中焦，下络大肠，还循胃口，与胃经关系密切，董公取胃经大腿段上设立驷马穴组，解剖为肺之总神经，主治为肺经诸症。再看四花上穴、中穴、副穴、下穴在胃经小腿线段上，董氏的解剖则以肺支神经为主，治疗的病症也以肺之哮喘、胃之转筋霍乱、肠炎诸症为主，则董公肺、胃相互并用迹象甚为明显）。驷马穴可视为取胃经在大腿段之上、中、下焦全息大倒马，为补气要穴，治疗全身疾患均以补气为其法眼。本穴组为治疗肺脏病症、与肺脏相连之胸、背病症的特效穴。

陆建中医师及刘约翰医师曾治一病人，因长期在冷气房工作，后来即使在 36℃ 的高温下工作也不会流汗，经常干咳，发作气喘，碰到冷气或电风扇皮肤就会起鸡皮疙瘩，经扎驷马穴十余次后，以上诸病痊愈。

武汉张丛旺医师治搬运重物岔气或胸胁扭伤，痛处一定或四处走窜，坐卧不安则疗效确实。

作者曾用驷马穴治一严重牛皮癣患者，全身除脸部外均因牛皮癣而皮肤如壳，来诊时自带床单铺在病床，怕其他病人嫌其卧躺之后床板不洁。治疗初期进展甚好，皮壳有软化现象，病人及其丈夫欣喜异常，作者也极高兴，但下一疗程效果极差，终究放弃治疗。多年后有学生告诉作者若在驷马穴埋线则效果加强，治疗两三例牛皮癣（均局部）成功。以后作者再遇到一年轻人全身上下牛皮癣，叫其自扎驷马穴及下三皇，三个月后基本痊愈，回公司上班了。再说两个失败的病例，2010 年治一例天疱疮病人及一慢性荨麻疹病人，以驷马穴均未取得显效（慢性荨麻疹病人则因抓住了病人长久便秘的病机，用了防风通圣散而治愈）。《灵枢》云："言其不治者，未得其术也"，学力不足，辜负病人厚望，惭愧惭愧。但作者的学生段圣德医师曾治一女因皮带扣环金属过敏，破溃流黄水，中西药治疗数年无效，经以驷马穴针刺 20 次，基本痊愈，随访 1 年未复发，可见驷马穴虽用治重症牛皮癣及某些与自体免疫功能有关的皮肤病或许无显著效果，但用来治疗一般皮肤病还是有奇效的。

四川王国刚说自体静脉血注射足驷马穴的临床应用：凡变态反应性疾病如过敏性鼻炎、哮喘、顽固性皮肤病均有不错疗效，同时足三重配合外三关埋线治疗乳腺增生。每种病例应用都在 100 例以上。

张蕾医案：女，45 岁，鼻子闻不出任何味道有一两年了，近期早晚鼻塞喷嚏、双目痒涩；并有长期轻微便秘史。针刺灵骨、大白、上白、分金、明黄穴三次，足驷马、三其穴五次，一共八次，嗅觉正常了，大便正常，眼睛无不适感。

驷马穴的验案太多，实在不必多加赘述，但有一案例因牵涉到作者强调的肺经起于中焦，下络大肠，还循胃口，认为肺与胃经关联重大，再举一例阐释。一病患双下肢痒一月余,抓后有水渗出,他医均诊断为湿疹,但百治无效。此患者身体并无他病,只是有慢性支气管炎,常年咳嗽,据此特点,认为患者为肺经有病之皮肤病,乃取驷马穴为主,配合风市穴治痒,取得疗效,瘙痒渐轻,未再起水疱。

ER-22　驷马穴讲解及操作演示

23. 下泉穴

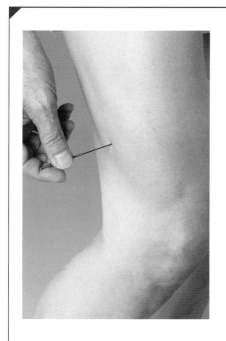

[部位] 在膝关节外侧面正中央直线上二寸五分。

[解剖] 肺部与面部之机动神经。

[主治] 面部麻痹、面部神经跳、口喎、眼斜。

[取穴] 在膝关节外侧面正中央直线上二寸半处是穴。

[手术] 针深三分至五分。

24. 中泉穴

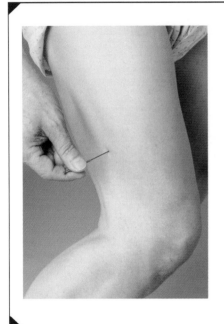

[部位] 在下泉穴之直上二寸。

[解剖] 同下泉穴。

[主治] 同下泉穴。

[取穴] 当下泉穴直上二寸处是穴。

[手术] 针深三分至八分。

25. 上泉穴

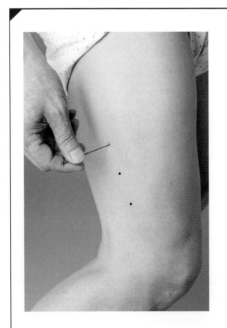

[部位] 在中泉穴之直上二寸。

[解剖] 同下泉穴。

[主治] 同下泉穴。

[取穴] 当中泉穴直上二寸处是穴。

[手术] 针深五分至一寸。

[运用] 上泉、中泉、下泉三穴单脚同
时取穴下针。治左用右穴；
治右用左穴。

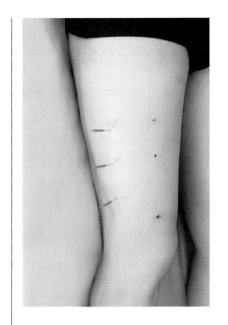
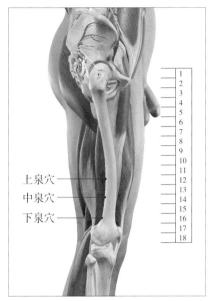

上泉穴 ——
中泉穴 ——
下泉穴 ——

解说及发挥

　　赖金雄师伯说本穴治食指无故跳动,配上泉或下泉。上泉、中泉、下泉合称三泉穴。三泉穴同用治颜面神经麻痹及肩关节疼痛有效。治耳重听有特效。治痛经不止有效。胡文智师伯认为:三泉穴配足三重穴为治疗颜面神经麻痹之特效穴,可先在足三重穴找青筋点刺放血再扎三泉穴。

　　天津中医药大学周老师精擅气功,据其本人向作者讲述仅在三泉穴推循,即迅速治愈其孙子的颜面神经麻痹。周老师后来在美国以气功推拿结合董针,曾经治愈某一议员之心脏病(究竟为何种心脏病并不清楚,举本例主要在说明穴位推拿按摩亦可与董针结合),该议员为感谢周老师,曾协助申请美国居留证。

　　上、中、下三泉穴治疗半身不遂、颜面神经麻痹可作为上、中、下九里的替换穴使用,以免产生穴位疲怠感。

26. 金前下穴

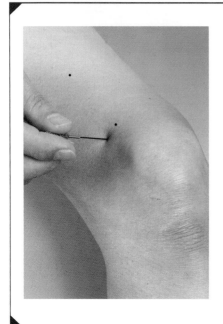

[部位] 在膝盖骨外上角之直上一寸。

[解剖] 肺之机动神经、肝之交感神经。

[主治] 胸骨外鼓、肺弱、羊狗疯、头痛、肝弱、皮肤敏感。

[取穴] 在膝盖骨外侧上角之直上一寸处是穴。

[手术] 针深三分至五分。

27. 金前上穴

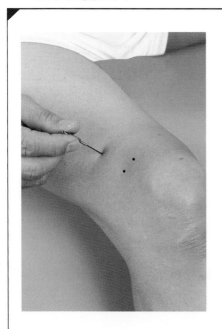

[部位] 在金前下穴直上一寸半。

[解剖] 同金前下穴。

[主治] 同金前下穴。

[取穴] 在膝盖骨外侧上角直上二寸五分处是穴。

[手术] 针深五分至一寸。

[运用] 金前上下两穴双脚同时配穴下针。

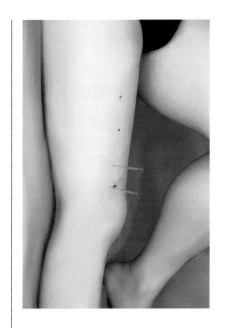

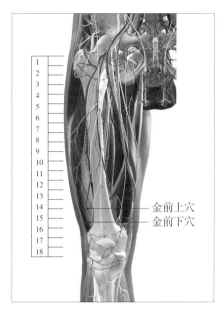

金前上穴
金前下穴

28. 中九里穴

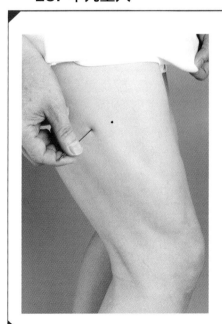

[部位] 在大腿外侧中央线之中点。

[解剖] 肺之区支神经、四肢弹力神经。

[主治] 背痛、腰痛、腰脊椎骨痛、半
身不遂、神经麻痹、脖颈痛、
头晕、眼胀、手麻臂麻、腿痛、
神经无力。

[取穴] 当大腿外侧中央线之中点是穴。

[手术] 针深八分至一寸五分。

29. 上九里穴

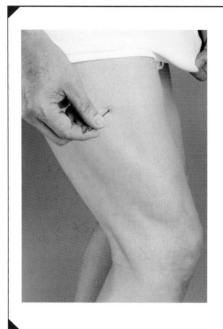

[部位] 在中九里穴向前横开一
寸半。

[解剖] 心之神经、肾之神经。

[主治] 心经之臂痛、眼痛、肾气不足
之腹胀。

[取穴] 当中九里穴向前横开一寸半
处是穴。

[手术] 针深一寸至一寸八分(赖氏
为一寸至一寸半)。

30. 下九里穴

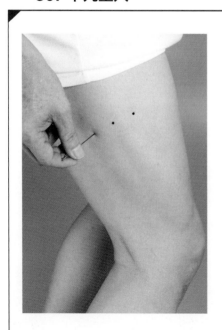

[部位] 在中九里穴向后横开一
寸半。

[解剖] 背神经、腿神经。

[主治] 背痛、腿痛。

[取穴] 当中九里穴向后横开一寸半
处是穴。

[手术] 针深八分至一寸半。

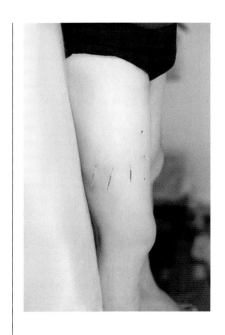
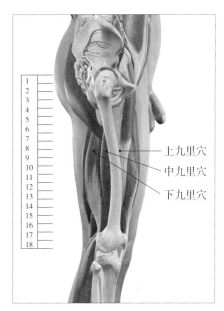

上九里穴
中九里穴
下九里穴

解说及发挥

　　中九里为董公治朗诺总统半身不遂的主穴之一。赖金雄师伯认为中九里即十四经之风市，可自膝外侧上七寸取穴，故亦名七九里，使用时常加上二寸或下二寸倒马。本穴加下二寸穴称七里穴（即十四经之中渎穴），倒马治肩后侧痛甚效，并治偏头痛、后项痛。七九里合用治半身不遂，又治踝关节扭伤。七九里配肾关治耳鸣。本穴治皮肤剧烈灼痒症。本穴可治痛症，尤其属游走性者。

　　杨维杰老师认为风市为镇定要穴，总治全身各种疼痛。对于人体侧面之各种疼痛尤其特效；如偏头痛、三叉神经痛、肩背痛、肋骨痛、少阳经走向之坐骨神经痛；用治半身不遂、颜面神经麻痹、失眠、耳鸣及下肢风湿和下肢皮肤病特效穴，可以解晕针、滞针。引李梴《医学入门》及唐宗海《医经精义》之"胆与心通"，心主神志，凡十一脏取决于胆，可见胆亦主神志。风市穴顾名思义为"风"之市，因此能祛风止痛止痒及镇定安眠，又胆经绕耳一周，并穿过耳内而出,治耳鸣耳聋皆效。观小柴胡汤及温胆汤主治证既多又效,即可知少阳主治作用之广及效。

中九里穴即为风市穴,有人说是风市穴外开五分处,但明明说穴在大腿外侧中央线上之中点,与风市穴一模一样,何必为了"董氏正经奇穴与十四经穴大不相同"一句话而执拗不下,至于董公对各穴的用法有独到之处,可视为董公的发挥。作者曾吟诗一首:"奇正皆一体,各家称名号,本来无区别,何处惹烦恼?"风市穴被杨维杰老师取为十四经十二特效穴之首个穴位,其重要性不言而喻,请读者特别下功夫研究。中九里按董公原著部位在"大腿外侧中央线之中点",为风市穴应该没有疑问,取穴时一般取在股骨下方,亦即紧贴股骨下缘进针,与七里穴(即中渎穴)倒马来治疗中风后遗症。不管是"董针"或"十四经"均为治疗中风后遗症的重要穴组。

中风后遗症已成为现代人的多发病,并且发病逐渐呈低龄化。作者列出中风后遗症常用穴如下:

灵骨、大白、足三重、肾关、木火、中九里、正会、地宗、失音、内三关、水金、水通。为方便记忆附歌诀:灵大三重肾关求,木火九里正会留,地宗失音内三关,水金水通中风后。治疗中风后遗症的穴位很多,仅举常用穴位为例,如果临床按照董氏的五脏辨证法可以更加准确快速地减除病患。

作者学生辽宁于秀凤女士亲身经历:"两个月前我全身痛,而且一会儿膝关节痛,一会儿腰痛,一会儿脚趾痛,导致无法工作,无奈之下翻邱老师的书找出治疗游走性疼痛配穴:双侧上三黄穴加双侧中九里穴,我照着扎了,结果上午连动都不想动的人,下午换了一个人似的,简直是好人一个,我同事赞不绝口,说董针太神了。"于医生自此应用此穴组治疗了几例游走性疼痛,均一次好转。甚至重感冒全身疼也是一次痊愈。她描述游走性疼痛就是"全身各关节痛,一会儿膝盖像针刺一样痛,一会儿腰椎痛,一会儿脚踝痛,全身不知下一会儿哪里会疼。"

赖金雄师伯说上九里治肩关节痛、手不能举具有特效。配肩中治偏头痛有效。上九里穴为中九里穴往前一寸半,下九里穴为中九里穴往后一寸半,三穴横向成一穴组的用法在董针中少见。中九里穴在水平面上向前一寸半为上九里穴,向后一寸半为下九里穴,由于取名九里,又有上、中、下三焦之名,故有人认为可以称为上、中、下九里倒马,杨老师对此点的详细回答可以在他的网站上看到,大意如下:倒马必须在同一经络上,而且是在一条经上的相邻两针或三针并刺,在宁失其穴不失其经的基础上有正确定穴的意义。倒马一般要两穴相邻,这样两穴只有相生而绝无相克,作用才大。董公称倒马曰"回马","倒"字与"回"字均有倒转之意,这之中就要考虑针序、针向,此外倒马针之中蕴含全息,也必须注意,例如肠门穴、肝门穴、心门穴,有三焦全息之意,灵骨穴、大白穴有第二掌骨全息之意,不在同一经络的组合针不能成为倒马。

西安的李安吉医师分享 4 男 2 女的病例,年龄 30~40 之间,病程均在 5~10 年之间,其中一例病程长达 13 年,3 例临床症状基本消失,1 例由于治疗间断,走路跛行减轻,2 例缓解还在治疗中,其中 3 例效果好的一次有效,针后感觉浑身有热感,原来股骨处麻木没知觉症状改善。取穴以上、中、下九里为主,配合通关、通山、五虎、上三黄、下三皇、肾关等交替使用。

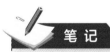

笔 记

31. 解穴

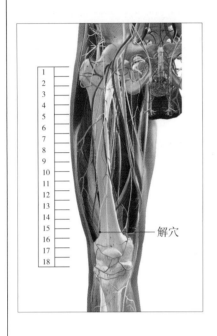

解穴

[部位] 在膝盖骨外侧上角直上一寸之向前横开三分。

[解剖] 心脏敏感神经及血管。

[主治] 扎针后气血错乱、血不归经，下针处起包、疼痛，或是西医注射后引起之疼痛、跌打损伤、精神刺激而引起之疼痛、疲劳过度之疼痛。

[取穴] 当膝盖骨外侧上角直上一寸之向前横开三分。

[手术] 针深三分至五分。

[运用] 下针后将针缓缓转动，病痛解除即取针；留针时间以八分钟为限。如患者晕针不省人事，即将其口张开，以扁针、筷子、汤勺或手指按其舌根稍用力重压三下，见其欲呕吐时以凉水洗其头，并以湿毛巾覆盖其头部，令饮凉开水半杯即苏；受刑休克者亦可用此法解之。如患霍乱引起休克，可用凉水洗头，使其恢复知觉，然后用针药治之。

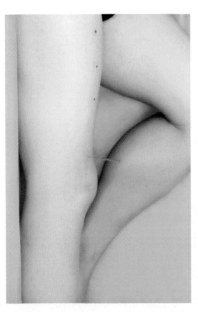

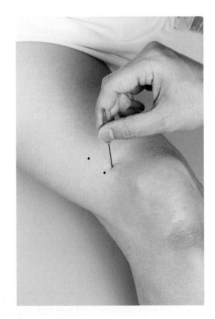

解说及发挥

董公曾治西药中毒面呈黑色,针之立解。赖金雄师伯说本穴对于手腕、腰、踝关节等扭伤具有特效,尤其扭伤后皮下淤血而肿胀疼痛者用之更效;凡静脉注射不慎,将注射液打入肌肉而肿大者,针本穴特效;扎针后进针部位疼痛,可用手大指甲重切本穴立止,重症则用针刺之;睑腺炎针本穴有特效;治头面诸疮。

作者按:本穴位于膝髌骨外上缘上一寸,该处可摸及一肌腱(股四头肌的股外侧肌束之肌腱,此腱即止于膝髌骨外上缘),再向内横开三分处又有一甚大的肌腱(股四头肌的股直肌束的肌腱),本穴就在这两肌腱之间。足阳明胃经的梁丘穴在本穴上一寸,再次印证了上述驷马穴应该位于胃经经线上的说法(驷马上、中、下穴一直到解穴,往下则有四花诸穴)。本穴部位与胃经郄穴梁丘穴接近,但董氏取用贴近骨头及两筋(肌腱)紧聚之处,功效更强。

本穴作用的机制也与梁丘穴相似,主要为调理气血,对于因气血错乱而致的疾患,或初得的打伤等具有特效。作者认为应用本穴可治疗练功岔气,导致半身或麻或热或凉,或思想狂乱等"走火入魔"的疾患。

旅居旧金山的钟维慈医生早年曾经亲事董公,对董针有极为深刻的理解。钟医生指导作者说"解穴"为他的常用穴位,用途广,无论精神上、肉体上的疾病都有奇妙的效果。

ER-23 解穴讲解及操作演示

32. 失音穴

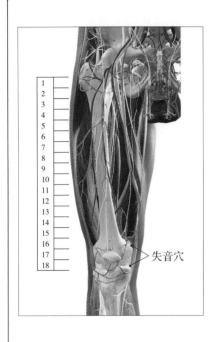

失音穴

[部位] 在膝盖内侧之中央点及其下二寸。

[解剖] 肾神经、喉之主神经。

[主治] 嗓子哑、失音、喉炎。

[取穴] 当膝盖内侧之中央点一穴，其下二寸处一穴，共二穴。

[手术] 针深三分至五分。

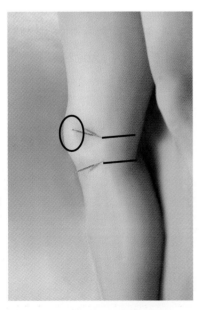

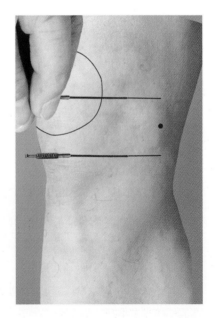

解说及发挥

赖金雄师伯用本穴治甲状腺、扁桃体及咽喉肿痛。对于舌根较大而言语不清者有效,但需长期治疗。

作者按:本穴部位仅靠书上描述不易定位,作者经验是以股骨内上髁上缘取一穴,下缘再取一穴,针刺时由脾经向肾经沿皮刺,两针在皮下夹着股骨内上髁的上下缘,如把股骨内上髁想象成喉结,则此刺法就如两针夹喉结刺法一样。股骨内上髁的找法就是由大腿内侧往膝部循抚,手指碰到的突出髁骨。图中圆圈为膝髌骨,上条直线为失音一之位置,下条直线为失音二之位置,黑点即为股骨内上髁。

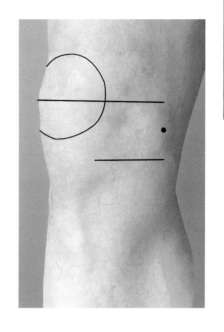

本穴少见董门弟子发挥应用,作者试用于中风假性延脑麻痹后遗症,如语言不清、吞咽困难、唇口流涎等症,效果良好。本穴对于暴喑有特效,可以配合十四经的通里穴等。通辽王庆文治疗一中风后遗症,不能吞咽,饮水不下用了好多种方法,效果不佳,来电咨询,吾嘱之用失音穴,针一次来电告知吞咽正常。

本穴对于治疗甲状腺、扁桃体及咽喉肿痛的功能近年来多有学生验证确有奇效。香港学生下课时来接我吃晚饭,感冒声哑,学生房治彬针其失音穴,哑者忽然叫了一声,随即能顺利说话,但略沙哑一点而已,那次上课新学生完全被震撼住。新生蔡梓铭医师用失音治疗三例感冒后声喑,全部一次生效。北京陈洋医师来消息说:李纳,女,45岁。声音嘶哑1月余,曾就诊于北京某医院,口服中药(具体不详)无明显改善。予针刺左侧失音穴一次,留针40分钟,次日微信告知已经完全好了。这个患者每月最少一次来我院开药,询之声音嘶哑未再发作。此外,有一个5岁女孩儿,喜欢大喊大叫,后声音嘶哑，其母亲咨询我后，告知其失音穴位，嘱回家给孩子按摩。2天后告知我孩子已经完全好了。

一妇女与其丈夫吵架晕倒后，突发失语七天，在医院做检查未发现明显异常，乃诊断为癔证。他医常规针灸穴位三天无效，弟子覃向丽建议加针失音穴，针后第二天患者即能说两三个字，第三天说话吐字及语速基本正常。

弟子王国刚治疗53岁女患者，咳嗽、咳痰3个多月，某日突然暴哑，经输液、服西药、中药治疗七天无明显效果，乃点刺总枢，针失音、火主、火硬，针后即可说话，众人均觉不可思议。随后未见复发，咳嗽、咳痰好转，再针一次，以求牢固。

ER-24　失音穴讲解及操作演示

笔记

第九章　九九部位

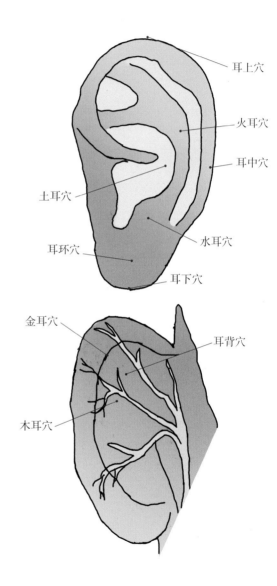

注:九九部位图片承中华耳针新穴电疗学会研究所
所长李相谅博士提供。

1. 耳环穴

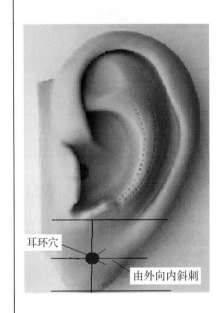

耳环穴
由外向内斜刺

[**部位**] 在耳垂表面之中央。

[**解剖**] 六腑神经。

[**主治**] 解酒、止呕吐。

[**取穴**] 当耳垂表面之中央点是穴。

[**手术**] 用细毫针由外向里(向面部)斜刺一分至一分半(皮下针)。

解说及发挥

　　赖金雄师伯说本穴对于解酒确实有效；即使不用针刺，仅以指甲掐之亦可。

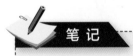

笔记

2. 木耳穴

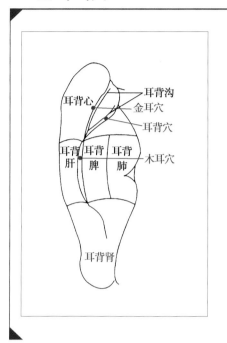

[部位] 在耳后上半部横血管之下约三分。

[解剖] 肝神经。

[主治] 肝痛、肝硬化、肝肿大、肝衰弱之疲劳、久年淋病(需长期针治)。

[取穴] 当耳后上半部横血管之下约三分处是穴。

[手术] 用细毫针竖刺一分至二分。

3. 火耳穴

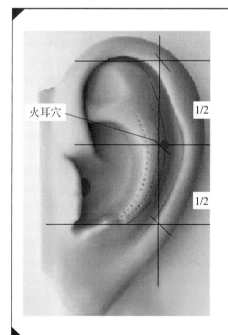

[部位] 在对耳轮之外缘中部。

[解剖] 心之神经。

[主治] 心脏衰弱及膝盖痛、四肢痛。

[取穴] 在对耳轮之外缘中部取之。

[手术] 用细毫针竖刺一分至二分。

4. 土耳穴

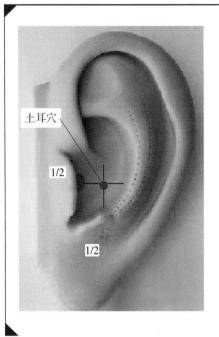

[部位] 在耳甲腔部之中。

[解剖] 脾之神经。

[主治] 神经衰弱、红细胞增多症、发高烧、糖尿病。

[取穴] 在耳甲腔之中取之。

[手术] 用细毫针竖刺一分至二分。

5. 金耳穴

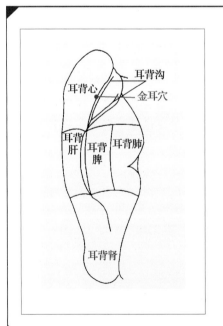

[部位] 在耳壳背之外缘上端。

[解剖] 肺之神经。

[主治] 肺衰弱之坐骨神经痛、腰脊椎骨弯曲、过敏性鼻炎。

[取穴] 在耳壳背之外缘上端取之。

[手术] 用细毫针竖刺一分至二分。

6. 水耳穴

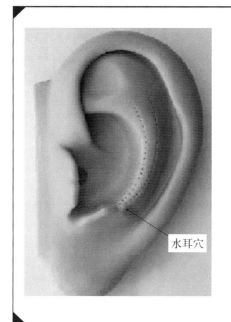

水耳穴

[部位] 在对耳轮之外缘下端。

[解剖] 肾之神经。

[主治] 肾亏、腰部两边痛、腹部发胀。

[取穴] 在对耳轮之外缘下端取之。

[手术] 用细毫针竖刺一分至二分。

解说及发挥

　　赖金雄师伯认为木、火、土、金、水各耳穴取穴,以见乌黑色或焦咖啡色反应点针之即可收效,若无反应点扎之则无效。各耳穴以五行命名,使用时仍应与掌诊及中医四诊辨证施用,效果始佳。木、火、土、金、水各耳穴除了土耳穴外皆可治痛症,只要有反应点,效果极好。

　　作者按:木耳及火耳、土耳、金耳、水耳各穴,其取穴方法并非一定拘泥在某一特定点上,仅在文中所述大致位置,见有乌黑色或焦咖啡色反应点针之,即可立效;若无反应点扎之则无效。木耳、火耳、土耳、金耳、水耳各穴五行属性命名,分别与肝、心、脾、肺、肾相关,若配合诊断取穴,较有方向可寻。例如患者膝痛,掌诊心区有青筋反应,则于火耳附近找寻是否有反应点,以为取舍之依据。木耳、火耳、土耳、金耳、水耳各穴除了土耳外皆可治痛症(只要有反应点),效果立竿见影。

7. 耳背穴

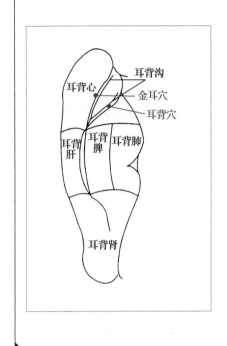

耳背心
耳背沟
金耳穴
耳背穴
耳背肝　耳背脾　耳背肺
耳背肾

[**部位**] 在木耳穴之上约三分处。

[**解剖**] 喉部神经。

[**主治**] 喉炎、喉蛾。

[**取穴**] 在木耳穴之上约三分处血管中取之。

[**手术**] 以三棱针扎出血。

解说及发挥

　　赖金雄师伯用本穴放血治脸上诸疮疾,亦治眼结膜炎、角膜炎。蔡师兄精通中西医术,领有中西医执照,在美国已取得医学博士学位,并任教美国某大学医学院,其夫人偏头痛多年不愈,董师告以在耳背穴放血,并针足解穴,一次便愈。可治任何发炎症,如耳发炎、眼发炎、青春痘。作者初学针灸,见一女性友人满脸青春痘,为其在耳背放血,也是一次即见效,以后就慢慢恢复光鲜面貌。其他应用极多,各家均有论述,不再详论。

　　长春吴海洲医师:耳穴治疗急性腰扭伤的功效实在太惊人了,第一次见到是一个救护车载过来的,一碰就疼,针完之后那人走着回去啦! 我治过十四个,只有一个因为没找准,效果不好。反应点位于健侧对耳轮上,操作前用棉签杆点压对耳轮,寻找最痛一点,然后用针从上向下斜刺2~3分,持续捻转并配合患者呼吸三次,随后活动腰部,留针三十分钟。注意:压痛点必须准确。捻转必须配合呼吸三次,这是临床取效的关键所在。此方法对慢性腰部疼痛效果不明显。

广东段争鸣医师认为皮肤问题,主要取足驷马、分枝、耳尖背点刺、曲池、合谷,即使不能明确诊断,对症治疗也是可以的。

作者学生邹吉瑞治疗一耳痛、耳中轰鸣的患者,患病数月,肝气郁滞,配以外三关、足驷马、足三重等,效果甚微,查其耳背有明显瘀络,遂以耳背放血,本来是试试看的心态,竟一次即愈。

8. 耳三穴(耳上穴、耳中穴、耳下穴)

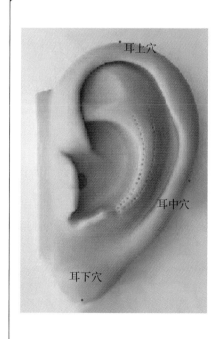

[部位] 在耳轮之外缘。

[解剖] 肺、肾神经。

[主治] 霍乱、偏头痛、感冒。

[取穴] 在耳轮外缘上端一穴(耳上穴)、中央一穴(耳中穴)、下端一穴(耳下穴)。

[手术] 用三棱针扎出血,一用二穴可矣。

[运用] 董公用此三穴放血以治疗外感引起诸疾,如扁桃体炎、感冒发烧、头痛等有效。

解说及发挥

董氏的耳穴其实有非常良好的效果,作者只是个人习惯而极少使用耳穴,殊为可惜。旧金山的钟维慈医师是台湾荣民总医院针灸科前主任钟杰医师的堂弟,两位钟医师曾经合作编辑一本耳针经穴学,非常精于使用耳针。钟维慈医师说根据他的经验,严重的炎症、瘀症、肿胀常面临死亡边缘,耳三针放血有起死回生之功。平时用耳尖穴(耳上穴)对全身的炎症(尤其是急性的)、瘀症、痛症、高烧、高血压、失眠效果都很好,因此称耳上穴为万用穴。有一病例是位 25 岁男士,骑摩托车发生车祸,撞断了胸椎四、五椎,手术后全身肿胀,两三天后仍然不退,医生说再两天不退可能无法存活了,遂在他两耳三穴各放血四五滴,两天后完全退了,西医院里的医生完全难以相信。

一位美国皮肤科医生在自己家院子喝橙汁,没注意到有一只黄蜂飞进杯子里,竟被那黄蜂叮了她的舌头,因为她以前曾经因中风被钟医师急救活命,所以她立刻赶到钟医师诊所,到达时舌、喉、嘴部肿大到完全不能呼吸,眼看救护车到达前就可能死亡,钟医师用采血针很快地刺了她两耳的耳三穴,只出了几滴血,她立刻大大的吐了一口气,开始呼吸了,事后她还亲自写了一封信感谢钟医师救了她两次命。

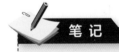

笔记

第十章　十十部位

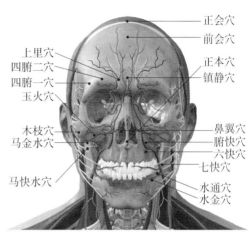

正会穴
前会穴
上里穴
四腑二穴
四腑一穴
正本穴
镇静穴
玉火穴
木枝穴
马金水穴
马快水穴
鼻翼穴
腑快穴
六快穴
七快穴
水通穴
水金穴

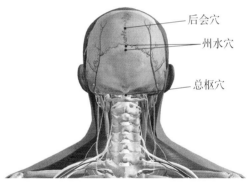

后会穴
州水穴
总枢穴

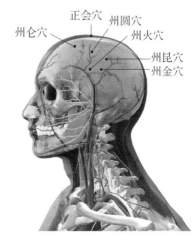

正会穴
州圆穴
州仑穴
州火穴
州昆穴
州金穴

1. 正会穴

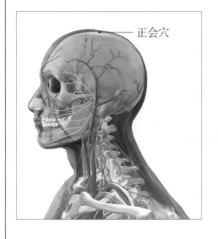

正会穴

[部位] 在头顶之正中央。

[解剖] 脑之总神经。

[主治] 四肢颤抖、各种风症、身体虚弱、小儿惊风、眼斜嘴㖞、半身不遂、神经失灵、中风不语。

[取穴] 正坐，以细绳竖放头顶中行，前垂鼻尖，后垂颈骨正中，另以一绳横放头顶，左右各垂耳尖，此两绳在头顶之交叉点是穴。

[手术] 针深一分至三分。

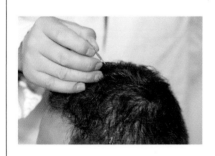

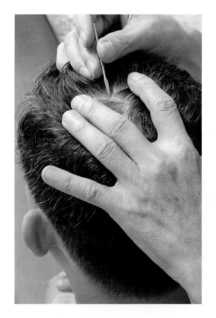

解说及发挥

赖金雄师伯认为本穴有镇静作用,为治疗中风之要穴,中风手抖者用之尤佳;可配镇静穴、肾关、上三黄等穴。本穴为诸阳之会,血压上升,头痛眩晕乃火气逆于上,在本穴放血可使头部清爽。治痿证配后顶、通肾、通胃、通关;亦可配下三皇、肾关、足三里、阳陵泉、肩中等穴轮流使用。头部正会及其前之州圆、州昆、州仓、前会、镇静、上里、四腑二、四腑一各穴皆可配上三黄以治神经疾病,如舞蹈病、帕金森病等,但须多扎数次,效果才能明显。

董公原著说"正会穴在头顶之正中央",却有人改为在正中央后五分,又说应用时可配前会,甚至斜刺透穴。头皮针常一透就超过一寸,只要不离其经线,本就不会因五分而产生太大的效果差异,若两穴倒马并用,在头颅骨度下并不会因五分而影响疗效。况且头顶之正中央或其后五分之说法殊难定出正确位置,即连董公原著以细绳量度之法亦存在不准确性,有简单的体位几何观念就可以明白。作者主张百会穴或正会穴为两耳尖连线与矢状缝交叉点凹陷中,强调凹陷中(《针灸大成》:可容豆)才能准确定位。斤斤计较董氏奇穴与十四经中某穴同或不同,却无法在根本上说出正确位置,诚胶柱鼓瑟也。

本穴的应用可参照百会穴,应用极多,董公原著以治疗半身不遂为主。治疗半身不遂可加灵骨穴、大白穴疗效会更高,作者前面提到的中风组穴灵骨穴、大白穴、木火穴、肾关穴、足三重穴也可加配本穴应用。本穴在督脉上,肝经与督脉会于颠,故本穴镇静作用极强,为治疗肝风内动之要穴,中风手抖者用之尤佳。又可治梅尼埃综合征、帕金森病、舞蹈病等。临床可配镇静穴、肾关穴、上三黄穴、中九里穴等。在此引用内蒙古多伦县张长安医师治疗一例因车祸损伤脊髓的验案供读者参考,俾使了解重病大症应用以上诸穴,并且耐心多扎才显效的经验,并不是所有病证均可以针下立除。

病案:胸腰椎骨折,伴有脊髓损伤。陈某,男性,21岁,手机号(注:本例因病情严重复杂却取得良效,为取信于读者,特别征得病人同意,愿意亲身证实,读者可依本书作者联络方式来取得病人姓名、电话,但非诚勿扰),2010年 6 月 3 日因车祸致胸椎骨折,伴脊髓重度损伤,于损伤四天后在张家口市某医院给予手术治疗,术后左侧下肢肌力 0 级,右侧下肢肌力 2 级,伴有尿潴留,大小便无感觉,由导尿管留置导尿,大便是靠人工通便。于 2010 年 7月 6 日术后近一月时邀余视诊。7 月 6 日诊见:左侧下肢肌力 0 级,只有脚趾可微动,右侧下肢肌力 2 级,床上可挪动,用手轻压无抵抗,尿潴留,大小便无感觉,导尿管留置导尿,灌肠排大便。取穴如下:前会穴、后会穴、正会穴、双灵骨穴、双大白穴、双反后绝穴、双火膝穴、双小节穴、双风市穴、双驷马穴、双足三里穴、双下三皇穴、双足三重穴、双太冲穴、双陷谷穴、关元穴、曲骨穴;以上针刺持续月余。8 月 12 日已撤导尿管,虽然排尿较困难,但用手挤压膀胱部位及热敷可排出,尿中有较多脓性物。左下肢已有感觉,可在床上轻微挪动。针刺正会穴、前会穴、后会穴、关元穴、曲骨穴为常穴外,其余均改为左右交刺,并肌内注射维生素 B_1、维生素 B_{12}。8 月 16 日症状明显好转,右下肢可抬起离床,有轻抵抗,左下肢踝部以下可有转动。排尿较畅,大便秘结,给服麻子仁丸。9 月 7 日到原手术医院复查,当地医生对恢复状况非常惊讶,让之慢慢坐起,右下肢肌力可达 3 级,恢复明显,左下肢肌力 1级。9 月 20 日由一人搀扶可用右腿行走,左腿可曲屈但难伸。去关元穴、曲骨穴、风市穴、驷马穴,加正筋穴、正宗穴交替刺。9 月 23 日右腿有力,可活动,左腿不能伸直,肌力 2 级,加阴市穴透伏兔穴(双侧)。9 月 26 日能自挂单拐行走,右腿有力,左腿伸直困难,但是可挪动,能抬起,感觉大腿前侧较后侧有力。9 月 27 日加五虎二、三穴。9 月 29 日排尿通畅,大便秘结加其门穴、其正穴、其角穴,去正会穴、前会穴、后会穴,余穴均左右交刺,继续四个月,前后治疗时间共约半年。2011 年 6 月随访时已到某建筑工地参加工作,能自由活动且进行轻体力的劳动。看完此病例,增加我们以针灸治疗重病大病的信心,作者与读者共勉之。

2. 州圆穴

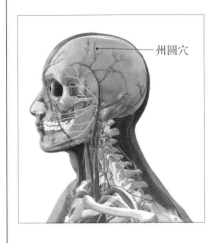

[**部位**] 在正会穴旁开一寸三分。

[**解剖**] 肺之神经。

[**主治**] 半身不遂、四肢无力、虚弱、气喘、肺机能不够引起之坐骨神经痛及背痛、神经失灵。

[**取穴**] 当正会穴向右及左旁开一寸三分处是穴（赖氏增加：左右各一穴）。

[**手术**] 针深一分至三分。

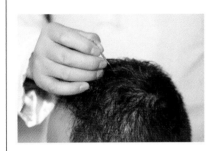

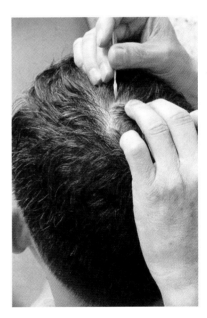

3. 州昆穴

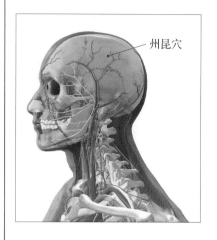

州昆穴

[部位] 在州圆穴直后一寸五分。

[解剖] 肺神经。

[主治] 同州圆穴。

[取穴] 当州圆穴直后一寸五分处
是穴。

[手术] 一分至三分深。

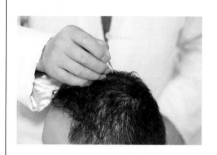

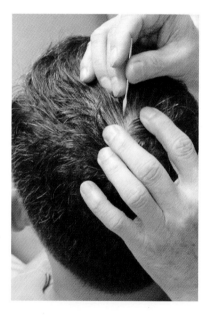

4. 州仑穴

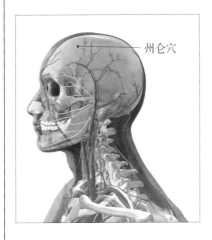

州仑穴

[部位] 在州圆穴直前一寸五分。

[解剖] 肺神经。

[主治] 脑瘤及州圆穴主治各症。

[取穴] 当州圆穴直前一寸五分处是穴。

[手术] 针深一分至三分。

[运用] 左脑生瘤取右穴;右取左穴。

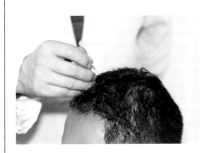

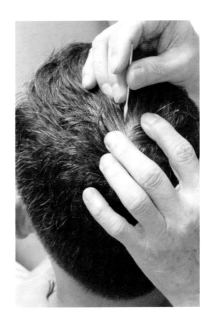

5. 前会穴

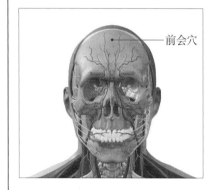

前会穴

[部位] 在正会穴前一寸五分。

[解剖] 脑之副神经。

[主治] 头昏、眼花、脑胀、神经衰弱。

[取穴] 当正会穴直前一寸五分处
是穴。

[手术] 针深一分至三分。

[运用] 本穴对不省人事之病患有使
其复苏之效。

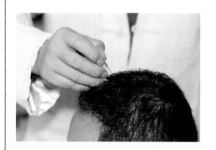

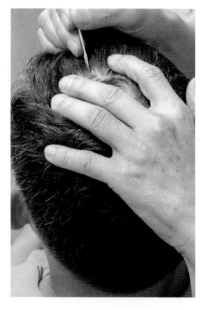

6. 后会穴

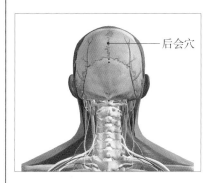

后会穴

[部位] 在正会穴直后一寸六分。

[解剖] 脑之总神经、脊椎神经。

[主治] 骨结核、头痛(轻度)、头晕、脊椎骨痛(对第十九至二十一椎最有效)、脑充血、中风不语、半身不遂、神经麻痹。

[取穴] 当正会穴直后一寸六分处是穴。

[手术] 针深一分至三分。

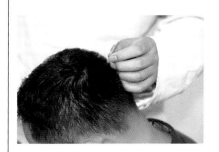

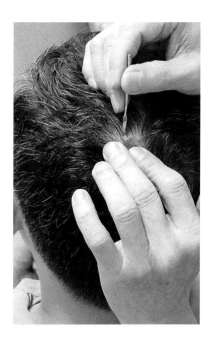

解说及发挥

　　赖金雄师伯说本穴对骶骨痛有效。作者按：治疗骶骨痛此为对应针法，但对应针法随意性颇大。如台湾宋文靖医师认为百会穴至后顶穴对应胸椎的上下段，后顶穴至强间穴对应腰椎，强间穴至脑户穴对应颈椎，就与本处对应不同，所以仍以实验有效为准，不可将对应针法无限发挥。

7. 总枢穴

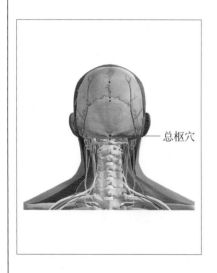

总枢穴

[部位] 在头部入发际八分。

[解剖] 丹田神经。

[主治] 呕吐、六腑不安、项痛、心脏衰弱、霍乱、发言无声。

[手术] 针深一分至二分，用三棱针最有效，尤其小儿。

[注意] 对本穴一般针深禁止超过三分，但失音者可针深至三分，使其发音恢复正常。用三棱针出血时，须用手将本穴之肌肉捏起，而后刺之。

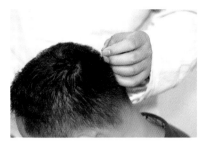
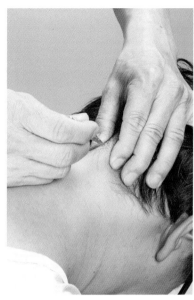

解说及发挥

赖金雄师伯说本穴即哑门穴,若取穴正确,其针感向牙龈或舌尖放射,惟须深针一寸半以上,无把握者切忌取用;因本穴与风府位置相近,而风府之深部为延脑,误刺风府深及延脑则有生命危险。治急慢性肠胃炎、夏日中暑上吐下泻,三棱针点刺效佳。

作者弟子王国刚医师治疗急性肠胃炎及晕车上吐下泻数十例,均取总枢穴,双侧承山穴、双侧不容穴点刺出血,屡用屡效。

作者按:本穴在哑门穴与风府穴之间,针入之处即为延脑,无把握者切忌取用,一般以手指将本穴之肌肉捏起,然后以三棱针点刺出血即可。

8. 镇静穴

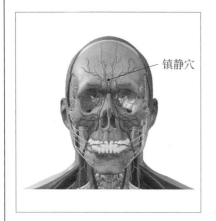

[部位] 在两眉头之间正中之上三分。

[解剖] 脑神经。

[主治] 神经错乱、四肢发抖、两腿发软、四肢神经麻痹、失眠、小儿梦惊。

[取穴] 当两眉头之间正中之上三分处是穴。

[手术] 针深一分至二分,由上往下扎(即皮下针)。

[运用] 本穴应与正会穴配针,才有疗效。

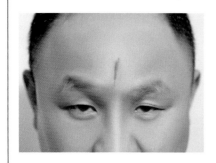

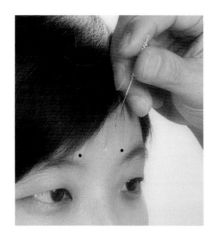

解说及发挥

赖金雄师伯说本穴可治前头痛。配足跟失眠点及神门穴可治失眠。本穴与印堂穴相符,一般以一寸针由上往下针皮下针。

9. 上里穴

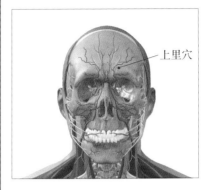

上里穴

[部位] 在眉头上二分。

[解剖] 肺之区支神经、眼神经。

[主治] 眼昏、头痛。

[取穴] 当眉头之上二分处是穴。

[手术] 皮下针,针深一分至二分。

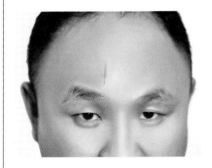

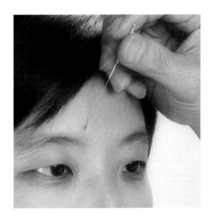

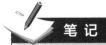

笔记

10. 四腑二穴

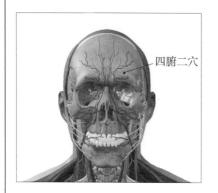

[部位] 在眉毛之中央上二分。

[解剖] 肺之区支神经、眼神经。

[主治] 小腹胀、眼昏、头痛。

[取穴] 当眉中央之直上二分处是穴。

[手术] 皮下针,针深一分至二分。

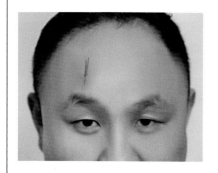

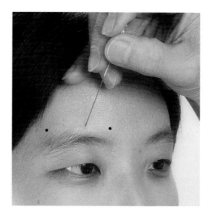

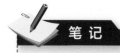

笔记

11. 四腑一穴

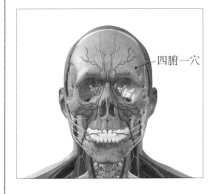

[部位] 在眉尖之上二分。

[解剖] 肺之区支神经、眼神经。

[主治] 小腹胀、眼昏、头痛。

[取穴] 当眉尖之上二分处取之。

[手术] 皮下针,针深一分至二分。

[运用] 四腑一、四腑二及上里三穴用三棱针同扎出血为治临时头痛之特效针。

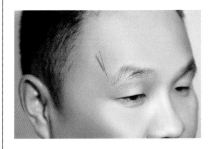

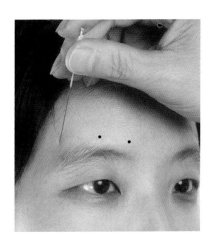

解说及发挥

　　赖金雄师伯用上里穴、四腑一、四腑二等穴治头痛等症,以外感风邪久留而成者效果较佳,宜三棱针放血。治肾亏性前额痛以补肾为主,取人皇、肾关或二角明为主穴,配合上述穴道以疏通局部经气之阻滞。上里、四腑一、四腑二皆眉部穴,董师用治肚子胀气之属肺功能差者(亦可取灵骨、大白)。

掌内中指、无名指交叉之间,再下约五六分处为脾胀穴,治腹胀立效,比上里好,但针感太痛。

12. 正本穴

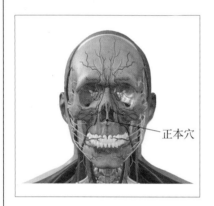

正本穴

[部位] 鼻端。

[解剖] 肺之交叉神经。

[主治] 敏感性鼻炎、治"妖邪(鬼迷)"。

[取穴] 仰卧正坐均可,头稍仰起,于鼻之尖端以手摸之左右各有小软骨;中有陷凹处是穴位。

[手术] 针深一分至二分。

[注意] 勿刺伤软骨。

[运用] 用三棱针出血最有效。脑力衰退及肺弱者,可针本穴补之。

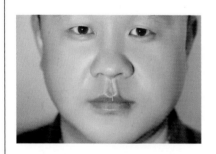

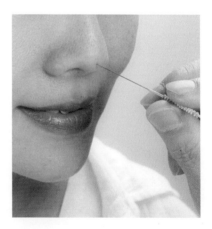

解说及发挥

　　赖金雄师伯说本穴三棱针点刺出血,可治鼻黏膜肥大、闭塞不通,亦可治酒渣鼻。

---

13. 马金水穴

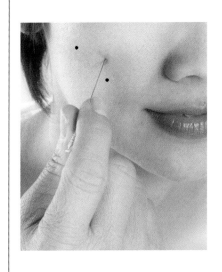

[部位] 在外眼角直下至颧骨之下缘陷凹处。

[解剖] 肾神经、肺之副支神经。

[主治] 肾结石、闪腰、岔气(呼吸时感觉痛楚)、肾脏炎、鼻炎。

[手术] 针深一分至三分。

[取穴] 当外眼角之直下至颧骨下缘一分五陷凹处是穴。

[注意] 下针后痛楚立即解除者,表示取穴正确;起针后出血者,表示取穴不准。

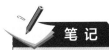

笔记

14. 马快水穴

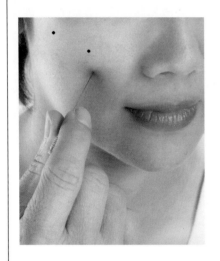

[部位] 在马金水穴之直下四分。

[解剖] 肾神经、膀胱神经。

[主治] 膀胱结石、膀胱炎、小便频数、腰脊椎骨痛、鼻炎。

[取穴] 在马金水穴之直下四分,约与鼻下缘齐处是穴。

[手术] 针深一分至三分。

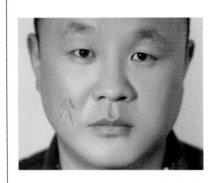

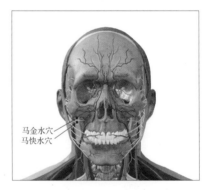

马金水穴
马快水穴

解说及发挥

赖金雄师伯说:"马金水、马快水针治双足水气,针之可立止肾结石剧痛。为治肩背腰痛在膀胱经第二行外侧者之特效穴。马金水、马快水治腰眼痛。取名马金水,金指肺,水指肾,故治肺肾之病,尤其治肾病。曰马者,形容其效速有如马之奔驰也。余在逢甲大学义诊时有病人患此症,医学院中医系四年级学生徐君素对针灸有兴趣,余问其治法,答以取天应穴,余曰看我的,随取马金水、马快水立愈。徐君对董氏奇穴甚感其效神奇,不可思议。"

马金水穴及马快水为治疗肾绞痛、结石的特效穴位。陆建中医师及刘约翰医师在 1988 年扎治一钱姓工程师,用水愈穴配马金水穴、马快水穴,前后四次即排出沙石及小粒结石。作者学生诊治一位肾绞痛患者,做 B 超示双肾结石,左肾盂积水,左侧输尿管扩张,中下段显示不清。患者昨日突感腹痛,今晨加剧。呈阵发性加剧,下午疼痛难忍在地上打滚,经急诊解痉止痛等药静滴治疗后,剧痛缓解,仍感疼痛,但可以忍受,要求加号为其排石。处方前先予针双侧马金水穴、马快水穴,右侧水金穴、水通穴,右侧灵骨穴,令其活动腰部,5 分钟后完全不痛,欣然取药而返。另一急性肾结石痛,结石 0.6cm,肾积水,医院检查积水比较严重。就诊前日患者在医院输液一天,现又开始剧烈疼痛,扎针马金水穴、马快水穴、六快穴、肾关穴、太冲穴透涌泉穴,进针 5 分钟疼痛缓解。以上是用马金水穴、马快水穴治疗肾结石疼痛的案例。

但另有一学生提供用四肢穴治疗肾结石疼痛之案例,介绍如下:前几天去云南旅游,同团的一位先生亦是肾结石复发,其妻是位西医大夫,用止痛栓,服排石冲剂,仍疼痛难忍,见其汗出如豆,毛遂自荐,因出门未带针,仅在对侧三阴交穴上一寸(约当董针的四肢穴)处按揉,约五分钟后缓解。教其自揉二十分钟,完全不痛。半夜又复发,第二天又嘱其按两次,完全恢复,直至分手,也未复发。又诊疗一位女学生,因座位窄,一整下午侧身坐,最后一节课时左肋部、背部、左肩部疼痛非常,说话都在哭、有气无力,打出租车回来上下车都困难。按闪腰岔气来治,二角明穴和马金水穴,再加三叉三穴调整气机,扎针时叫她动左手。十二分钟后疼痛明显减轻,四十五分钟取针后感觉好了很多,吃过饭又能去上晚自习了。晚上回家我又给她在背部点刺放血,也揉了肺经,次日早晨完好如初。

弟子万云炼报告治疗病患腰痛,歪打正着把多年打呼噜改善大半。腰痛采用的穴位是马金水、马快水以及叉三,意外发现病患呼噜响彻云霄之疾竟然大愈。此例机理不必硬做解释,仅在此提出给读者参考。打呼噜原因复杂,有睡眠呼吸暂停综合征、鼻中隔歪曲、鼻蓄脓、鼻窦炎、悬雍垂下坠、舌根后顶等,并非单一原因。

15. 腑快穴

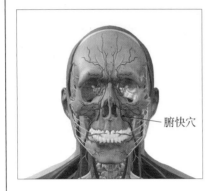

腑快穴

[部位] 在鼻下缘齐平,鼻角外开
五分。

[解剖] 肾之神经、六腑神经。

[主治] 腹胀、腹疼痛、疝气。

[取穴] 与鼻下缘齐平,从鼻角向外
横开五分处是穴。

[手术] 针深一分至三分。

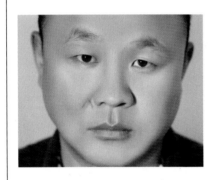

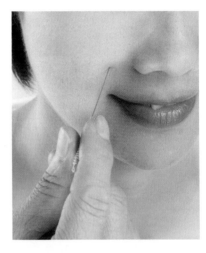

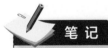

笔记

16. 六快穴

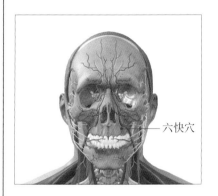

[部位] 在人中(鼻至唇之中央)向外平开一寸四分(约距口角外纹一分五)。

[解剖] 分泌神经。

[主治] 尿道结石、尿道炎。

[取穴] 从人中之中央向外平开一寸四分处是穴。

[手术] 针深一分至三分。

[运用] 与马快水穴配针治尿道结石。

─六快穴

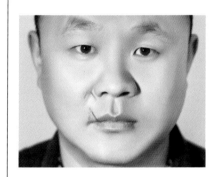

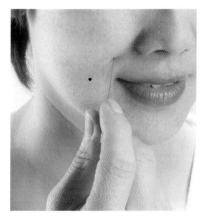

解说及发挥

　　赖金雄师伯用本穴治阴茎痛、龟头长红点有效。邹本领医师在此穴附近发现发红、变色者,询问患者大部分会有小便不适或者白带异常,即在此穴区域变色处针刺、点刺都可迅速见效。

17. 七快穴

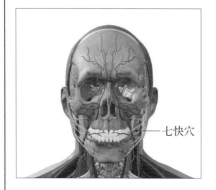

七快穴

[部位] 在嘴角外侧五分。

[解剖] 肺神经。

[主治] 面部麻痹、肺虚弱、尿道结石。

[取穴] 当嘴角外开五分处是穴。

[手术] 针从嘴角向外斜扎,针深五
分至一寸五分。

[运用] 右脸麻痹取左穴;左脸麻痹
取右穴。

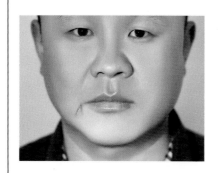

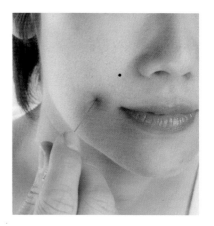

解说及发挥

赖金雄师伯说本穴可治坐骨神经痛,以有反应点为取穴依据。

18. 木枝穴

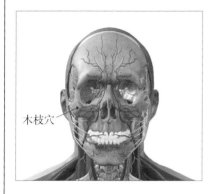

[部位] 在马金水穴向外上方斜开
一寸。

[解剖] 肝胆神经。

[主治] 肝虚、胆虚、胆结石、小儿
夜哭。

[取穴] 从马金水穴向外上方斜开一
寸处是穴。

[手术] 针深一分至三分。

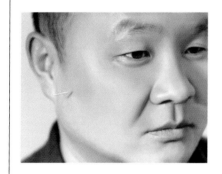

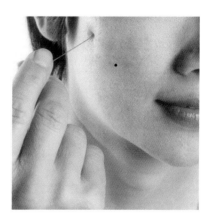

解说及发挥

赖金雄师伯说本穴可立止胆石疼痛。木枝穴与下关穴相近,杨维杰老师说本穴可以治老人因双脚无力而易摔跌。武汉段圣德等医师报告此穴治老人下肢无力确具良效,请读者多加验证。

治疗胆石痛或胆囊炎疼痛可用的方法如阳陵泉穴针刺,或胆经的瞳子髎穴。木枝穴在瞳子髎穴之下方贴颧骨处,两穴相距约一寸,均可止胆石疼痛、胆囊炎疼痛,实有异曲同工之妙。但六快穴、七快穴、木枝穴等穴对于结石虽有止痛或促其排出之效,却不具溶化结石的能力。

19. 水通穴

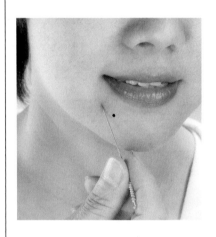

[部位] 在嘴角之下四分。

[解剖] 肾神经。

[主治] 肾脏性之风湿病、肾机能不够之疲劳、头晕、眼花、肾虚、肾亏、腰痛、闪腰、岔气。

[取穴] 当嘴角之下四分处是穴。

[手术] 针由内向外斜扎,针一分至五分。

20. 水金穴

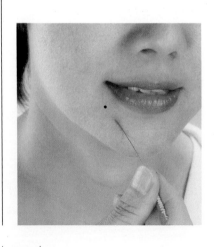

[部位] 在水通穴向里平开五分。

[解剖] 肾神经。

[主治] 同水通穴。

[取穴] 从水通穴向里平开五分处是穴。

[手术] 针由内向外斜扎,针深一分至五分。

[运用] 水通、水金两穴均主治肾病,取穴下针时应就发青处针之。

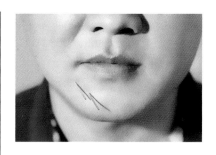
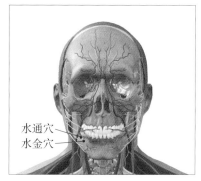

水通穴
水金穴

解说及发挥

　　赖金雄师伯说针刺水金、水通两穴,一般由水金透水通。水金、水通能降一切气逆,无论胸闷、腹胀等症皆治之;尤擅降肾不纳气,故治肾喘。外感初得,肺气上逆而咳者,水金、水通配尺泽有特效。水金、水通能治冲气上逆而呃逆不止者,可在本穴区连取三针,无不效者。治腰痛以穴区附近有乌黑色反应点者有效。水金、水通配灵骨、大白治腰围大由于胀气者有效。水金、水通主治各症若见穴区附近有青黑筋,对准青筋扎之,效果尤佳。一般而言,肾喘主用水金、水通;肺喘主用驷马穴;心喘主用三士穴。

　　水金穴、水通穴有两种针法,一种是两穴分别由内向外斜扎,一种是由水金穴透水通穴,针尖方向约为朝颧骨下缘,可针深至一寸半。但仍以穴区附近有青黑筋,对准青筋扎之,效果最好。穴名水通,应与肾水有关;穴名水金,顾名思义,有金(肺)水(肾)相通之意,故擅治肾不纳气,治疗肾喘。

　　作者四十余岁时尚甚好动,有一阵子耽溺于玩飞行伞上,某日飞翔在天空可能较久而受凉,当晚咳嗽不停,最后对着镜子自行扎了水金穴透水通穴左右共两针,再加左右尺泽穴,扎后咳嗽渐止,取针后未再咳嗽,一觉到天亮后又去飞翔了,印证上述外感初得之咳嗽此穴组有特效之说,诚然。

作者 2010 年治一中年妇人有家族性肾囊肿,两年来双髂骨上、腰眼之下疼痛非常,自谓睡觉时在床上翻来覆去,未曾得一好觉。作者灵感一动,为其针水金穴、水通穴共两针,一星期后来诊时说当晚完全不痛,至昨晚才稍稍有痛感,再扎同一穴组。下星期未来诊,请助理打电话追查,谓已完全不痛,因住处较远,不想再来诊治了,一个月后追查,仍然不再疼痛(肾囊肿未追查)。两年来痛得死去活来,两针水金穴、水通穴,仅两次就完全解决,董氏正经奇穴的"奇"真是奇效的"奇"啊!

作者在肺喘上则用灵骨穴、大白穴为主;心喘则以小间穴配心常穴为主。然而喘咳之证变化多端,仍以五脏辨证施治为宜。水金穴及水通穴为治疗肾脏病的特效穴组。作者好友台湾陈证文医师为西医泌尿科名医,却常用此穴组为主,配合其他穴位治疗肾脏病,对于濒临透析边缘或已经透析的病人均有一定的帮助,请善为利用。

学生来信说:"一位老年病人脑出血,住院期间出现呛咳,已排除中枢性咳,医院怀疑误吸导致。患者亲属很着急,因为咳嗽不停。经邱老师指导取水金穴、水通穴、灵骨穴、大白穴、尺泽穴、重子穴、重仙穴。此病人经 3 次针灸,已经好多了。我去扎了一次,余下两次是病人儿子扎的,他儿子也是乡村医生,并无针灸基础,比葫芦画瓢扎的。另外,昨天及今天治疗一病人,慢性支气管炎肺气肿肺心病病人,咳喘 20 余年,多次因咳喘心衰住院。本次是刚出院 6 天,又咳嗽不止,服用着近 10 种药物,病人不堪药物之副作用,我试以针灸治疗,按照邱老师说的取水金穴、水通穴、肾关穴、足三里穴、土水穴,当晚病人咳嗽减轻。"

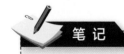

笔记

21. 玉火穴

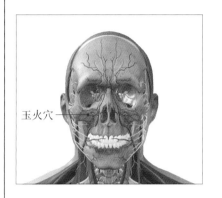

[部位] 在眼中央直下之颧骨直下陷处。

[解剖] 心、肝神经。

[主治] 心经之坐骨神经痛、肩臂痛、四肢痛、膝盖痛、颧骨痛、腮骨痛。

[取穴] 当眼中央正下方之颧骨直下陷处是穴。

[手术] 针深一分至三分。

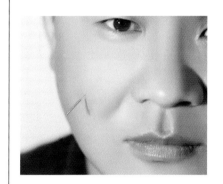

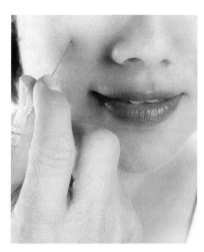

解说及发挥

　　武汉陈翔峰医师等人告知应用此穴配合其他相关穴位治疗肩胛部位及斜方肌疼痛效果良好,请读者试用。应用董针或其他技术除从有经验者处习得外,自己也可摸索实验,如此才能使技术更进一步发挥,不可一味仰赖前辈，或等而下之，猛捧自己的师长，以为师长的成就可荫庇自己。

　　玉火穴作者较少使用，除上述陈翔峰医师告知可以用来治疗肩胛部位及斜方肌疼痛之外，最近江西某医师使用双上白穴加鼻翼穴和玉火穴治疗颈椎病引起的手麻，治疗五例均在两次后基本缓解，若加用重子、重仙更能缓解颈肩部及背部的疼痛，此经验与陈翔峰医师的经验可以相互对照使用。

22. 鼻翼穴

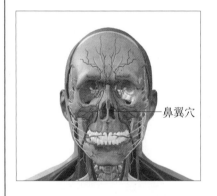

鼻翼穴

[部位] 在鼻翼上端之沟陷中。

[解剖] 肺、肾、脾神经。

[主治] 眉棱骨痛、头昏眼花、肾亏之各种神经痛、半身不遂、四肢骨痛、脸面麻痹、舌痛、舌硬、舌紧、偏头痛、喉痛。

[取穴] 当鼻翼中央上端之沟陷中取之。

[手术] 针深一分至二分。

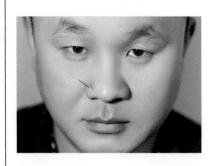

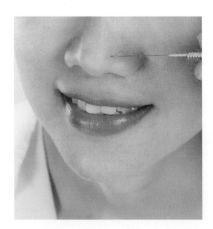

解说及发挥

赖金雄师伯说本穴为消除疲劳之妙穴。杨维杰老师认为玉火穴及鼻翼穴均是镇痛要穴。玉火穴擅治血虚、血瘀所导致的各种疼痛；鼻翼穴专治气虚、气郁所成的各种疼痛。本穴在鼻翼上端之沟陷略为偏前方。鼻翼穴尚有消除疲劳、提神醒脑的妙用。常用来治疗全身酸痛及坐骨神经痛，效果非凡。

作者多年前去青岛第一人民医院探访师弟左常波医师，时值有一病人腰痛甚剧，经左医师扎针后尚未得解，作者戏曰："师兄出马"，为病人扎左鼻翼穴一针，病人腰痛立除，幸好当即见效，侥幸保住了"师兄"之颜面（一笑）。

前曾在次白穴中介绍胡光医师所用之怪三针，左鼻翼穴即其中一针。所谓怪三针均取左侧，无非是惯用右手扎针的医生方便取穴，并无特别意义。近年来作者在此三针的基础下增加镇静穴及神门穴，称为"神五针"，用来治疗失眠、小孩多动症、抽动秽语综合征(Tourette syndrome)、脑瘫、神志病、心烦、躁扰不宁者，经学生实践病例甚多，皆有良效。

作者学生来信求救，谓其父亲行为异常，每每三更半夜集合全家大小教训一些莫名其妙之言，尤其怪异者，还能点名谁未到场，如此天天瞎闹，导致全家生活紊乱，痛苦不堪。作者告以天天扎"神五针"，并以丹参60克煮水代茶喝，历经两三周针刺治疗，渐趋正常。该学生乃陪同其父亲赴医院检查，医生告以一切正常，嘱咐若不放心可以做核磁共振检查，谁知其老父亲竟回答："既然正常，为何要做昂贵之核磁共振检查，不做了。"

ER-25　鼻翼穴讲解及操作演示

23. 州火穴

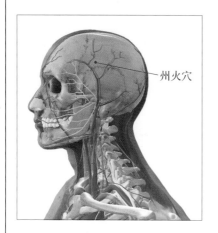

州火穴

[部位] 在耳尖上一寸半。

[解剖] 心之神经。

[主治] 心跳、心脏性之风湿病、四肢无力及腰痛。

[取穴] 用手压耳抵头,在耳尖上一寸半处是穴。

[手术] 针深一分至三分。

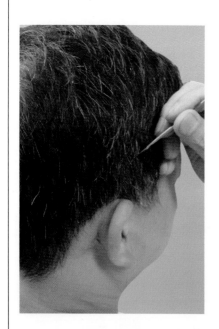

24. 州金穴

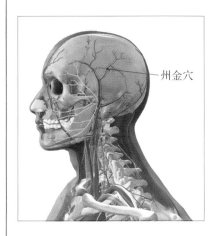

州金穴

[部位] 在州火穴后一寸。

[解剖] 肺之神经。

[主治] 肺经之腰痛、坐骨神经痛及
风湿病。

[取穴] 从州火穴向后一寸处取之。

[手术] 针深一分至三分。

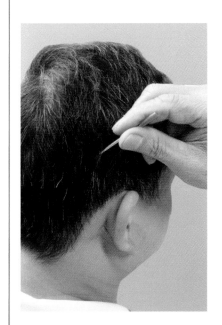

25. 州水穴

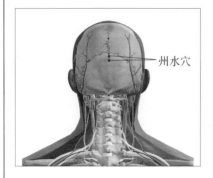

州水穴

[部位] 在后脑高骨之中央及其上八分。

[解剖] 肾之神经。

[主治] 腰部脊椎骨痛、下肢麻痹、神经无力。

[取穴] 在后脑高骨之尖端中央一穴，其上八分又一穴，共二穴。

[手术] 针深一分至三分。

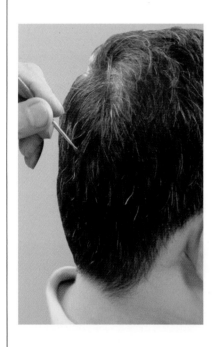

解说及发挥

　　赖金雄师伯说州火、州金、州水三穴可治坐骨神经痛,但宜先辨为何脏腑引起者。长春吴海洲医师认为州水穴与头针的镇静穴相近,配合动气治疗腰痛效果明显。作者学生有州金、州火治疗腰痛及中风后遗症的论述,在此不一一论述。在此提出头针的刺激区如果与董针的头部穴位互为参证,会有更多的发现。

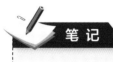

笔 记

第十一章 后背部位

1. 分枝上穴

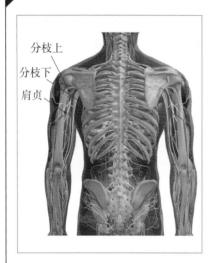

分枝上
分枝下
肩贞

[部位] 在肩胛骨与肱骨连接之叉口下。

[解剖] 分泌神经。

[主治] 药物中毒,蛇、蝎、蜈蚣等虫毒,狐臭,口臭,糖尿病,疯狗咬伤,小便痛,血淋,性病之淋病,食物中毒,服毒自杀(轻则可治,重则难医),全身发痒,瓦斯中毒。

[取穴] 在肩峰突起后侧直下之腋缝中,当肩胛关节之下一寸处是穴。

[手术] 针深一寸至一寸五分。

2. 分枝下穴

[部位] 在分枝上穴稍向内斜下一寸半。

[解剖] 分泌神经、肺分支神经、乳神经。

[主治] 同分枝上穴各症及乳炎。

[取穴] 当分枝上穴之直下一寸处再向内横开五分处是穴。

[手术] 针深五分至一寸。

[运用] 本穴通常为分枝上穴之配针。

解说及发挥

此两穴因为需要俯卧及袒露部分背部,针刺不甚方便,作者以往不曾用过,但 2011 年 5 月讲课时,用此穴组治疗因食用生鱼片后发作过敏性荨麻疹已一星期的学生,上课开始时为其扎针,下课时取针,一次即痊愈。赖金雄医师也是用此穴组治疗食物中毒而欲呕吐者,立效。治被蜜蜂蜇伤、红肿性痤疮有效,均为解毒、抗过敏的功效。全身发痒如系过敏性或食物、药物中毒者,可在此穴组点刺,再点刺耳尖、耳背,最后针足驷马穴。

　　吉隆坡蔡鸿禧医师治疗湿疹使用分枝上穴、分枝下穴之经验给大家参考。蔡医师用足驷马穴、血海穴、曲池穴、分枝上穴、分枝下穴均用双侧,每周针两三次。又每周耳尖点刺一次,坚持治疗十次以上,多位皮肤病患者均获痊愈。其中有一例为患湿疹 45 年患者,医案如下:"患者男性,51 岁,他是我的邻居,建筑师。从 6 岁开始患此症,一路来只用西医治疗,服用与擦涂类固醇控制痒,而不能消除症状。全身与四肢都有丘疹,对称分布(右侧出现丘疹,相应对侧也有),有些有水疱,工作压力大时会严重发作。我于 2014 年 3 月 19 日开始治疗,24 日大发作,全身奇痒。经过七个月,四个疗程,针了一个半疗程后,才开始看到疗效,症状缓解超过 90%,偶尔有微痒,但不用止痒类固醇膏,只用润肤霜"。蔡医生可贵之处在开始治疗时不因病人大发作而作罢,反而坚持治疗,故能收奇效。

　　分枝上穴、分枝下穴按董公说法可以治疗蛇蝎蜈蚣咬伤、食物中毒、全身发痒,我们用于多例蜜蜂蜇伤疗效显著,贵州田茂松医师针分枝上、下治疗蜂蜇伤、皮肤过敏症,做了数十例疗效显著,优于常规抗过敏疗法!

　　江苏黄桥的周兴医师治疗一女,蜈蚣咬伤四小时,局部剧痛、红肿,分枝上、下刺血拔罐,今基本康复。新生吴凯琪尚在广东中医药大学修博,治一狐臭病人,检查背后分枝上、下有红点,放血后狐臭消失,追访多时,均未复发。广州邱凤娟有一朋友因身体寒气重用药花椒、细辛、生姜、酒各 20 克煮水泡脚四个月;前三个多月身体感觉尚可,后来脸部皮肤过敏发红肿胀,双眼皮发痒肿胀,凌晨三点前完全睡不着,夜尿二三次;怀疑有药物过敏及与细辛长期过量使用有关。用分枝上、下点刺拔罐放血,扎针曲池、合谷,症状有改善,唯眼皮肿,可能是酒引辛热药性上行的缘故吧。

　　贵州杨天学有一个误服马桑果(常见灌木,有剧毒)中毒的老年患者,80 多岁,中毒后送到县医院,院方断定无治疗意义,送回家后邀余出诊,当时患者昏迷不醒,四肢抽搐,就给她扎了双侧分枝上、下,并在大椎点刺放血,第二天就清醒,现在还健在! 内蒙通辽的王庆文医师用分枝上、下治疗过敏性鼻炎,疗效接近百分之百! 广东惠州的段争鸣医师在分枝用梅花针叩刺放血治疗过亚急性湿疹,埋线治疗过慢性湿疹,效果都不错。

山东纪广春医师说用分枝上、下(双侧)治疗几例食物中毒(头晕、恶心、呕吐),效果非常明显,基本两三分钟见效,20分钟左右症状基本消失。食物中毒发痒也是针到病除,但对于毒蛇咬伤使用此穴组时实在心中忐忑,目前已经有两例使用后显效的报告,被咬伤者原来神志半昏迷、伤口青肿,针后神志转清,伤口明显退肿,送医后安然无恙。读者遇见毒蛇咬伤患者一定要打急救电话,等待期间可以使用分枝上穴、分枝下穴观察变化。

邹本领医师分析:药食物中毒、蛇蝎蜈蚣等虫毒、疯狗咬伤、性病之淋病、瓦斯及不明原因的过敏等这些所谓的毒及过敏原,所感受途径和性质都不一样,而分枝上、下皆可治疗,说明分枝的作用不是简单的解毒,而是能增强人体自身的免疫及解毒能力而达到治疗目的。由此推论,将其用于带状疱疹、腮腺炎及一些流感发热的病人都有迅速而强大的疗效,这些都是在师父建立的交流平台群策群力的成果。感恩董公! 感恩师父!

有一患者,女,57岁,狗咬伤50年有余,咬伤部位无知觉,转脚部以及按压咬伤部位,有剧烈的触电感至脚部,在分枝上、下散刺后拔罐出血,患者说被狗咬过的地方有水流通过感,极为神奇。

ER-26　分枝上下穴讲解及操作演示

3. 七星穴

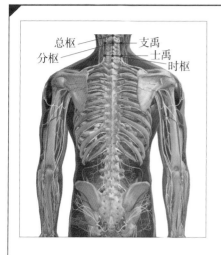

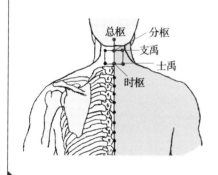

[部位] 包括在项部入发际八分之总枢穴，其下一寸之分枢穴，下二寸之时枢穴，以及向两旁横开八分去发一寸之支禹穴，及支禹穴下一寸之士禹穴（共七穴）。

[解剖] 总枢、分枢及时枢三穴属脑总神经，两支禹及士禹穴属肺分支神经。

[主治] 呕吐（五脏不安）、感冒头痛、小儿高烧、小儿各种风症。

[取穴] 详上述部位。

[手术] 用三棱针放血，以总枢、分枢、时枢三穴为主，支禹、士禹穴为配针。

[注意] 放血时，应用拇指及食指捏起穴位肌肉，然后对准穴位扎针出血，扎小儿应特别注意，以免上伤脑部总神经，下伤丹田，至耳聋音哑。

解说及发挥

　　赖金雄：屡次感冒未治愈，气血凝滞不适或头抽痛，放血即舒；急性肠炎，尤其夏日中暑引起者效佳。作者按：总枢穴在项部入发际八分，与督脉的风府穴（在项部入发际一寸）很接近。董针在背部基本上采用刺血，却均为一段数个穴位一起，或甚至一片多个穴位成一区，故不必斤斤计较位置差个一点点。

4. 五岭穴

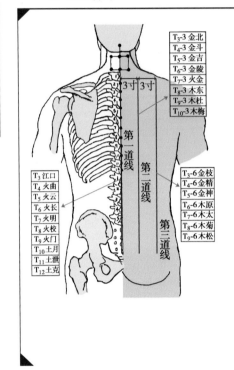

| T₃-3 金北 |
| T₄-3 金斗 |
| T₅-3 金吉 |
| T₆-3 金陵 |
| T₇-3 火金 |
| T₈-3 木东 |
| T₉-3 木杜 |
| T₁₀-3 木梅 |

3寸 3寸

第一道线

第二道线

第三道线

| T₃ 江口 |
| T₄ 火曲 |
| T₅ 火云 |
| T₆ 火长 |
| T₇ 火明 |
| T₈ 火校 |
| T₉ 火门 |
| T₁₀ 土月 |
| T₁₁ 土泄 |
| T₁₂ 土克 |

| T₃-6 金枝 |
| T₄-6 金精 |
| T₅-6 金神 |
| T₆-6 木原 |
| T₇-6 木太 |
| T₈-6 木菊 |
| T₉-6 木松 |

[部位] 包括五道穴线；第一道穴线从大椎骨下第二节江口穴起，每下一节为一穴，其顺序为火曲、火云、火长、火明、火校、火门、土月、土泄，直至第九椎下土克穴为止，共十穴。第二条穴线（左右共两条）从江口穴向左右平开四指，金北穴起下一寸为一穴，其顺序为金斗、金吉、金陵、火金、木东、木杜，直至木梅穴为止，共八穴。第三条穴线（左右共两条）从第二条线向外横开四指，共有金枝、金精、金神、木原、木太、木菊、木松七穴，每穴间隔约一寸。

[解剖] 从火云穴至火门穴属心之神经。
从土月穴至土克穴属脾之神经。
从火金穴以上属心肺交叉神经。
从火金穴以下，左边属肺神经，右边属肝神经。
从金神穴以上属肺之神经。
从金神穴以下，左边属肺脾交叉神经，右边属肝肺交叉神经。

[主治] 血压高、重感冒、发高烧、发冷、突然间引起之头晕、头痛、高血压引起之手足麻痹、半身不遂、阴霍乱、阳霍乱、呕吐及各种痧症、血管硬化之腰痛、干霍乱、阴阳霍乱、急性胃痛。

[取穴] 详上述部位。

[手术] 用三棱针扎出血。

[注意] 扎针部位应先以酒精棉花擦净，然后以手指或针柄按压穴位始可扎之。

解说及发挥

据云董氏奇穴的穴名含有深意,尤其是背部诸穴颇有道家风味,但作者并未深入了解,再加运用时照着这些名称找位置,实在不合实际,故一般不去强记穴位名称,同时为了与通行背部定位法接轨,作者将各穴位与通行的胸椎($T_1 \sim T_{12}$),腰椎($L_1 \sim L_5$)联系,各穴位离开督脉尺寸则以数字表明。

定位标准为大椎穴在第 7 颈椎与第 1 胸椎之间,陶道则在第 1 胸椎下(T_1)。如此则董氏正经奇穴的安全穴为 T_2,五岭穴组的江口穴为 T_3,火曲穴为 T_4,第二线第一穴金北穴为 T_3-3,此处'-3'表示离开中心线 3 寸,同理第三线第一穴金枝穴位为 T_3-6。那么五岭穴组就可表示为 T_3 到 T_{12},T_3-3 到 T_{10}-3(由 T_3 向外横开 3 寸,往下 8 个穴,直到 T_{10}-3,左右各一线)及 T_3-6 到 T_9-6(由 T_3 向外横开 6 寸,往下 7 个穴,直到 T_9-6,左右各一线)。

应用五岭穴时不必 40 穴全取,一般上焦病取上 20 余穴左右、下焦病取下 20 余穴即可。若要细分,则按上述之解剖相关神经取穴亦可。本穴组点刺后以双手拇指、食指捻挤出血七八次。常有人认为可以拔罐取代挤血,但若细思每次捻挤时有将肌筋膜捻起刺激之意,就知此中大有区别。杨维杰老师也不许其学生用拔罐取血,有拔罐不能使身体与大气直接相应,邪气不得畅放出于大气之意。

患者 68 岁,双上肢、双下肢麻木,疼痛四个月,颈椎轻微彭出,MRI 脑部正常。用了诸多穴位治疗两次,第二次效果没有第一次好,遂十指点刺,虽缓解但双侧手脚仍觉麻木不适,在当地最好的医院检查排除糖尿病等因素,无奈之下采取五岭穴一星期 1~2 次放血。因为上下肢都麻痛,所以要 40 穴全取。下次再来诊时,病情已经好转很多。

5. 双凤穴

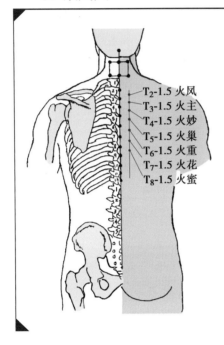

T₂-1.5 火凤
T₃-1.5 火主
T₄-1.5 火妙
T₅-1.5 火巢
T₆-1.5 火重
T₇-1.5 火花
T₈-1.5 火蜜

［部位］从大椎骨以下第二与第三脊椎骨间,向左右横开一寸五分之火凤穴起,每下一寸穴,其顺序为火主、火妙、火巢、火重、火花、火蜜七穴(左右共 14 穴)。

［解剖］心之神经。

［主治］手痛脚痛、手麻脚麻、手足血管硬化。

［取穴］详上述部位。

［手术］用三棱针出血。

6. 九猴穴

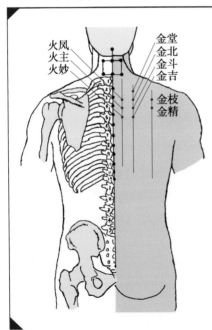

火凤
火主
火妙

金堂
金北
金斗
金吉

金枝
金精

［部位］包括火凤、火主、火妙、金堂(金斗上二寸)、金北、金斗、金吉、金枝、金精九穴(T₃-1.5 到 T₅-1.5,T₂-3 到 T₅-3,T₃-6 到 T₄-6),左右共 18 穴。

［解剖］心、肺神经。

［主治］猴痧。

［取穴］详上述部位。

［手术］用三棱针出血。

7. 三金穴

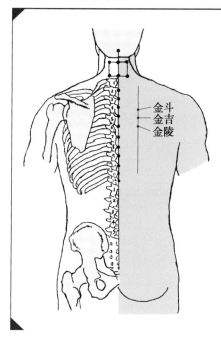

金斗
金吉
金陵

[部位] 包括金斗、金吉、金陵三穴
　　　（T₄-3 到 T₆-3），左右共 6 穴。

[解剖] 心肝交叉神经。

[主治] 膝盖痛。

[取穴] 详上述部位。

[手术] 用三棱针扎出血。左痛取左
　　　穴；右痛取右穴；两脚痛则双
　　　边取穴。

解说及发挥

　　三金穴点刺治久年膝痛，作者曾以此穴治一美国外科医师，膝痛多年，仰赖消炎镇痛药维持，经在三金穴点刺一次，其人在中国游历期间膝痛均未发作。值得一提的是，《中国针灸》2003 年第 1 期王健医师引用《针灸大成》指出大杼穴："主膝痛不可屈伸"，发表用大杼穴点刺 48 例各类膝痛病人，有效率 97.7%，虽然大杼穴为第一胸椎横开寸半，而三金穴为第三胸椎横开三寸，并一连三穴，但取背部出血治膝痛则同，至于穴位略有差异，机制如何则待更进一步研究。

8. 精枝穴

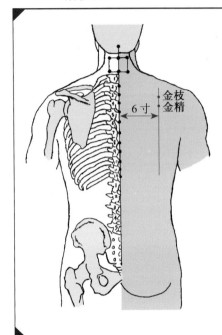

[部位] 包括金枝、金精两穴(T_3-6 到 T_4-6),左右共 4 穴。

[解剖] 肺肾交叉神经。

[主治] 小腿发胀、小腿痛。

[取穴] 详上述部位。

[手术] 用三棱针出血。

ER-27　金枝金精三金讲解及操作演示

9. 金林穴

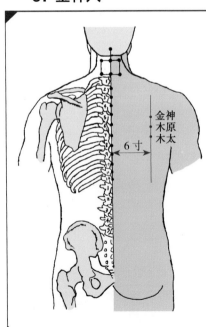

[部位] 包括金神、木原、木太三穴(T_5-6 到 T_7-6),左右共 6 穴。

[解剖] 肺总神经,右属肝肾交叉神经,左属脾肾交叉神经。

[主治] 血管硬化之坐骨神经痛。

[取穴] 详上述部位。

[手术] 用三棱针放血。

10. 顶柱穴

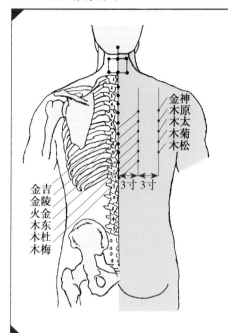

金神
木原
木太
木菊
木松

3寸 3寸

金吉
金陵
火金
木东
木杜
木梅

[部位] 包括金吉、金陵、火金、木东、木杜、木梅、金神、木原、木太、木菊、木松十一穴（两边共 22 穴，T_5-3 到 T_{10}-3，T_5-6 到 T_9-6）。

[解剖] 右属心肝肺交叉神经，左属心肝脾交叉神经。

[主治] 血管硬化之腰痛、闪腰、岔气。

[取穴] 详上述部位。

[手术] 用三棱针出血。

11. 后心穴

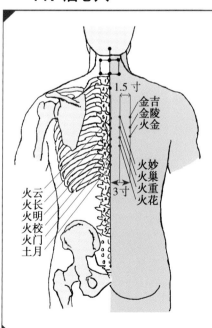

1.5 寸

金吉
金陵
火金

火妙
火巢
火重
火花

3寸

云
火长
火明
火校
火门
土月

[部位] 包括大椎骨下第四个脊椎关节处火云、火长、火明、火校、火门、土月六穴及脊椎旁开一寸五分之火妙、火巢、火重、火花四穴（两边共八穴）与金吉、金陵、火金三穴（两边共六穴）。（T_5 到 T_{10}，T_5-1.5 到 T_8-1.5，T_5-3 到 T_7-3，共 20 穴）

[解剖] 心之总神经。

[主治] 羊毛痧、疔疮、心脏衰弱、胃病、急性心脏麻痹、风寒入里、重感冒、中风、各种急性痧症。

[取穴] 详上述部位。

[手术] 治羊毛痧（羊毛疔）时，用三棱针对着紫点（重者现黑点）将毛丝抽出；治疔疮、心脏衰弱及胃病用三棱针出血（限于四肢及面部之疔疮）。

12. 感冒三穴

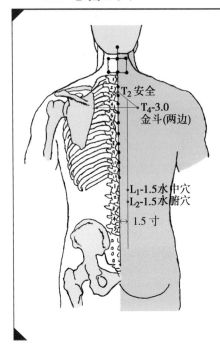

[部位] 包括安全、金斗（两边）三穴
（T_2，T_4-3.0）。

[解剖] 安全穴为脊椎总神经及四肢
神经所在，金斗穴为心脏二
尖瓣神经所在。

[主治] 重感冒。

[取穴] 安全穴在大椎骨下缘陷凹
处，金斗穴在大椎之下第五
椎旁开四指处。

[手术] 用毫针针入皮下即见其效。

解说及发挥

原文虽说"大椎之下第五椎"，实则是第三椎，可参见五岭穴部位的描述。

13. 水中穴

[部位] 在第十三椎下旁开一寸五分（L_1-1.5）。

[解剖] 肾总神经。

[主治] 肾亏、肾虚、肾脏炎、妇女经脉不调、便秘、口渴、腰脊椎骨痛。

[取穴] 当第十三椎下旁开一寸五分处取之。

[手术] 针深八分至一寸。

14. 水腑穴

[部位] 在第十四椎下旁开一寸五分(L_2-1.5)。

[解剖] 肾总神经。

[主治] 脊椎骨痛及弯曲困难、妇女经脉不调、肾虚、肾脏炎、口渴、便秘、肠炎、失眠、阳痿、早泄、头痛、糖尿病、闪腰、岔气、头晕眼花、腰酸背痛、急性肾炎、膀胱结石、小便不通、死胎不下。

[取穴] 当第十四脊椎骨下旁开一寸五分处是穴。

[手术] 针深八分至一寸。

15. 三江穴

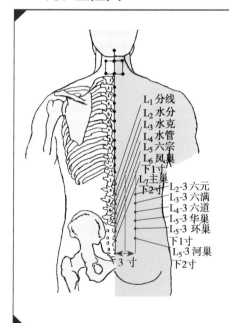

L_1 分线
L_2 水分
L_3 水克
L_4 水管
L_5 六宗
L_6 凤巢
下1寸
L_7 主巢
下2寸
L_2-3 六元
L_3-3 六满
L_4-3 六道
L_5-3 华巢
L_5-3 环巢
下1寸
L_5-3 河巢
下2寸
3寸

[部位] 包括第十三椎下之分线穴起,每下一节一穴,其顺序为水分、水克、水管、六宗、凤巢、主巢七穴及十四椎下旁开四指之六元、六满、六道、华巢、环巢、河巢六穴(两边共十二穴)。(L_1 到 L_5,L_2-3 到 L_5-3,L_5-3 下1寸,L_5-3 下2寸)

[解剖] 肾神经及六腑神经。

[主治] 闭经、子宫炎、急慢性肠炎、闪腰、岔气。

[取穴] 详上述部位。

[手术] 用三棱针出血。

16. 双河穴

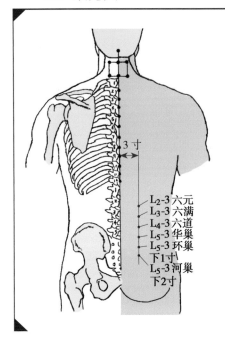

L₂-3 六元
L₃-3 六满
L₄-3 六道
L₅-3 华巢
L₅-3 环巢
下1寸
L₅-3 河巢
下2寸

3寸

[部位] 包括第十四椎下之六元、六满、六道、华巢、环巢、河巢六穴（两边共十二穴）。(L_2-3 到 L_5-3，L_5-3 下 1 寸，L_5-3 下 2 寸）

[解剖] 肾神经、六腑交叉神经。

[主治] 手臂痛、肩臂痛。

[取穴] 详上述部位。

[手术] 用三棱针出血。

[注意] 出黑血有效，出红血无效。

17. 冲霄穴

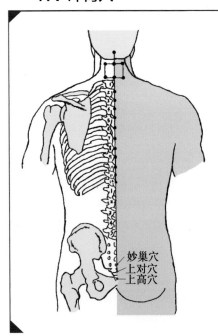

妙巢穴
上对穴
上高穴

[部位] 包括第二十椎下之妙巢穴，二十一椎下之上对穴及上对穴下一寸之上高穴，共三穴（在骶椎下半段）。

[解剖] 小脑神经。

[主治] 小脑痛、小脑发胀、项骨正中胀痛。

[取穴] 详上述部位。

[手术] 用三棱针出血。

解说及发挥

作者是把大椎骨视为 T$_1$,故董氏正经奇穴所说的从大椎骨下第二节的江口穴即视为 T$_3$,如此计算下去,分线穴为 L$_1$,即为 13 椎,其旁边的水中穴为 13 椎旁开 1.5 寸。正中线上的水管穴即为 L$_4$,恰为腰阳关穴。这样的安排符合董师公原著所示的图样。当然背部点刺时不可在脊突上点刺,一般都在两脊突之间,故假设一个穴位在 L$_1$,则点刺的位置在 L$_1$ 之下陷中。不过董针在背部的点刺除了水中穴、水府穴单独使用外,其他均呈穴组状态使用,有的是数个穴连续,有的甚至为一整区块,所以不必过于计较取穴准确度,只要区段相符就可收到疗效。

董针背部诸穴都以点刺出血为主,不以针刺入身躯深部,极为安全,出血六七滴即可,不必刻意求多出血,作者一般均以手指挤压出血。临床上以五岭穴、三金穴、双凤穴、精枝穴、金林穴最常用。

五岭穴因针刺穴位共五行,且位于背脊部,当人类祖先爬行活动时最高处,故称为五岭穴。使用时根据病因、病症连系脏腑,按其解剖分布脏腑神经之部位施针,不必 40 穴全取。

放血为董针之精华,董针在背部之穴位除分枝上穴、分枝下穴外均采点刺放血之法。

兹介绍四川王国刚的《董氏正经奇穴刺血之我见》:"受邱雅昌老师治疗疑难杂症思维启发应用自定为'刺血散'(方药比例为黄芪 2∶丹参 1∶当归 1∶红花 1。粉碎后分装小包 20g 每包每天,当茶泡服,连服 3 天后,每日13~15 时刺血,间隔 2 周一次,3 次为一疗程)。最先应用于 2 例严重抑郁症患者,配合神五针治疗 4 个月到半年均取得良效(逐渐停用抗抑郁药物后,随访 3 个月未复发),后逐步应用于久病等瘀证中。现初步统计达 3 千人次以上,和之前未服药直接刺血的比较,均有出奇之效,疗效倍增。现所诊患者和同道朋友都会主动要求服刺血散后'放放瘀血,一身轻松'之佳传。优点:对比直接刺血者有能让瘀络反应点浮现易寻、瘀血易集中、易流尽(均有瘀血出尽后流鲜血)等优点,与刺血注重寻找瘀络反应点,不拘束于固定穴位的思维相符。"

新疆冯静平医案：一女，70岁，2017年2月27日来诊，左肩臂疼痛不能抬举一年余，观其体胖，查其舌淡胖苔白，舌边齿痕，脉结，寸滑尺弱。家人代述高血压、心脏病。即予之耳尖、食指、无名指、小拇指甲角采血针刺血，先刺健侧，嘱其活动患侧，痛觉轻，继刺患侧，仰卧为之针健侧天皇、肾关、后溪，痛大减，肩臂亦能抬起。

高龄老者，五脏机能衰退，气血多有不足，气血循环较差，故而须多查其色脉，必要时予以末梢刺血，促进微循环，缓解因针刺紧张对身体所产生的压力，此皆因恐其旁生变故也。采血针刺血安全易行，便于掌握操作。寻常家庭，老人若有心脑血管疾病，最宜于耳尖指趾等处定期刺血以防猝然生变。

小儿盗汗：朋友之女，4岁半，其父诉夜间抱其把尿时发现背部多汗，内衣尽湿。睡觉时所盖被子并不厚，知是盗汗，即以采血针为之刺小拇指甲角，内外侧每日轮流刺，血色变浅为度。一刺汗出则少，再刺则微，停一日，复刺一次，基本正常。

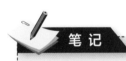

笔 记

第十二章　前胸部位

1. 喉蛾九穴

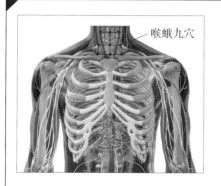

喉蛾九穴

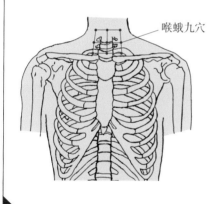

喉蛾九穴

[部位] 在喉结及其上一寸与下一寸五分处,另加该三处各左右旁开一寸五分处,共九穴。

[解剖] 肺神经。

[主治] 喉蛾、喉痛、甲状腺炎、喉痒、痰塞喉管不出(呼吸困难,状如哮喘)。

[取穴] 详上述部位。

[手术] 用三棱针放血。

[注意] 扎针时需将穴部皮肉捏起,以免扎伤筋及软骨。

解说及发挥

　　赖金雄师伯认为急性扁桃体炎,口不能开,非放血不可。但不必九穴全放,只要在上下同一直线上每三穴列为一组,任取一组即可。

2. 十二猴穴

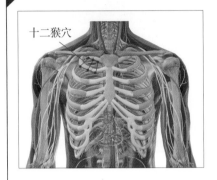

十二猴穴

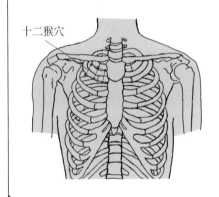

十二猴穴

[部位] 平行锁骨下一寸三分处共三
　　　穴,再下一寸五分处又三穴,
　　　两边总共十二穴。

[解剖] 肺神经。

[主治] 猴痧、血管硬化之哮喘、干霍
　　　乱(伤寒、重感冒、霍乱均会
　　　引起猴痧)。

[取穴] 详上述部位。

[手术] 用三棱针出血。

解说及发挥

赖金雄师伯说猴痧为痧症的一种,患此症者坐立不安如猴子故名;于本
穴组放血有效。

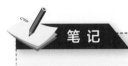

笔记

3. 金五穴

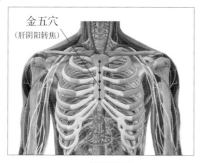

金五穴
（肝阴阳转焦）

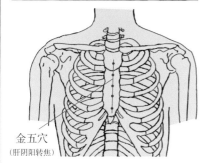

金五穴
（肝阴阳转焦）

[部位] 在胸骨上端半月状之下陷凹处金肝穴，每下一节为一穴，其顺序为金阴、金阳、金转、金焦共五穴。

[解剖] 心神经、气管神经。

[主治] 干霍乱、消化不良（胃胀）、肋痛、气管不顺、各种痧症。

[取穴] 详上述部位。

[手术] 用三棱针出血。

4. 胃毛七穴

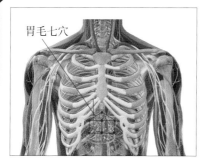

胃毛七穴

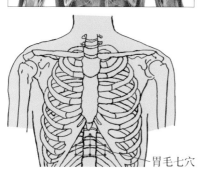

胃毛七穴

[部位] 从岐骨下缘陷凹处起，直下一寸一穴，共三穴。旁开一寸五分各两穴（两边四穴）。

[解剖] 心胃交叉神经。

[主治] 羊毛痧、胃病、各种霍乱、心跳、胃出血。

[取穴] 详上述部位。

[手术] 用三棱针出血，治羊毛痧则需抽出毛丝。

5. 腑巢二十三穴

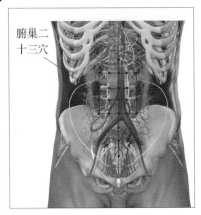

腑巢二十三穴

[部位] 肚脐直上一寸一穴共二穴，肚脐每下一寸一穴共五穴，肚脐旁开一寸一穴，其上一穴，其下二穴（共四穴，两边共八穴），肚脐旁开两寸一穴，其上一穴，其下二穴（共四穴，两边共八穴），总共二十三穴。

[解剖] 六腑神经。

[主治] 肠炎、子宫炎、肾炎、肾痛、脐痛。

[取穴] 详上述部位。

[手术] 用三棱针出血。

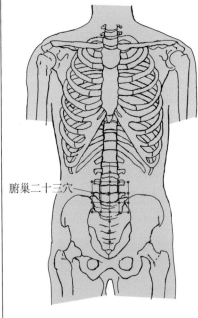

腑巢二十三穴

解说及发挥

　　赖金雄师伯用本穴组治绞肠痧特效，一次痛即止。痛止后可用藿香正气散加黄柏、黄连。

病名(症状)索引(以汉语拼音为序)

A

癌肿　102

B

白带　11,23,144,227,287

白癜风　73

白口症　201

白内障　81,162

白细胞增多症　155,236

白血球症　154,156,234

扳机指　55

半面神经麻痹　69

半身不遂　30,31,68,69,77,78,90,122,
　　123,133,157,176,207,223,241,247,
　　249,251,268,269,271,275,294,304

背部膀胱经病痛　99

背脊骨疼痛　85

背痛　40,57,58,61,62,64,67,69,72,73,
　　77,82,85,102,110,161,162,169,170,
　　172,193,199,230,232,238,241,242,
　　249,250,251,271,311

背椎骨疼痛　33

崩漏　77

鼻出血　38,82,122,159,172

鼻窦炎　5,243,285

鼻骨痛　35,164,206

鼻塞　27,150,153,243,244

鼻炎　26,27,100,111,118,153,181,189,
　　241,282,283,284

闭经　14,69,311

臂麻　206

臂臑麻延及肩关节　120

臂痛　102,111,132,137,176,199,205,
　　250

臂肿　127

扁桃体炎　174,193,195,198,199,265,
　　315

脖颈痛　33,34,85,210,249

不完全性肠梗阻　188

不孕　11,12,13,15

C

产后风　162

肠鸣　153,187

肠痛　69,106,225

肠胃炎　105,108,153,184,189,232,277

肠炎　24,25,105,106,152,183,185,187,
　　189,193,243,303,311,318

齿龈炎　73

耻骨至大腿足阳明胃经一带酸痛　43

赤白带下　12,23,93,129,130,131,134,
　　143,230,232

抽动秽语综合征　73

抽筋　112,187

喘咳憋气　65

疮疡久不收口　19

唇痛　201

痤疮　27,301

病名（症状）索引

穴名索引（以汉语拼音为序）

---

① 注：重仙穴、重子穴之"重"，又有医者习读 zhòng 音。为方便读者查阅，二穴于"Z"列亦载。

穴名索引

人民卫生出版社
中医双创编辑工作室

愿为每一位潜心学术
追求真理的学者
提供最真诚的服务
fuwuduzhe5978@163.com

08杉